酒店餐饮经营管理服务系列教材

SHIPIN YINGYANG YU PEICAN ZHISHI

食品营养与配餐知识

尹玉芳　主编

U0241882

北京·旅游教育出版社

酒店餐饮经营管理服务系列教材
编写委员会

主 任 委 员：杨卫武

副主任委员：郝影利　李勇平

委　　　员：李双琦　李晓云　刘　敏　陈　思　余　杨
　　　　　　　龚韵笙　贺学良　黄　崎　曹红蕾　尹玉芳

总　序

　　中国的酒店管理教育已经走过了三十多个年头。三十多年,对于人生而言,可以讲已逾而立之年、已经走入成熟。然而,对酒店管理专业的发展而言,这么短的时间恐怕仅仅只能孕育学科的胚胎、萌芽。所幸的是,这三十多年不同于历史进程中一般的三十多年,这三十多年来,我们一直在探索着前进的方向该如何去定,脚下的路该怎么走。由此,我们的视野得以扩展,我们的信心得以强化,我们的步伐得以加快。

　　"酒店餐饮经营管理服务系列教材"就是在这样的背景下,步入了人们的视野。三十多年来,中国的酒店管理教育得到了长足的发展,但令人遗憾的是,长期以来,在课堂上讲课时,授课者能够使用的餐饮管理教材,往往以"饭店餐饮管理"的名称,将专业化程度很高的所有餐饮具体业务,在一本教材里"包圆"了。随着餐饮专业化程度越来越细、深度越来越深,一本教材包打天下的局面已经难以为继,我们这套"酒店餐饮经营管理服务系列教材"应运而生。整套教材计划出书共十五本左右,其涉及的面紧扣三大类主题:餐饮知识与技能类教材、餐饮运行与管理类教材、餐饮经营与法规类教材,力求将酒店餐饮方面的主要业务囊括进去。这套教材的层次定位为如下几个方向:高校酒店管理专业本科学生用书、高职高专学生用书、酒店行业员工在岗在职培训用书,同时,本教材也可作为餐旅专业高等教育的专业用书,及高等教育自学考试的教材。

　　本系列教材作为中国酒店教育餐饮类的细分教材,无疑是一种尝试,难免存在局限性,恳请广大专家、教师同行和其他读者提出宝贵意见,以便通过修订,使之更趋完善。

酒店餐饮经营管理服务系列教材
编写委员会

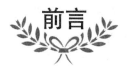

前言

　　食物是人类生存与活动最基本的物质保证。而食物的营养水平又与人类的智力和身体健康、与民族的兴衰和发展密切相关。只有遵循营养学的基本原理,合理营养,平衡膳食,科学安排日常饮食,才能保证身体健康,有充沛的体力和精神进行工作和学习。随着时代的发展和人们生活水平的提高,到酒店和餐饮机构就餐的人越来越注重营养和健康,这势必要求从业人员有更丰富的食品营养学和配餐知识。

　　《食品营养与配餐知识》是高等院校中酒店管理专业餐饮课程模块的重要组成部分。国内虽然已有一些关于食品营养学和配餐知识的教材,但多是针对食品科学与工程专业而编写,内容偏难和专业化,难以满足酒店管理专业和餐饮服务与管理专业的教学需要。本教材作为旅游教育出版社"酒店餐饮经营管理服务系列教材"之一,在介绍食品营养和配餐理论知识的基础上,注重联系酒店和餐厅经营管理和服务过程中的实际情况和客人需要,有较强的专业针对性。

　　本书分为两个部分,第一部分为食品营养学知识,包括第一章食品营养学概论,第二章能量,第三章营养素的分类及其功能,第四章食物分类及其营养价值,第五章储存加工对食品营养价值的影响,第六章膳食营养与疾病,第七章公共营养;第二部分为配餐知识,包括第八章营养配餐,第九章营养食谱的编制,第十章特定人群的营养与配餐,第十一章餐饮企业的营养配餐。本书每一节由课前导入开始,以引起学生的学习兴趣并促进其进行思考,每一章后面附有练习题目,帮助学生回顾和掌握主要知识内容。本书还提供了一些课外阅读材料和大量的营养学专业图表,突出了知识内容的生动性和科学性。教材各章内容由上海师范大学旅游学院、上海旅游高等专科学校尹玉芳老师编写,由上海师范大学旅游学院、上海旅游高等专科学校李勇平老师审阅。

本书不仅适合作为高职高专酒店管理专业和餐饮服务与管理专业的教材,也可以作为酒店管理专业本科教学的教材,并适用于非酒店管理专业的学生作为公共选修课教材,还可作为营养普及教育用书。

　　由于编者水平所限,书中难免有遗漏、错误和不足之处,敬请广大读者批评指正,以便今后作进一步的修订完善。

编　者

2016 年 1 月

目 录

第一章 食品营养学概论

引言

食品营养学是研究食品与人体健康的一门科学,是营养学的分支学科。世界各国政府针对各自国民的营养问题加强了干预,根据本国国情分别采取有针对性的措施,纷纷制定营养计划、政策与法规。中国也越来越重视营养调查与食物研究,也取得了很多的成就。

学习目标

- 掌握食品营养学的概念。
- 理解食品营养学的研究内容。
- 了解食品营养学的发展过程。

第一节 食品营养学的概念

课前导入

燕窝的营养学价值

燕窝,自古以来就是女人美容养颜的佳品,宫廷戏里的娘娘们都是每天燕窝粥喝着,《红楼梦》里的林妹妹也是没事就喝燕窝,现代的女人更是懂得如何爱自己,怀孕了喝燕窝,一人喝两人补,大人小孩皮肤都好,还不长妊娠纹,多划算的事情。可是,燕子的唾液真的没这么大能耐,它号称的胶原蛋白其实是一种不完全蛋白,营养价值远不如廉价的牛奶和鸡蛋。女人对于燕窝的好感主要来自于传统文化和影视剧的渗透和渲染,并无明显的科学证据。

思考:请从食品营养学的角度分析燕窝、鲍鱼、海参、鱼翅所含有的营养物质,说明它们的营养价值与市场价格是否相符合。

一、食品的概念

食品(food)有时也称食物。根据我国《食品安全法》第九十九条,"食品"的定义如下:食品,指各种供人食用或者饮用的成品和原料以及按照传统既是食品又是药品的物品,但是不包括以治疗为目的的物品。

《食品工业基本术语》对"食品"的定义:可供人类食用或饮用的物质,包括加工食品、半成品和未加工食品,不包括烟草或只作药品用的物质。

二、食品营养学的概念

营养学是研究食物与机体的相互作用以及食物营养成分(包括营养素、非营养素、抗营养素等成分)在机体里分布、运输、消化、代谢等方面的一门学科。随着营养学的发展,出现了许多营养学分支学科,如人类(基础)营养学(human nutrition)、临床(医学)营养学(clinical nutrition)、食品营养学(food nutrition)等。

食品营养学(food nutrition)主要研究食物、营养与人体生长发育及健康的关系,提高食品营养价值的方法以及食物资源的开发途径,营养与健康的关系等。食品营养学研究的目的是根据机体在不同生理、病理情况下体内新陈代谢的需要,确定合理的机体营养素需求量,制定科学的营养素利用原则,从而从膳食营养上满足人体需要,保障人体健康。

三、食品营养学的主要研究内容

食品营养学是研究食品与人体健康的一门科学,是营养学的分支学科。主要研究食物、营养与人体生长发育和健康的关系以及提高食品营养价值的措施,其主要研究内容包括:

(1)食品的营养成分及其检测。

(2)人体对食品的摄取、消化、吸收、代谢和排泄。

(3)营养素的作用机制和它们之间的相互关系。

(4)不同生理状态下和特殊环境下人群的营养和膳食问题。

(5)合理膳食与健康的关系。

(6)食品加工对营养素的影响。

(7)新食品资源开发中的营养问题。

第二节　营养学发展概况

☞ 课前导入

岑溪被授予"中国长寿之乡"牌匾,四大长寿成因揭秘

中国长寿之乡·岑溪市授牌仪式暨新闻发布会2012年5月23日上午在南宁举行,中国老年学学会常务副会长赵宝华向岑溪市授予"中国长寿之乡"牌匾,并介绍岑溪市人口长寿的四大成因。

赵宝华深入解析了岑溪市人口长寿的四大成因:

第一,得天独厚的生态环境是岑溪人健康长寿的自然条件。岑溪夏长无冬、秋春相连,日照充足,雨水充沛,是全国绿化先进县(市),至2010年底,全市的森林覆盖率达到73.6%;空气质量达到国家二级标准,空气的清新度和纯净度特别高,这也是岑溪人长寿的一个重要原因。岑溪境内水资源条件得天独厚,城乡居民生活饮用水水质在广西县级排位较前,为人们的健康长寿提供厚实保障。

第二,科学合理的生活方式是岑溪人健康长寿的重要条件。岑溪人喜欢土生土长且富有营养价值的绿色食物,长期以来形成了"主食大米、兼有杂粮、素荤交错、清淡膳食、结构合理、营养平衡"的健康饮食生活习惯。同时,岑溪有着良好的民风,人民辛勤劳作、勇于开拓、生活安逸、尊老爱幼、夫妻恩爱、兄弟姐妹如朋友、姑嫂妯娌互敬互谅,尤以"家有一老、如同一宝"彰显家庭生活和美。

第三,得益于岑溪近年来正确科学的发展理念。岑溪在发展经济的同时,坚定地推行保护生态的产业政策,重视环境保护,重视民生建设,重视社会保障,重视老年人,尤其是重视改善高龄老人生活质量,制定了许多优待政策,体现了以人为本和科学发展。

第四,全面发展的经济社会是岑溪人健康长寿的保障条件。岑溪2008年、2009年、2010年连续三年获得广西科学发展十佳县(市),是广西获此殊荣的唯一县(市)。同时,岑溪着力推进医疗资源整合,不断提高医疗卫生服务水平,医疗资源的合理布局、医疗及养老保障制度的不断完善,切实为岑溪人的健康长寿提供了有力保障。

(资料来源:新华网广西频道. http://www. gx. xinhuanet. com/newscenter/2012 – 05/23/content_25280164. htm)

思考:讨论一下膳食和营养对健康长寿的影响。

一、世界食品营养与健康概况

按照经济和社会发展状况,当今世界的营养问题可分为两类,对于发展中国家,由于贫困、战争和灾荒导致粮食短缺,造成人民营养不良、营养缺乏;而发达国家则出现了因营养不平衡和营养过剩所导致的肥胖症和高血压、冠心病、糖尿病。

世界各国政府针对各自国民的营养问题加强了干预,根据国情分别采取有针对性的措施,纷纷制定本国的营养计划、政策与法规。美国、日本等国家规定,医院、幼儿园、食堂、餐馆以及食品工厂等,都必须设有营养师,负责膳食营养或给病人开营养处方等,许多大学还设有营养学系和食品工程系。有些国家还设有国家及地方的营养研究所,专门从事营养学的研究。近年来,发达国家的食品工业设置营养师已经成为惯例,食品正在向着营养设计、精制加工的方向发展,即按合理的营养构成来配置食品,或制成某种专用食品,以提高其营养价值。[1]

营养科学有必要将全球正在面临的基本挑战涵盖其中。将营养科学应用于食品及营养政策上,也面临着其他相关的挑战,同时也有不可避免的巨大危机。

全球食品与营养的不安全、不充足甚至长期挨饿的局面在过去的20年间并没有明显的改善。在富裕与贫穷国家以及人口之间,尤其是在战争与疾病的多发地区,由于贫富差距越来越大,上述状况变得更糟。

一般的以及特殊的营养不良的人更易受传染性疾病的袭击,尤其是妇女、婴幼儿和儿童等弱势群体。这些传染病将使食品和营养安全问题显得更加严重。肥胖、糖尿病以及其他慢性疾病,包括心血管和脑血管疾病、骨骼疾病和各种位点的癌症,目前也在中低收入的国家流行。这些与营养相关的疾病,加重了卫生保健体系的负担。应用科学要应付这些挑战,只有通过结合生物技术、社会以及环境的方式才能成功。[2]

二、中国食品营养科学发展概况

(一)中国古典营养学

中国作为一个文明古国,其营养科学的发展与其他自然科学一样有着非常悠久的历史。早在西周时期,官方的卫生管理制度就分为四大类:食医、疾医(内科医生)、疡医(外科医生)、兽医。《周礼》中记载,食医专门负责食物和营养,是最早的营养师。编写于战国到西汉时期的《黄帝内经》提出并探讨了关于均衡饮食的概念,是世界上最早的"膳食指南"。唐代名医孙思邈提出了"治未病"的概念,还提出了"食疗"的概念,他认为食用和药用功能是同样重要的,即"用之充饥则谓之食,以其疗病则谓之药"。经典中医药书籍《神农本草》和《本草纲目》均展示了自然界中数百种食品的性质及其对人体健康的影响。此外,还有许多其他史籍,如

《食经》《千金方》等,都反映了中国古代营养学所取得的成就。

古典营养学是区别于现代营养学的定义描述,古典营养学专门指以中国 1912 年以前,涉及营养学研究的整个理论、实践、规律体系,有别于当代营养学的研究风格和思维模式。古典营养学是以中国古代营养学科特点、营养实践规律、营养发展历史、营养设计思维模式等为重心展开一系列研究的学科。

(二)中国现代营养学[2]

1. 营养学的发展早期(1949 年之前)

中国现代营养科学始建于 20 世纪初。为了解决民众的营养问题,科学家们将饮食与营养列为最重要的研究项目之一。自 1910 年起,为了满足社会和人们的需要,中国的一些医疗机构开始教授简单的生物化学及营养知识,并进行相关的营养研究。尔后,食品生物化学研究者进行了有关的食品分析与膳食调查工作,并在 1928 年、1937 年分别出版了《中国食品营养》和《中国民众最低营养需求》。1941 年,中央卫生实验院召开了第一次全国营养学大会。1945 年中国营养学会在重庆成立,并创刊了《中国营养学杂志》。限于历史条件和技术,当时尚无法全面记录中国的实际状况,但其代表了营养学研究的开始。

2. 专业委员会时期(1949—1981 年)

新中国成立后,1950 年中国营养学会并入生理科学学会,并继续从事营养学学术活动。1952 年首版《食物成分表》正式发表。1956 年《营养学报》创刊。1959 年开展了第一次全国性的营养普查,覆盖全国 26 个省、市 50 万人的四季膳食情况。根据调查结果,于 1962 年提出第一份营养素供给量的建议。

3. 中国营养学会的早期阶段(1981—1996 年)

1981 年,中国营养学会发展成为国家学会,并于 1984 年成为国际营养科学联合会(IUNS)的成员,1985 年加入亚洲营养科学联合会(FANS)。1982 年第二次全国营养普查开始。1988 年中国营养学会修订了每人每日膳食需求指标,并于 1989 年提出了《中国居民膳食指南》。中国从 1995 年开始实施全民食盐加碘(USI)政策。2000 年,中国政府向世界郑重宣布:中国已经基本实现了消除碘缺乏病的阶段性目标。

4. 中国现代营养学的发展(1996 年至今)

自 1982 年始,全国营养调查每 10 年进行一次。此外,与营养有关的一些普查也在进行:1959 年、1979 年以及 1991 年的高血压调查;1984 年和 1996 年的糖尿病调查。《中国食物成分表》的最新版本为 2012 年的修订版,详细的食品成分数据库也已建立。

在我国,长期以来使用天然食物成分和食品来预防疾病被视为营养研究的热点领域之一。同时,食品中的一些微量元素功能成分也日益引起人们的关注。随着分子生物学的理论和实验技术的发展,"分子营养学"和"营养基因学(或营养基因组学)"的研究在我国也已开始。

近年来,中国营养学会已发展会员 12 000 余名,包括如幼营养、老午营养、公共营养、临床营养、特殊营养、营养与保健食品、微量元素营养等七个专业分会。此外,31 个省、自治区、直辖市均有自己的地方性营养学会,并与中国营养学会保持着密切的联系。

课后习题

一、填空题

1.食品营养学主要研究_____、_____与_____和_____的关系。

2.自 1982 年开始,全国营养调查每____年进行一次。

二、简答题

1.食品营养学的概念是什么?

2.食品营养学的主要研究内容是什么?

第二章

能 量

人体在生命活动过程中,一切生命活动都需要能量,如物质代谢的合成反应、肌肉收缩、腺体分泌等。而这些能量主要来源于食物。动、植物性食物中所含的营养素可分为五大类:碳水化合物、脂类、蛋白质、矿物质和维生素,加上水则为六大类。其中,碳水化合物、脂肪和蛋白质经体内氧化可释放能量,三者统称为"产能营养素"或"热源质"。

人体所消耗的能量用于基础代谢、食物特殊动力作用、从事各种活动和劳动。

学习目标

- 掌握能量的概念。
- 会针对个体计算人体的能量需求。
- 掌握基础代谢和基础代谢率的概念。
- 能够说出人体能量消耗于哪些方面。

第一节　能量的概念和单位

☞课前导入

生态系统中能量存在的形式

能量在生态系统中以多种形式存在,主要有以下五种。

(1)辐射能:来自光源的光量子以波状运动形式传播的能量,在植物光化学反应中起着重要的作用。

（2）化学能：化合物中贮存的能量，它是生命活动中基本的能量形式。

（3）机械能：运动着的物质所含有的能量。动物能够独立活动就是基于其肌肉所释放的机械能。

（4）电能：电子沿导体流动时产生的能量。电子运动对生命有机体的能量转化是非常重要的。

（5）生物能：凡参与生命活动的任何形式的能量均称为生物能。

此外，热能是大家众所周知的能量形式。热能在同一温度下是不能做功的。不同温度下由高热区向低热区流动称为热流。以上所述各种形式的能，最终都要转化为热这一形式。

生态系统中这些不同形式的能量可以贮存和相互转化，如辐射能量可以转变成其他的运动形式能。

（资料来源：宁波市环保局网. http://www. nbepb. gov. cn/Info_Show. aspx? ClassID = 441f108a – b530 – 48a3 – aac9 – f1c75e279688&InfoID = 146806E6 – 1DA0 – 4EFF – BE54 – F495B4B71F93&SearchKey = ,2008 – 08 – 19）

思考：不同能量如何相互转化？

一、能量的概念

人体在生命活动过程中，一切生命活动都需要能量，如物质代谢的合成反应、肌肉收缩、腺体分泌等，而这些能量主要来源于食物。动、植物性食物中所含的营养素可分为五大类：碳水化合物、脂类、蛋白质、矿物质和维生素，加上水则为六大类。其中，碳水化合物、脂肪和蛋白质经体内氧化可释放能量。三者统称为"产能营养素"或"热源质"。

能量指的是人体维持生命活动所需要的热能。人体所需要的热能都来自产热的营养素，即蛋白质、脂肪和碳水化合物。

那么，食物中的能量是从哪儿来的呢？食物能量的最终来源是太阳能。由植物利用太阳光能，通过光合作用把二氧化碳、水、其他无机物合成为有机物（碳水化合物、脂肪、蛋白质等）以供其生命所需，并将其生命过程的化学能保存在三磷腺苷（ATP）的高能磷酸键中。

动物和人则将植物的贮存能量物质（如淀粉），通过代谢活动将其转换成可利用的形式，以维持自身的生命活动。而人又可利用动物为食。人体从食物获得能量，用于各种生命活动，如内脏的活动、肌肉的收缩、维持体温以及生长发育等。关于人体能量的获得与去向，如图 2 – 1 所示。[3]

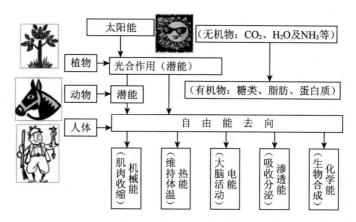

图 2 - 1　人体能量的获得与去向

二、能量的单位

能量有不同的表示方式。人们对机体所摄入和消耗的能量,通常用热量单位即卡(cal)或千卡(kcal)表示。1 卡(cal)相当于 1 克(g)水从 15℃升高到 16℃,即温度升高 1℃所需的热量,营养学上用千卡作为常用单位。

现在国际上以焦耳(Joule,J)为能量的计量单位,但一些专业或领域仍然使用卡为计量单位。1J 相当于用 1 N 的力将 1kg 质量的物体移动 1m 所需的能量。国家法定计量单位能量使用焦(J)及千焦(kJ)、兆焦(MJ)。1kJ = 1000J;1MJ = 1000kJ = 1 000 000J。

J 与 cal 的换算关系:

$$1J = 0.239cal \qquad 1cal = 4.184J$$

近似计算时,可取:

$$1J \approx 0.24cal \qquad 1cal \approx 4.2J$$

粗略计算时,还可以采用除以 4 或乘以 4 表示。

第二节　人体的能量需求量

👉 课前导入

有氧运动耗能大盘点

每次只运动 15 分钟,则体内烧掉的是糖类,烧不掉脂肪;运动减肥半小时后,体内才会开始燃烧较多的脂肪;每次运动的时间越久,烧掉的脂肪越多,这是因为连续性运动的主要能源是脂肪而不是糖类。相反的,瞬时爆发性运动的能源是糖类而不是脂肪,故这类运动对减肥无益。下面是八项运动热量消耗统计,注意:人体每减掉一公斤脂肪,需消耗7700卡热量,另一种说法是7200卡。爱减肥的同志们尤其是年轻的女同志,请自己算算看,做什么运动最有效、安全系数最高、经济投入最少。

游泳:每半小时消耗热量175卡。游泳是一项全身协调动作的运动,对增强心肺功能,锻炼灵活性和力量都很有好处,还有利于病人恢复健康、妇女生育后恢复体形,对老年人和身体瘦弱的人也是一项很好的运动。

田径:每半小时可消耗热量450卡,可使人体全身得到锻炼。

篮球:每半小时消耗热量250卡,可增强灵活性,加强心肺功能。

自行车:每半小时消耗热量330卡,对心、肺、腿的健康十分有利。

慢跑:每半小时消耗热量300卡,有益于心肺和血液循环。跑的路程越长,消耗的热量越大。

散步:每半小时消耗热量75卡,对心肺功能的增强有益,能改善血液循环、活动关节,有助于减肥。

跳绳:每半小时消耗热量400卡。这是一项健美运动,对心肺系统等各种脏器、协调性、姿态、减肥等都有相当大的帮助。

乒乓球:每半小时消耗热量180卡。属全身运动,有益于心肺,可锻炼重心的移动和协调性。

排球:每半小时消耗热量175卡。主要增强灵活性、弹跳力和体力,有益于心肺。

思考:为什么运动可以减肥? 每次最少运动多长时间才能起到减肥效果?

一、能量平衡

体内消耗的能量必须从外界摄取食物才能得以补偿,使机体消耗的和摄取的能量趋于相等,营养学上称为能量的平衡。当这两种能量的差值近乎等于零时,说明人体的营养过程是基本合理的,机体处于能量平衡的状态;反之,则意味着人体摄入的营养不足或营养过剩,机体处于能量不平衡的状态。

能量的平衡并不是要求每个人在每天的能量摄取都要做到平衡,而是要求成年人在5~7天内其消耗的与摄入的能量平均值趋于相等。

能量的平衡是营养学的一个最基本的问题。在评论人们的生活水平时首先要看他们是否吃饱然后才能看他们摄取的营养素的比例是否合理,合理的营养应该是既要吃饱又要吃好。

二、人体的能量需求量

所谓人体的能量需要量,是指个体在健康状态下,以及与经济状况、社会所需体力活动相适应时,由食物摄取的、并与所消耗能量相平衡的能量。

若摄食量高于或者低于这种需要,则贮能即有所改变。在消耗的能量不变的情况下,当摄取量大于需要量时,多余的能量会以脂肪的形式贮存;而当摄取量小于需要量时,则体内的脂肪将被分解用于产能。事实上,任何个体都有一个可接受的健康体重范围。若这种不平衡时间太长,或不平衡程度太大,则体重和身体组成成分的变化对身体的机能和健康会带来危害。

人体的能量需要主要用于以下三个方面:基础代谢,食物特殊动力作用,从事各种活动和劳动。所以,总的能量需要量 = 基础代谢能量 + 食物特殊动力作用所消耗的能量 + 各种活动和劳动所消耗的能量。

联合国粮食及农业组织(Food and Agriculture Organization,FAO)曾提出一个粗略计算人体每日能量需要量的公式:

男子:

$$每日能量需要量(kJ) = 体重(kg) \times 192$$

女子:

$$每日能量需要量(kJ) = 体重(kg) \times 167$$

对于不同劳动强度,再对计算结果乘以相应的系数(轻微活动0.9,积极活动1.17,剧烈活动1.34)。

下面对人体所消耗的三种能量分别进行介绍。

(一)基础代谢

1.基础代谢和基础代谢率的含义

(1)基础代谢

①人体在18℃~25℃室温下,空腹、平卧并处于清醒、安静的状态称为基础状态。此时,维持心跳、呼吸等基本生命活动所必需的最低能量代谢,称基础代谢(basal metabolism,BM)。这种能量消耗主要是维持人的呼吸、心脏跳动、物质代谢等最基本的生理活动。

②基础代谢是一种机体处于特殊状态下所需要的能量,但是基础代谢所需要的能量并不是人体的最低能量需要量。因为人体在睡眠或较长时间未进食的情况下,可消耗的能量将会明显低于基础代谢能,这是由于生命体所具有的对外界环境的适应性所决定的。

（2）基础代谢率

基础代谢率（basal metabolic rate，BMR）是指人体在清醒而又极端安静的状态下，不受肌肉活动、环境温度、食物及精神紧张等影响时，单位时间之内人体每平方米体表面积所消耗的基础代谢能量，单位为 $kJ/(m^2 \cdot h)$。

2. 基础代谢的影响因素

基础代谢能量消耗的大小受许多因素影响。

（1）体表面积

①身材大小不同，人体的基础代谢总量显然不同，基础代谢与人体的体表面积呈比例关系。鲁布纳（Rubner）早在 1894 年就发现，基础代谢率如果以单位体表面积表示，则比较恒定。人体的体表面积与体重及身高显著相关。

②20 世纪 30 年代，史蒂文森（Stevensen）曾经得出我国人体的体表面积的计算公式。新中国成立以后，中国人身材有很大变化，身高、体重都明显增加。1984年由我国军事医学科学院军队卫生研究所赵松山等提出的体表面积的计算公式为：

男子：
$$A(m^2) = 0.00607 \times H(cm) + 0.0127 \times W(kg) - 0.0698$$

女子：
$$A(m^2) = 0.00586 \times H(cm) + 0.0126 \times W(kg) - 0.0461$$

混合：
$$A(m^2) = 0.00659 \times H(cm) + 0.0126 \times W(kg) - 0.1603$$

儿童：
$$A(cm^2) = 42.3356 \times H(cm) + 175.6882 \times W(kg) - 272.2715$$

式中：A——体表面积；

　　H——身高；

　　W——体重。

所以，人体一天基础代谢的能量消耗 $= BMR \times A(m^2) \times 24(h)$。

（2）年龄

①年龄越小，基础代谢率越高，随着年龄的增长，基础代谢率缓慢降低。儿童和青少年处于生长发育期，其基础代谢率比成年人高 10%～15%。

②中年以后，基础代谢率逐渐降低，活动量逐渐减少。

③老年人基础代谢率较成年人低 10%～15%，活动更少，需要的能量也更少。

（3）体重

20 世纪 90 年代，世界各国大都采用 FAO（联合国粮食及农业组织）和 WHO（世界卫生组织）建议的按体重计算人体基础代谢率（BMR）（见表 2-1）。

表 2 - 1 由体重(m)估算人体基础代谢率

年龄(岁)	男		女	
	kcal/d	MJ/d	kcal/d	MJ/d
0 ~	60.9m - 54	0.2550m - 0.226	61.0m - 51	0.2550m - 0.214
3 ~	22.7m + 495	0.0949m + 2.07	22.5m + 499	0.9410m + 2.09
10 ~	17.5m + 651	0.0732m + 2.72	12.2m + 746	0.0510m + 3.12
18 ~	15.3m + 679	0.0640m + 2.84	14.7m + 496	0.0615m + 2.08
30 ~	11.6m + 879	0.0485m + 3.67	8.7m + 820	0.0364m + 3.47
60 ~	13.5m + 487	0.0565m + 2.04	10.5m + 596	0.0439m + 2.49

注:m = 体重(kg)。

(资料来源:WHO technical report series, 724, 1985.)

(4)性别

女性的基础代谢率比男性低 5% ~ 12%。

不同性别与不同年龄的正常基础代谢率,如图 2 - 2 所示。

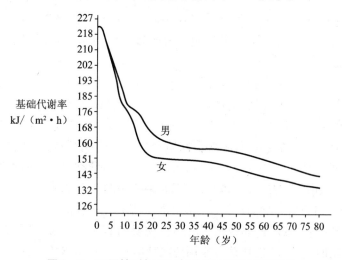

图 2 - 2 不同性别与不同年龄的正常基础代谢率

(资料来源:Guyton, AC. Textbook of Medical Physiology. Philadelphia W. B. Saunders Co, London, 1981:883.)

(5)环境温度与气候

环境温度对基础代谢有明显影响,在舒适环境(20℃ ~ 25℃)中,代谢最低;在低温和高温环境中,代谢都会升高。环境温度过低可能引起不同程度的颤抖而影响代谢升高;当环境温度较高,因为散热而需要出汗,呼吸及心跳加快,因而影响代谢升高。

(6)甲状腺功能

甲状腺素可以增强所有细胞全部生化反应的速率。因此,甲状腺素的增多可引起基础代谢率的升高。基础代谢率的测定是临床上甲状腺功能亢进的重要诊断指征之一。甲状腺功能亢进者基础代谢率可比正常平均值增加40%～80%,甲状腺机能低下者,可比正常值低40%～50%。

(7)其他因素

影响人体基础代谢率的还有药物及交感神经活动等一些因素。如人体发烧时,体温每升高1℃,其基础代谢率将增加13%。一般情况下,基础代谢率可以有10%～15%的正常波动。

(二)食物特殊动力作用(SDA)所消耗的能量

食物特殊动力作用(specific dynamic action, SDA),即食物热力作用,是指人们在摄食后,由于摄食行为的进行,将使机体能量代谢额外增加,使得机体向外界或环境散失的热量比进食前有增加的现象。譬如,某人基础代谢率为168.80kJ/(m² · h),当摄取相当于168.80kJ/(m² · h)的食物,并处于基础代谢条件下,经测定,这时的代谢率不是168.80kJ/(m² · h)而是176.40kJ/(m² · h)。显然,这部分增加的代谢数值是因进食引起的。这一现象最早为鲁布纳(Rubner)发现,他称之为"食物特殊动力作用"。

食物特殊动力作用与进食的总热量无关,而与食物的种类有关。其所消耗的能量主要表现在蛋白质、脂肪、碳水化合物三大类营养素的消化吸收。进食碳水化合物与脂肪对代谢的影响较小,碳水化合物为自身产热的5%～6%,脂肪为4%～5%,持续时间亦只1小时左右。但进食蛋白质对代谢的影响则较大,可达基础代谢的30%,持续时间也较长,有的可达10～12小时。食物特殊动力作用的机理,是食物在消化、吸收和代谢过程中的耗能现象。例如,某些酶的活力增加,代谢过程中某些物质在细胞与间质间的主动转移等,氨基酸的脱氨基作用的耗能现象更加明显。

一些特殊的食物成分,如辣椒、胡椒等,也具有很强的食物特殊动力作用。在摄食混合食物时,食物的特殊动力作用约消耗能量0.6～0.8MJ(150～200kcal),约占人体每日基础代谢能量消耗的10%左右。

(三)从事劳动所消耗的能量

人类生存的所有活动都是在做"功",做功就要消耗能量,无论是脑力劳动还是体力劳动,都要消耗能量。如脑力劳动的"思考"、体力劳动的"写字"、"运动"等。此类能量的消耗是人类生存意义所在,将直接影响人的"生存质量"、"劳动效率"，甚至"社会发展水平"等，是人体能量需要的重要一项。

体力活动，特别是体力劳动，是相同性别、年龄、体重和身体组成中，影响个体年龄需要的最重要因素。劳动强度越大，持续时间越长，工作越不熟练时，其所需能量越多。

我国曾对男性的劳动强度分成五级：极轻体力劳动、轻体力劳动、中等体力劳动、重体力劳动、极重体力劳动。女性的劳动强度按四级划分，无极重体力劳动一级。现在，随着科技和社会的进步，许多体力项目的劳动程度也已逐渐减小，特别是在重体力劳动和极重体力劳动方面。因此，中国营养学会建议，我国人民的活动强度可由五级调为三级，并估算成人的能量消耗，如表2-2所示[3]。

表2-2　我国成人活动分级和能量消耗

活动级别	职业工作时间分配	工作内容举例	平均能耗（kcal/min）	
			男	女
轻	75%时间坐或站立，25%时间站着活动	办公室工作、维修电器钟表等、一般实验操作、讲课等	1.55	1.56
中等	40%时间坐或站立，60%时间特殊职业活动	学生日常活动、驾驶机动车、电工安装、车床操作、金属切割等	1.78	1.64
重	25%时间坐或站立，75%时间特殊职业活动	非机械化农业劳动、炼钢、体育运动、装卸、伐木、采矿等	2.10	1.82

注：平均能耗以24小时的基础代谢率倍数表示。

综合以上三种能量消耗，根据大量的资料分析，普通男性和女性每日需能量可以按下列经验公式计算：

男性每日需能量(kJ) = [815 + 36.6 × 体重(kg)] × 4.184

女性每日需能量(kJ) = [580 + 31.1 × 体重(kg)] × 4.184

第三节　能量的食物来源

☞课前导入

20种不油腻但高热量的食物清单

爱美的姑娘们在生活中肯定会处处注意避免接触高热量的食物以减肥美容，但是百密一疏，总有一些食物看着不怎么油腻高脂，但它的热量就是"高高在上"，下面为您盘点一些高热量食物，让您在日常生活中有选择地食用。

（1）谷物早餐；（2）通心粉；（3）花生酱；（4）巧克力酱；（5）奶酪；（6）植物油；（7）黄油；（8）巧克力；（9）全麦面包；（10）鳄梨调味酱；（11）酸奶；（12）纯果汁；（13）香蕉；（14）坚果；（15）橄榄油；（16）培根；（17）月饼；（18）普通可乐；（19）啤酒；（20）方便面。

思考：过多摄入能量会对身体产生什么影响？

一、能量的供给

能量的供给与个体的消耗量有直接关系。不同人群的需要量和供给量各不相同。中国营养学会发布的中国居民膳食营养素参考摄入量表格，对不同年龄、性别、不同劳动强度、不同生理状态的人群膳食能量有着不同的推荐摄入量，详见表2-3。

表2-3 中国居民膳食能量推荐摄入量（RNIs）

年龄（岁）及活动强度等	RNI				年龄（岁）及活动强度等	RNI			
	（MJ/d）		（kcal/d）			（MJ/d）		（kcal/d）	
	男	女	男	女		男	女	男	女
0 ~	0.4MJ/(kg·d)*		95kcal/(kg·d)*		中体力活动	11.30	9.62	2700	2300
0.5 ~	0.4MJ/(kg·d)*		95kcal/(kg·d)*		重体力活动	13.38	11.30	3200	2700
1 ~	4.60	4.40	1100	1050	孕妇（4~6个月）	+0.84		+200	
2 ~	5.02	4.81	1200	1150	孕妇（7~9个月）	+0.84		+200	
3 ~	5.64	5.43	1350	1300	乳母	+2.09		+500	
4 ~	6.06	5.85	1450	1400	50 ~				
5 ~	6.70	6.27	1600	1500	轻体力活动	9.62	7.94	2300	1900
6 ~	7.10	6.70	1700	1600	中体力活动	10.87	8.36	2600	2000
7 ~	7.53	7.10	1800	1700	重体力活动	13.00	9.20	3100	2200
8 ~	7.94	7.53	1900	1800	60 ~				
9 ~	8.36	7.94	2000	1900	轻体力活动	7.94	7.53	1900	1800
10 ~	8.80	8.36	2100	2000	中体力活动	9.20	8.36	2200	2000
11 ~	10.04	9.20	2400	2200	70 ~				
14 ~	12.13	10.04	2900	2400	轻体力活动	7.94	7.10	1900	1700
18 ~					中体力活动	8.80	7.94	2100	1900
轻体力活动	10.04	8.80	2400	2100	80 ~	7.94	7.10	1900	1700

注：* 为AI，非母乳喂养应增加20%，1kcal = 4.184kJ。

（资料来源：中国营养学会. 中国居民膳食营养素参考摄入量. 2000）

二、食物来源

　　碳水化合物、蛋白质和脂肪三类产能营养素普遍存在于各种食物中。粮谷类和薯类食物含碳水化合物较多,是膳食能量最经济的来源。油炸食物富含脂肪。动物性食物一般比植物性食物含有更多的脂肪和蛋白质;大豆和坚果类例外,这类食物含丰富的油脂和蛋白质。蔬菜和水果一般含能量较少。

　　我国居民传统的膳食结构以植物性食物为主,碳水化合物供给的能量占总能量需要量的 55% ~65%。脂肪可占总能量需要量的 20% ~30%,蛋白质占总能量需要量的 10% ~15%。

　　随着经济的发展,农业生产结构的改变,人民生活水平的提高,我国人民的膳食结构正在发生明显的变化,特别是发达地区和大城市,动物性食物的消费量大幅增加,而粮食的消费量明显下降。这种膳食结构的变化减少了一些营养缺乏病的发生,如脂溶性维生素缺乏病,铁、钙等无机盐的缺乏病,但同时也增加了一些慢性疾病的发生,特别是脂肪摄入超过人体能量总需要的 30% 时,心血管系统疾病和糖尿病等发病率也明显增加。因此,要加强宣传教育,在保持我国传统的膳食结构的基础上适当调整,使之更为合理。

 课后习题

一、填空题

1. 国际上通常以_____为能量的计量单位,但一些专业或领域仍然使用_____为能量计量单位。

2. _____、_____和 _____是三大产能营养素,普遍存在于各种食物中。

3. 年龄越小,基础代谢率越_____。

二、简答题

1.常用的能量单位有几个? 它们之间的换算关系是什么?

2.哪些营养素为产能营养素?

第三章

营养素的分类及其功能

生命是物质运动的高级形式,这种运动方式是通过蛋白质来实现的,所以蛋白质有极其重要的生物学意义。人体的生长、发育、运动、遗传、繁殖等一切生命活动都离不开蛋白质。

碳水化合物亦称糖类化合物,是自然界存在最多、分布最广的一类重要的有机化合物,由碳、氢和氧三种元素组成。食物中的碳水化合物分成两类:人可以吸收利用的有效碳水化合物,如单糖、双糖、多糖,人不能消化的无效碳水化合物,如纤维素。碳水化合物是人体必需的物质。

脂类是脂肪、类脂的总称。脂肪是由甘油和脂肪酸组成的三酰甘油酯。

以上三类物质是人体的产能营养素。另外,人和动物为维持正常的生理功能而必须从食物中获得多种维生素和矿物质。

学习目标

- 掌握蛋白质的概念和特性。
- 掌握碳水化合物的概念和特性。
- 掌握脂类的概念和特性。
- 能够说出人体所需要的多种维生素和它们的生理作用。
- 能够说出人体所需要的多种矿物质和它们的生理作用。

第一节 蛋白质

课前导入

巧用乳清蛋白，防患衰老与肌肉流失

白发和皱纹是衰老的早期迹象。实际上，人体一些部位在我们外表变老之前功能就开始退化，骨骼 35 岁开始老化，牙齿 40 岁开始老化，肌肉 30 岁开始老化。近日，美国乳品出口协会汇聚中美健康与膳食领域知名专家、国内具有专业影响力的美食营养师，举办了"为了明天·从今日做起——2014 年美国乳清蛋白与健康老龄化"新闻发布会，呼吁大家重视肌肉健康，迈向健康有活力的老年。

国内运动营养研究领域资深专业人士、中国营养学会常务理事常翠青博士强调：人老先老腿，健康老龄化首先要从关注肌肉健康开始。常博士建议，大家应增加日常身体活动，减少静态生活，并有意识增加主动运动，特别是递增抗阻运动，每周 2~3 次，同时摄入优质蛋白质，每天不少于 1g/kg 体重。乳制品是蛋白质的优质来源，而在牛奶中天然存在的蛋白质——"乳清蛋白"含有人体所需要的全部必需氨基酸，并富含支链氨基酸，对增强肌肉力量的作用更为显著。

"目前，在很多乳制品、饮料和营养补充产品中都能看到美国乳清蛋白的身影，这些产品可以非常方便地满足人们补充优质蛋白的需要。"美国乳品出口协会顾问江焱女士表示，"作为全球领先的乳清蛋白生产和出口国，美国期待和国内的食品饮料企业合作，开发出更多应用乳清蛋白的创新食品，满足中国消费者对健康食品多样化需求。"

（资料来源：新华报业网-扬子晚报，网易财经转载. http://money. 163. com/14/0627/06/9VNPF0EO000253B0H. html,2014 - 06 - 27)

思考：请分析并说明蛋白质对人体能产生哪些生理作用。

一、蛋白质的定义与概述

蛋白质(protein)是由氨基酸以"脱水缩合"的方式组成的多肽链经过盘曲折叠形成的具有一定空间结构的物质。蛋白质中一定含有碳、氢、氧、氮四种元素，各种蛋白质的含氮量很接近，平均为 16%。

蛋白质是荷兰科学家格里特在 1838 年发现的。蛋白质是生命的物质基础，没有蛋白质就没有生命，因此，蛋白质是与生命及与各种形式的生命活动紧密联系在一起的物质。机体中的每一个细胞和所有重要组成部分都有蛋白质参与。蛋白质占人体重量的 16% ~20% ,即一个 60kg 重的成年人其体内有蛋白质 9.6 ~12kg。人体内蛋白质的种类很多,性质、功能各异,估计有 10 万种以上,但都是由 20 多种氨基酸按不同比例组合而成的,并在体内不断进行代谢与更新。生命是物质运动的高级形式,这种运动方式是通过蛋白质来实现的,所以蛋白质有极其重要的生物学意义。人体的生长、发育、运动、遗传、繁殖等一切生命活动都离不开蛋白质。生命运动需要蛋白质,也离不开蛋白质。

二、蛋白质的分类

蛋白质的种类繁多,结构复杂,迄今为止没有一个理想的分类方法。着眼的侧面不同,分类也就不同,例如从蛋白质形状上,可将它们分为球状蛋白质及纤维状蛋白质;从组成上可分为单纯蛋白质(分子中只含氨基酸残基)及结合蛋白质(分子中除氨基酸外还有非氨基酸物质,后者称辅基)。

(一)根据蛋白质分子的外形分类

1. 球状蛋白质

球状蛋白质分子形状接近球形,水溶性较好,种类很多,具有多种多样的生物学功能。

2. 纤维状蛋白质

纤维状蛋白质分子外形呈棒状或纤维状,大多数不溶于水,是生物体重要的结构成分,或对生物体起保护作用。

3. 膜蛋白质

膜蛋白质一般折叠成近球形,插入生物膜,也有一些通过非共价键或共价键结合在生物膜的表面。生物膜的多数功能是通过膜蛋白质实现的。

(二)根据蛋白质的组成成分分类

1. 单纯蛋白质(simple protein)

单纯蛋白质又称简单蛋白质,是水解后只产生氨基酸而不产生其他物质的蛋白质。

根据来源、受热凝固性及溶解度等理化性质的不同,单纯蛋白质分为清蛋白、球蛋白、谷蛋白、醇溶蛋白(有的写成"谷醇溶蛋白"或"醇溶谷蛋白")、组蛋白、鱼精蛋白和硬蛋白等七类。这七类蛋白分布于动物或植物中,以各种形态存在,构成动物或植物的组分,影响作为食物的功能性质,有的可用于制取食品配料或工业原料。

(1)清蛋白(又名白蛋白,albumin):溶于水、稀碱及稀酸溶液,为饱和硫酸铵所沉淀,广泛存在于生物体内,如血清蛋白、乳清清蛋白等。

(2)球蛋白(globulin):为半饱和硫酸铵所沉淀,不溶于水而溶于稀盐溶液的称优球蛋白(euglobulin);溶于水的称拟球蛋白(pseuglobulin)。球蛋白普遍存在于生物体内,如血清球蛋白、肌球蛋白和植物种子球蛋白等。

(3)谷蛋白(glutelin):不溶于水、醇及中性盐溶液,但易溶于稀碱或稀酸,如米谷蛋白(oryzenin)和麦谷蛋白(glutelin)等。

(4)醇溶谷蛋白(prolamine):不溶于水及无水乙醇,但溶于70%~80%乙醇中,组成特点是脯氨酸和酰胺较多,非极性侧链原较极性侧链多,主要储存在植物种子中,如玉米醇溶谷蛋白(zein)、麦醇溶谷蛋白(gliadin)等。

(5)组蛋白(histone):溶于水及稀酸,但为稀氨水所沉淀,分子中组氨酸、赖氨酸较多,分子呈碱性,如小牛胸腺组蛋白等。

(6)精蛋白(protamine):溶于氨水,分子中碱性氨基酸特别多,因此呈碱性,如鲑精蛋白(salmin)等。

(7)硬蛋白(scleroprotein):不溶于水、稀碱及稀酸溶液,这类蛋白是动物体内作为结缔及保护功能的蛋白质,如角蛋白(keratin)、胶原(collagen)、网硬蛋白(reticullin)和弹性蛋白(elastin)等。

2. 结合蛋白质

结合蛋白质是由单纯蛋白质和其他化合物结合构成,被结合的其他化合物通常称为结合蛋白质的非蛋白部分(辅基)。按其非蛋白部分的不同而分为核蛋白(含核酸)、脂蛋白(含脂类)、糖蛋白(含多糖)、磷蛋白(含磷酸)、金属蛋白(含金属)、黄素蛋白及色蛋白(含色素)等。

(1)核蛋白(nucleoprotein):辅基是核酸,如脱氧核糖核蛋白、核糖体、烟草花叶病毒等。

(2)脂蛋白(lipoprotein):与脂类结合的蛋白质,脂质成分有磷脂、固醇和中性脂等,如血中的各类脂蛋白、卵黄球蛋白(lipovitellin)等。

(3)糖蛋白(glycoprotein)和黏蛋白(mucoprotein):辅基成分为半乳糖、甘露糖、己糖胺、己糖醛酸、唾液酸、硫酸或磷酸等,如卵清蛋白等。

(4)磷蛋白(phosphoprotein):磷酸基通过酯键与蛋白质中的丝氨酸或苏氨酸残基相连,如酪蛋白、胃蛋白酶等。

(5)金属蛋白(metalloprotein):与金属直接结合的蛋白质,辅基为血红素,它是卟啉化合物,卟啉环中心含有金属,含铁的如血红蛋白,含镁的如叶绿素,含铜的有血蓝蛋白等。

(6)黄素蛋白(flavoprotein):辅基是黄素腺嘌呤二核苷酸,如琥珀酸脱氢酶、D-氨基酸氧化酶等。

(7)色蛋白(chromoprotein):含有生色基团的蛋白质,如绿叶体含有叶绿素和类胡萝卜素的蛋白质。

（三）根据食物蛋白质所含氨基酸的种类和数量分类

1.完全蛋白质

完全蛋白质是一类优质蛋白质,所含的必需氨基酸种类齐全,数量充足,彼此比例适当。这一类蛋白质不但可以维持人体健康,还可以促进生长发育,是一类优质蛋白质。奶类中的乳清蛋白、酪蛋白,蛋类中的卵白蛋白,鱼类肉类中的肌蛋白,大豆中的大豆球蛋白等都是完全蛋白质。

2.半完全蛋白质

这类蛋白质所含氨基酸虽然种类比较齐全,但各种氨基酸之间的比例不合适,不能满足人体的需要。如果把这些蛋白质作为唯一的蛋白质来源时,只能维持生命,但不能促进生长发育,如谷蛋白、玉米蛋白等。

3.不完全蛋白质

这类蛋白质不能提供人体所需的全部必需氨基酸,如果把它作为膳食蛋白质的唯一来源时,既不能促进生长发育,也不能维持生命,如肉皮中的胶原蛋白。

三、蛋白质的生理功能

（一）构成和修补身体组织

蛋白质是构成机体所有组织、细胞的重要成分,占人体体重的 16% ~20% ,占人体干重的 42% ~45% 。身体的生长发育、衰老组织的更新、损伤组织的修复,都需要用蛋白质作为机体最重要的"建筑材料"。人体各组织细胞的蛋白质经常不断地更新,成年人也必须每日摄入足够量的蛋白质,才能维持其组织更新。在组织受创伤时,则需要供给更多的蛋白质作为修补的原料。为保证儿童的健康成长,对生长发育期的儿童、孕妇提供足够量优质的蛋白质尤为重要。

（二）调节人体重要的生命活动

人体内重要的生理活动都是由蛋白质来参与完成的。例如,参与机体防御功能的抗体,催化代谢反应的酶;调节物质代谢和生理活动的某些激素和神经递质,有的是蛋白质或多肽类物质,有的是氨基酸转变的产物;此外,肌肉收缩、血液凝固、物质的运输等生理功能也是由蛋白质来实现的。因此,蛋白质是生命活动的重要物质基础。

（三）供给能量

食物蛋白质也是能量的一种来源,每克蛋白质在体内氧化分解可产生 17.9kJ (4.3kcal)能量。一般成人每日有 18% 左右的能量来自蛋白质。但糖与脂肪可以代替蛋白质提供能量,故氧化供能是蛋白质的次要生理功能。饥饿时,组织蛋白分解增加,每输入 100g 葡萄糖约节约 50g 蛋白质的消耗,因此,对不能进食的消耗性疾病患者应注意葡萄糖的补充,以减少组织蛋白的消耗。另外,从食物中摄取的蛋白质,有些不符合人体需要,或者摄取数量过多,也会被氧化分解,释放能量。

四、氨基酸

(一)定义

氨基酸(amino acid)是含有氨基和羧基的一类有机化合物的通称。它是生物功能大分子蛋白质的基本组成单位,是构成动物营养所需蛋白质的基本物质,是含有一个碱性氨基和一个酸性羧基的有机化合物。

(二)结构通式

生物体内的各种蛋白质是由 20 种基本氨基酸构成的。除甘氨酸外均为 L-α-氨基酸,其中脯氨酸是一种 L-α-亚氨基酸。氨基酸的结构通式如图 3-1 所示,图中 R 基为可变基团。

除甘氨酸外,其他蛋白质氨基酸的 α-碳原子均为不对称碳原子(即与 α-碳原子键合的四个取代基各不相同),因此氨基酸可以有立体异构体,即可以有不同的构型(D-型与 L-型两种构型)。

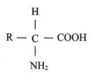

$$R - \overset{\displaystyle H}{\underset{\displaystyle NH_2}{C}} - COOH$$

图 3-1 氨基酸的结构通式

(三)从营养学的角度对氨基酸的分类

1. 必需氨基酸(essential amino acid)

指人体(或其他脊椎动物)不能合成或合成速度远不适应机体的需要,必须由食物蛋白供给,这些氨基酸称为必需氨基酸。成人必需氨基酸的需要量为蛋白质需要量的20%~37%,共有八种。除这八种外,组氨酸为小儿生长发育期间的必需氨基酸。各种必需氨基酸其作用分别是:

(1)赖氨酸:促进大脑发育,是肝及胆的组成成分,能促进脂肪代谢,调节松果腺、乳腺、黄体及卵巢,防止细胞退化。

(2)色氨酸:促进胃液及胰液的产生。

(3)苯丙氨酸:参与消除肾及膀胱功能的损耗。

(4)蛋氨酸(甲硫氨酸):参与组成血红蛋白、组织与血清,当缺乏蛋氨酸时,会引起食欲减退、生长减缓或不增加体重、肾脏肿大和肝脏铁堆积等现象,最后导致肝坏死或纤维化。

(5)苏氨酸:有转变某些氨基酸达到平衡的功能。

(6)异亮氨酸:参与胸腺、脾脏及脑下腺的调节以及代谢。脑下腺属人体总司令部,作用于甲状腺、性腺。

(7)亮氨酸:亮氨酸的作用包括与异亮氨酸和缬氨酸一起合作修复肌肉、控制血糖,并给身体组织提供能量;还能提高生长激素的产量,并帮助燃烧内脏脂肪,这些脂肪由于处于身体内部,仅通过节食和锻炼难以对它们产生有效作用。

(8)缬氨酸:作用于黄体、乳腺及卵巢。

2.半必需氨基酸和条件必需氨基酸

(1)精氨酸:精氨酸与脱氧胆酸制成的复合制剂(明诺芬)是主治梅毒、病毒性黄疸等病的有效药物。

(2)组氨酸:可作为生化试剂和药剂,还可用于治疗心脏病、贫血、风湿性关节炎等的药物。

人体虽能够合成精氨酸和组氨酸,但通常不能满足正常的需要,因此精氨酸和组氨酸又被称为半必需氨基酸或条件必需氨基酸,在幼儿生长期这两种氨基酸是必需氨基酸。人体对必需氨基酸的需要量随着年龄的增加而下降,成人比婴儿显著下降。(近年很多资料和教科书将组氨酸划入成人必需氨基酸。)

3.非必需氨基酸(nonessential amino acid)

指人(或其他脊椎动物)自己能由简单的前体合成,不需要从食物中获得的氨基酸,例如甘氨酸、丙氨酸等氨基酸。

(四)氨基酸模式

某种蛋白质中各种必需氨基酸的构成比例称为氨基酸模式(amino acid pattern),用来反映人体蛋白质及食物蛋白质在必需氨基酸种类和数量上存在的差异。即根据蛋白质中必需氨基酸含量,以含量最少的色氨酸为1计算出的其他氨基酸的相应比值。

食物蛋白的氨基酸模式与人体蛋白越接近,才能为机体充分利用,其营养价值也相对越高。当食物中任何一种必需氨基酸缺乏或过量,就会造成体内氨基酸的不平衡,使其他氨基酸不能被利用,影响蛋白质的合成,因此,在饮食中提倡食物多样化,将多种食物混合食用,使必需氨基酸互相补充,使其模式更接近人体的需要,以提高蛋白质的营养价值,这种现象称为"蛋白质的互补作用"。一般讲,鱼、肉、奶、蛋等动物蛋白质的氨基酸模式与人类接近,因此,营养价值也较高,被称为优质蛋白质或完全蛋白质(见表3-1)。其中,鸡蛋蛋白质与人体蛋白质氨基酸模式最接近,在试验中常以它作为参考蛋白质。植物性蛋白质的氨基酸与人类较远,营养价值较低;谷类蛋白质缺少赖氨酸、色氨酸,影响了其营养价值,我们称之为限制氨基酸。将大豆与谷类混合使用时,两者有较好的互补作用,这也是改善蛋白质营养价值的较好方法,所以人们也把大豆定为优质蛋白,实现这种互补作用的条件是应同时摄入,或不能超过五个小时。

表 3-1　几种食物蛋白质和人体蛋白质氨基酸模式相应比值(以色氨酸为 1 计算)

氨基酸	全鸡蛋	牛奶	牛肉	大豆	面粉	大米	人体
异亮氨酸	3.2	3.4	4.4	4.3	3.8	4.0	4.0
亮氨酸	5.1	6.8	6.8	5.7	6.4	6.3	7.0
赖氨酸	4.1	5.6	7.2	4.9	1.8	2.3	5.5
蛋氨酸 + 半胱氨酸	3.4	2.4	3.2	1.2	2.8	2.8	2.3
苯丙氨酸 + 酪氨酸	5.5	7.3	6.2	3.2	7.2	7.2	3.8
苏氨酸	2.8	3.1	3.6	2.8	2.5	2.5	2.9
缬氨酸	3.9	4.6	4.6	3.2	3.8	3.8	4.8
色氨酸	1.0	1.0	1.0	1.0	1.0	1.0	1.0

(五)限制氨基酸

有些食物蛋白质中虽然含有种类齐全的必需氨基酸,但是氨基酸模式和人体蛋白质氨基酸模式差异较大。食物蛋白质中一种或几种必需氨基酸含量相对较低,导致其他的必需氨基酸在体内不能被充分利用而浪费,造成其蛋白质营养价值较低,这种含量相对较低的必需氨基酸称限制氨基酸(limiting amino acid)。

其中相对含量最低的成为第一限制氨基酸,其次为第二限制氨基酸。植物蛋白质中,赖氨酸、蛋氨酸、苏氨酸和色氨酸含量相对较低,为植物蛋白质的限制氨基酸。谷类食物的赖氨酸含量最低,为谷类食物的第一限制氨基酸,其次是蛋氨酸和苯丙氨酸;而大豆、花生、牛奶、肉类相对不足的限制氨基酸为蛋氨酸,其次为苯丙氨酸。此外,小麦、大麦、燕麦和大米还缺乏苏氨酸(第二限制氨基酸),玉米缺色氨酸(第二限制氨基酸)。

五、蛋白质的需求量及食物来源

(一)食物蛋白质的含量及营养评价

食物蛋白质的含量是评价蛋白质营养价值的一个重要方面,因蛋白质含氮量比较恒定,故测定食物中总氮乘以 6.25,即得蛋白质的含量。但食物总氮并不一定代表实际食物蛋白质的真实含量,三聚氰胺事件就说明这点。不同食物蛋白质的消化率不同,鸡蛋和牛奶的消化率分别为 97% 和 95%,而玉米和大米则分别为 85% 和 88%。鸡蛋蛋白质的利用率较高,其功效比值为 3.92、生物价为 94,牛奶则分别为 3.09 和 85。

(二)蛋白质推荐摄入量

中国营养学会提出,成年男子极轻体力劳动者蛋白质推荐摄入量为 70g/d,相当于 525g 鸡蛋;女子为 65g/d,相当于 490g 鸡蛋。中国营养学会在 2000 年提出的中国居民膳食蛋白质推荐摄入量是较为安全和可靠的(见表 3 − 2)。

表 3 − 2　中国居民膳食蛋白质推荐摄入量(RNIs)

单位:g/d

年龄(岁)	男	女	年龄(岁)	男	女
0	1.5 ~3g/(kg·d)		11 ~	75	75
1 ~	35	35	14 ~	85	80
2 ~	40	4	18ª ~		
3 ~	45	45	轻体力劳动	75	65
4 ~	50	50	中体力劳动	80	70
5 ~	55	55	重体力劳动	90	80
6 ~	55	55	孕妇(mg)第一孕期 +5	第二孕期 +15	第三孕期 +20
7 ~	60	60	乳母(mg)		+20
8 ~	65	65	60ᵇ ~	75	65
10 ~	70	65			

注:a 成年人按 1.16g 蛋白质/(kg·d)计;

　　b 老年人按 1.27g 蛋白质/(kg·d)或蛋白总能量的 15% 计。

(三)蛋白质的主要食物来源

蛋白质的食物来源可分为植物性蛋白质和动物性蛋白质两大类。植物蛋白质中,谷类含蛋白质 10% 左右,是我国居民膳食的主食,因能量需要,一般是膳食蛋白质的主要来源。豆类含有丰富的蛋白质,大豆含蛋白质高达 36% ~40%,氨基酸组成也比较合理,利用率也较高,是植物蛋白质中的优质蛋白质。

蛋类含蛋白质 11% ~14%,是优质蛋白质的重要来源。鸡蛋因其氨基酸组成与人体蛋白质氨基酸模式最为接近,被称为理想蛋白质。奶类(牛奶)一般含蛋白质 3.0% ~3.5%,是婴幼儿除母乳外蛋白质的最佳来源。肉类包括禽、畜和鱼的肌肉。新鲜肌肉含蛋白质 15% ~22%,肌肉蛋白质营养价值优于植物蛋白质,是人体蛋白质的来源之一。为改善膳食蛋白质质量,在膳食中应保证有一定数量的优质蛋白质。一般要求动物蛋白质和大豆蛋白质应占膳食蛋白质总量的 30% ~50%。

第二节 碳水化合物

☞ 课前导入

健康食材：红薯

一、名称——甘薯

（一）别名

山芋、白薯、地瓜、番薯、红苕、沙葛、豆薯、凉薯、红山药、红薯、金薯、土瓜。

（二）营养信息（每100g）

蛋白质：1.00g；

纤维素：1.00g；

脂肪：0.00g；

碳水化合物：25.00g。

二、介绍

红薯在植物学上的正式名字叫甘薯。红薯为旋花科甘薯属中能形成块根的栽培种，一年生或多年生草质蔓性藤本植物，作一年生栽培。

红薯原产于南美洲，16世纪由菲律宾和越南等地传入我国。目前我国各地均有栽培，尤以淮海平原、长江流域及东南沿海各省区栽种较多。

红薯味道甜美，营养丰富，又易于消化，可供大量热能，所以非洲和亚洲的部分国家以红薯为主食。

红薯含有丰富的糖、蛋白质、纤维素和多种维生素，其中β-胡萝卜素、维生素E和维生素C尤多。特别是红薯含有丰富的赖氨酸，而大米、面粉恰恰缺乏赖氨酸。红薯与米面混吃，可以得到更为全面的蛋白质补充。就总体营养而言，红薯可谓是粮食和蔬菜中的佼佼者。欧美人赞它是"第二面包"，前苏联科学家说它是未来的"宇航食品"，法国人称它是当之无愧的"高级保健食品"。

世界卫生组织（WHO）经过三年的研究和评选，评出了六大最健康食品和十大垃圾食品。评选出的最健康食品包括最佳蔬菜、最佳水果、最佳肉食、最佳食油、最佳汤食、最佳护脑食品六类。而人们熟悉的红薯，被列为13种最佳蔬菜的冠军。

三、营养价值

（一）和血补中

红薯营养十分丰富，含有大量的糖、蛋白质、脂肪和各种维生素及矿物质，能为人体所吸收，防治营养不良症，且能补中益气，对中焦脾胃亏虚、小儿疳积等病症有益。

（二）宽肠通便

红薯经过蒸煮后，部分淀粉发生变化，与生食相比可增加40％左右的食物纤维，能有效刺激肠道的蠕动，促进排便。人们在切红薯时看见的红薯皮下渗出的一种白色液体中含有紫茉莉甙，可用于治疗习惯性便秘。

（三）增强免疫功能

红薯含有大量黏液蛋白，能够防止肝脏和肾脏结缔组织萎缩，提高机体免疫力，预防胶原病发生。红薯中所含矿物质对于维持和调节人体功能起着十分重要的作用。其中所含的钙和镁，可以预防骨质疏松症。

（四）防癌抗癌

红薯中含有一种抗癌物质，能够防治结肠癌和乳腺癌。此外，红薯还具有消除活性氧的作用，活性氧是诱发癌症的原因之一，故红薯抑制癌细胞增殖的作用十分明显。

（五）抗衰老、防止动脉硬化

红薯的抗衰老和预防动脉硬化作用，主要是其所具有的水除活性氧作用产生的，红薯所含黏液蛋白能保持血管壁的弹性，防止动脉粥样硬化的发生；红薯中的绿原酸，可抑制黑色素的产生，防止雀斑和老人斑的出现。红薯还能抑制肌肤老化，保持肌肤弹性，减缓机体的衰老进程。

四、红薯小贴士

红薯块根味甘，性平、微凉，入脾、胃、大肠可补脾益胃、生津止渴、通利大便、益气生津、润肺滑肠。红薯茎叶味甘、淡，性微凉，入肺、大肠、膀胱具有润肺、和胃、利尿、排肠脓去腐作用。

红薯应用于改善肠燥便秘的方法：红薯数个，煮熟，去皮，蘸蜂蜜吃。

红薯一般人群均可食用，但一次不宜食用过多，以免发生烧心、吐酸水、肚胀排气等不适症状，胃溃疡、胃酸过多、糖尿病人不宜食用。

（资料来源：中国营养健康网. http：//www. nhcn. com. cn/HealthAdvisory/www/client/food/FoodInfoDetail. aspx？ source ＝1&foodInfoId ＝100）

思考：请分析红薯的营养成分及其营养价值。

一、碳水化合物的形式与分类

碳水化合物亦称糖类化合物，是自然界存在最多、分布最广的一类重要的有机化合物，由碳、氢和氧三种元素组成，由于其所含的氢氧的比例为2∶1，和水一样，故称为碳水化合物。它是为人体提供热能的三种主要的营养素中最廉价的营养素。食物中的碳水化合物分成两类：人可以吸收利用的有效碳水化合物，如单糖、双糖、多糖；人不能消化的无效碳水化合物，如纤维素，是人体必需的物质。

1998 年联合国粮农组织(FAO)和世界卫生组织(WHO)按照碳水化合物的聚合度(DP)将其分为糖、低聚糖、多糖三类(见表 3－3)。

表 3－3　主要的膳食碳水化合物

分类(糖分子 DP)	亚组	组成
糖(1~2)	单糖	葡萄糖、半乳糖、果糖
	双糖	蔗糖、乳糖、麦芽糖、海藻糖
	糖醇	山梨醇、甘露糖醇
低聚糖(3~9)	异麦芽低聚糖	麦芽糊精
	其他寡糖	棉籽糖、水苏糖、低聚果糖
多糖≥10	淀粉	直链淀粉、支链淀粉、变性淀粉
	非淀粉多糖	纤维素、半纤维素、果胶、水凝胶等
	糖原	多聚葡萄糖

(一)糖

根据碳水化合物的分子结构,糖包括单糖、双糖和糖醇。食物中的单糖主要有葡萄糖、半乳糖和果糖;食物中常见的双糖有蔗糖、乳糖和麦芽糖;糖醇是单糖还原后的产物,如山梨醇、甘露糖醇等。

1.单糖

单糖是最简单的糖,通常条件下不能再被直接水解为分子更小的糖。单糖具有醛基或酮基。有醛基者称为醛糖,有酮基者称为酮糖。常见单糖有三种。

(1)葡萄糖

即通常所说的葡萄糖,又名右旋糖,是机体吸收、利用最好的单糖。葡萄糖不仅是最常见的糖,也是世界上最丰富的有机物。在血液、脑脊液、淋巴液、水果、蜂蜜以及多种植物液中都以游离形式存在,是构成多种低聚糖和多糖的基本单位。

(2)半乳糖

①半乳糖几乎全部以结合形式存在,它是乳糖、蜜二糖、水苏糖、棉子糖等的组成成分之一。

②某些植物多糖例如琼脂、阿拉伯树胶、落叶松树胶以及其他多种植物的树胶及黏浆液水解后都可得到半乳糖。

③半乳糖与葡萄糖结合成乳糖,存在于哺乳动物的乳汁中。脑髓中有些结构复杂的脑苷脂中也含有半乳糖。

(3)果糖

果糖又称左旋糖,是一种己酮糖。果糖通常与蔗糖共存于水果汁及蜂蜜中,苹果及番茄中含量亦较多。果糖是天然碳水化合物中甜味最高的糖,如以蔗糖甜度为100,果糖的相对甜度可达110。

2. 双糖

双糖是由两个相同或不相同的单糖分子上的羟基脱水生成的糖苷。自然界最常见的双糖是蔗糖及乳糖,此外还有麦芽糖、海藻糖、异麦芽糖、纤维二糖、壳二糖等。

(1)蔗糖

蔗糖是由一分子葡萄糖与一分子果糖结合后,失去一分子水形成的。蔗糖几乎普遍存在于植物界的叶、花、根、茎、种子及果实中。在甘蔗、甜菜及槭树汁中含量尤为丰富,是食品工业中最重要的甜味剂。

(2)乳糖

①乳糖由一分子葡萄糖与一分子半乳糖以 $\beta-1,4-$糖苷键相连而成。乳糖只存在于各种哺乳动物的乳汁中,人乳中乳糖的含量约为7%,牛乳中约为5%。

②乳糖作为婴儿食用的主要碳水化合物,能够保持肠道中最合适的菌群数量,并能促进钙的吸收,故常在婴儿食品中添加适量的乳糖。

③人体消化液中乳糖酶可将乳糖水解为其相应的单糖。

(3)麦芽糖

麦芽糖由二分子葡萄糖相连而成,大量存在于发芽的谷粒中,特别是麦芽中。麦芽糖是淀粉和糖原的结构成分。

3. 糖醇

糖醇是单糖的重要衍生物,常见有山梨醇、甘露醇、木糖醇、麦芽糖醇等。

(1)山梨醇

①山梨醇和甘露醇二者互为同分异构体。山梨醇存在于许多植物的果实中,甘露醇在海藻、蘑菇中含量丰富。

②山梨醇可由葡萄糖氢化制得,由于它含有多个醇羟基,亲水性强,所以临床上常用20%或25%的山梨醇溶液做脱水剂,使周围组织及脑实质脱水,从而降低颅内压,消除水肿。

(2)木糖醇

木糖醇是存在于多种水果、蔬菜中的五碳醇,其甜度与蔗糖相等。其代谢不受胰岛素调节,故木糖醇常作为甜味剂用于糖尿病人的专用食品及许多药品中。

(3)麦芽糖醇

麦芽糖醇由麦芽糖氢化制得,可作为功能性甜味剂用于心血管病、糖尿病等患者的保健食品中,有防龋齿的作用。

(二)低聚糖

低聚糖又称寡糖。联合国粮农组织(FAO)根据专家建议,定义糖单位≥3聚合度为低聚糖和糖的分界点。目前已知的几种重要低聚糖有棉籽糖、水苏糖、异麦芽低聚糖、低聚果糖、低聚甘露糖、大豆低聚糖等,其甜度通常只有蔗糖的30%~60%。

1. 低聚果糖

低聚果糖又称寡果糖或蔗果三糖族低聚糖,是由蔗糖分子的果糖残基上结合1~3个果糖而组成。低聚果糖主要存在于日常食用的水果、蔬菜中,如洋葱、大蒜、香蕉等。低聚果糖的甜度为蔗糖的30%~60%,难以被人体消化吸收,被认为是一种水溶性膳食纤维,但易被大肠双歧杆菌利用,是双歧杆菌的增殖因子。

2. 大豆低聚糖

大豆低聚糖是存在于大豆中的可溶性糖的总称,主要成分是水苏糖、棉籽糖和蔗糖。大豆低聚糖也是肠道双歧杆菌的增殖因子,可作为功能性食品的基料,能部分代替蔗糖应用于清凉饮料、酸奶、乳酸菌饮料、冰激凌、面包、糕点、糖果和巧克力等食品中。

(三)多糖

多糖是由≥10个单糖分子脱水缩合并借糖苷键彼此连接而成的高分子聚合物。多糖在性质上与单糖和低聚糖不同,一般不溶于水,无甜味,不形成结晶,无还原性。多糖在酶或酸的作用下,水解成单糖残基不等的片段,最后成为单糖。根据营养学上新的分类方法,多糖可分为淀粉、糖原和非淀粉多糖。

1. 淀粉

淀粉是人类的主要食物,存在于谷类、根茎类等植物中。淀粉由葡萄糖聚合而成,因聚合方式不同分为直链淀粉和支链淀粉。为了增加淀粉的用途,淀粉经改性处理后获得了各种各样的变性淀粉。

(1)直链淀粉

直链淀粉又称糖淀粉,由几十个至几百个葡萄糖分子残基以$\alpha-1,4-$糖苷键相连而成的一条直链,并卷曲成螺旋状二级结构,分子量为1万至10万。直链淀粉在热水中可以溶解,遇碘产生蓝色反应,一般不显还原性。天然食品中,直链淀粉含量较少,一般仅占淀粉成分的19%~35%。

(2)支链淀粉

①支链淀粉又称胶淀粉,分子相对较大,一般由几千个葡萄糖残基组成,其中每25~30个葡萄糖残基以$\alpha-1,4-$糖苷键相连而形成许多个短链,每两个短链之间又以$\alpha-1,6-$糖苷键连接,如此则使整个支链淀粉分子形成许多分支再分支的树冠样的复杂结构。

②支链淀粉难溶于水,其分子中有许多个非还原性末端,但却只有一个还原性末端,故不显现还原性。支链淀粉遇碘产生棕色反应。在食物淀粉中,支链淀粉含量较高,一般占65%~81%。

2. 糖原

糖原又称肝糖或糖元,是多聚葡萄糖,几乎全部存在于动物组织,故又称动物淀粉。糖原结构与支链淀粉相似,分子中各葡萄糖残基间通过 $\alpha - 1,4 -$ 糖苷键相连,链与链之间以 $\alpha - 1,6 -$ 糖苷键连接。糖原的分支多,支链比较短。糖原的分子很大,一般由几千个至几万个葡萄糖残基组成。

3. 非淀粉多糖

80% ~ 90% 的非淀粉多糖由植物细胞壁成分组成,包括纤维素、半纤维素、果胶类等,即以前概念中的膳食纤维。其他是非细胞壁物质,如植物胶质、海藻胶类等。

(1)纤维素

①纤维素一般由 1000 个至 1 万个葡萄糖残基借 $\beta - 1,4 -$ 糖苷键相连,形成一条线状长链。分子量为 20 万 ~ 200 万。纤维素在植物界无处不在,是各种植物细胞壁的主要成分。

②人体缺乏能水解纤维素的酶,故纤维素不能被人体消化吸收,但它可刺激和促进胃肠道的蠕动,有利于其他食物的消化吸收及粪便的排泄。

(2)半纤维素

绝大多数的半纤维素都是由 2 ~ 4 种不同的单糖或衍生单糖构成的杂多糖。半纤维素也是组成植物细胞壁的主要成分,一般与纤维素共存。半纤维素既不是纤维素的前体或衍生物,也不是其生物合成的中间产物。

(3)果胶类

果胶类亦称果胶物质,一般指半乳糖醛酸为主要成分的复合多糖之总称。果胶类普遍存在于陆地植物的原始细胞壁和细胞间质层,在一些植物的软组织中含量特别丰富,例如在柑橘类水果的皮中约含 30%,甜菜中约含 25%,苹果中约含 15%。

果胶物质均溶于水,与糖、酸在适当的条件下能形成凝冻,一般用作果酱、果冻及果胶糖果等的凝冻剂,也可用作果汁、饮料、冰激凌等食品的稳定剂。

(4)其他多糖

动物和植物中含有多种类型的多糖,有些多糖具有调节生理功能的活性,如香菇多糖、茶多糖、银耳多糖、壳聚糖等。

二、膳食纤维

由于膳食纤维所包括的组分非常复杂,而所用的检测方法至今尚未标准化,因此它的准确定义也未能确定,其大致的定义如下:膳食纤维是一般不易被消化的食物营养素,主要来自于植物的细胞壁,包含纤维素、半纤维素、树胶、果胶及木质素等。膳食纤维是健康饮食不可缺少的物质,纤维在保持消化系统健康上扮演着重要的角色,同时摄取足够的纤维也可以预防心血管疾病、癌症、糖尿病以及其他疾病。纤维可以清洁消化壁和增强消化功能,纤维同时可稀释和加速食物中的致癌物质和有毒物质的移除,保护脆弱的消化道和预防结肠癌。纤维可减缓消化速度和最快速排泄胆醇,所以可让血液中的血糖和胆固醇控制在最理想的水平。

膳食纤维主要是不能被人体利用的多糖,即不能被人类的胃肠道中消化酶所消化的、且不被人体吸收利用的多糖。这类多糖主要来自植物细胞壁的复合碳水化合物,也可称之为非淀粉多糖,即非 α - 葡聚糖的多糖。

有人曾建议将不可利用的低聚糖或称为抗性低聚糖,也包括在膳食纤维的成分之中。

三、碳水化合物的功能

(一)供给和储存能量

每克葡萄糖产热 16.7kJ(4kcal),人体摄入的碳水化合物在体内经消化变成葡萄糖或其他单糖参加机体代谢。葡萄糖是一切系统,特别是神经系统最主要的能量来源,大脑活动靠血糖的有氧氧化供热,血糖的 2/3 被大脑消耗。每个人膳食中碳水化合物的比例没有规定具体数量,我国营养专家认为碳水化合物产热量占总热量的 60% ~65% 为宜。平时摄入的碳水化合物主要是多糖,在米、面等主食中含量较高,摄入碳水化合物的同时,能获得蛋白质、脂类、维生素、矿物质、膳食纤维等其他营养物质。而摄入单糖或双糖如蔗糖,除能补充热量外,不能补充其他营养素。

(二)构成细胞和组织

碳水化合物是构成机体的主要物质,并参与细胞的多种活动,每个细胞都有碳水化合物,其含量为 2% ~10% 。糖和脂肪形成的糖脂是细胞膜和神经组织的重要成分,糖与蛋白质结合形成的糖蛋白是抗体、酶、激素、核酸的组成部分,具有重要的生理功能。

(三)节省蛋白质

食物中碳水化合物不足,机体不得不动用蛋白质来满足机体活动所需的能量,这将影响机体用蛋白质进行合成新的蛋白质和组织更新,因此,完全不吃主食、只吃肉类是不适宜的,因肉类中含碳水化合物很少,这样机体组织将用蛋白质产热,对机体没有好处。所以减肥病人或糖尿病患者最少摄入的碳水化合物不要低于 150g 主食。

(四)维持脑细胞的正常功能

葡萄糖是维持大脑正常功能的必需营养素,当血糖浓度下降时,脑组织可因缺乏能源而使脑细胞功能受损,造成功能障碍,并出现头晕、心悸、出冷汗甚至昏迷现象。

（五）抗酮体的生成

脂肪酸分解所产生的乙酰基需与草酰乙酸结合才能进入三羧酸循环而最终被彻底氧化,产生能量。若碳水化合物不足,则草酰乙酸生成不足,脂肪酸不能被彻底氧化而产生大量酮体。尽管肌肉和其他组织可利用酮体产生热能,但如果酮体生成过多,可引起酮血症(ketosis),破坏机体的酸碱平衡,导致酸中毒。故摄入足够的碳水化合物可预防体内酮体生成过多,即起到抗生酮作用。

人体至少每天需要50～100g碳水化合物才可有效预防酮血症的发生。

（六）解毒

肝糖原充足可增强肝脏对某些有害物质如细菌毒素的解毒作用,糖原不足时机体对酒精、砷等有害物质的解毒作用减弱。糖类代谢可产生葡萄糖醛酸,葡萄糖醛酸与体内毒素(如药物胆红素)结合进而解毒。

（七）增强肠道功能

碳水化合物的这一功能与膳食纤维有关。非淀粉多糖类,如纤维素、果胶、抗性淀粉和功能性低聚糖等,不能在小肠消化吸收,但可刺激肠道蠕动,诱导结肠正常菌群生长,有助于肠道健康,防治便秘,还可以预防结肠癌和直肠癌、防治痔疮等。

（八）其他

碳水化合物中的糖蛋白和蛋白多糖有润滑作用。另外它可控制细脑膜的通透性,并且是一些合成生物大分子物质的前体,如嘌呤、嘧啶、胆固醇等。

四、碳水化合物的摄入量及食物来源

（一）碳水化合物的参考摄入量

人体对碳水化合物的需要量,常以可提供能量的百分比来表示。由于体内其他营养素可转变为碳水化合物,因此其需要量尚难确定。在1988年,中国营养学会曾建议我国健康人群的碳水化合物供给量为总能量摄入的60%～70%。根据目前我国居民膳食碳水化合物的实际摄入量和FAO/WHO的建议,于2000年制定的中国居民膳食营养素参考摄入量中的碳水化合物适宜摄入量(AI)占总能量的55%～65%。

（二）食物来源

一般说来,对碳水化合物没有特定的饮食要求。主要是应该从碳水化合物中获得合理比例的热量摄入。另外,每天应至少摄入50～100g可消化的碳水化合物以预防碳水化合物缺乏症。

膳食中碳水化合物的食物来源主要是粮谷类和薯类食物。粮谷类一般含碳水化合物60%～80%,薯类中含量为15%～29%,豆类中为40%～60%。单糖和双糖的来源主要是蔗糖、糖果、甜食、糕点、甜味水果、含糖饮料和蜂蜜等。

表 3 – 4 常见食物中碳水化合物的含量(g/100g)

食物	含量	食物	含量	食物	含量
大米	74.0～76.0	鲜马铃薯	16.6	其他干豆类	47.0～61.0
标准面粉	74.6	煮面条	26.3～27.8	新鲜水果	8.0～23.0
玉米、小米	72.2～72.6	鲜黄玉米	40.2	干果类	55.0～79.0
荞麦粉	72.8	米饭	25.6～27.2	新鲜蔬菜	1.4～10.0
藕粉	87.5	馒头	47.5～48.8	肉类、鱼类	0.0～2.0
鲜红薯	29.5	大豆类、花生	12.0～19.0	鸡蛋	1.6

五、碳水化合物摄入缺乏和过量

(一)摄入缺乏

膳食中碳水化合物过少,可造成膳食蛋白质浪费、组织蛋白质和脂肪分解增强以及阳离子的丢失等。

(二)摄入过量

有研究显示,某些碳水化合物含量丰富的食物会使人体血糖和胰岛素激增,从而引起肥胖,甚至导致糖尿病和心脏病,原因是这些碳水化合物食物的血糖负载很高。血中的葡萄糖简称为血糖,少部分血糖直接被组织细胞利用与氧气反应生成二氧化碳和水,放出热量供身体需要,大部分血糖则存在人体细胞中,如果细胞中储存的葡萄糖已饱和,多余的葡萄糖就会以高能的脂肪形式储存起来,多吃碳水化合物发胖就是这个道理。

食物血糖生成指数(Glycemic Index,GI)是指与标准化食物(通常指葡萄糖)对比,某一检测食物被人摄入后引起血糖上升的速率,被用来衡量食物中碳水化合物对血糖浓度的影响。

当血糖生成指数在 55 以下时,可认为该食物为低 GI 食物;

当血糖生成指数在 55～75 之间时,该食物为中等 GI 食物;

当血糖生成指数在 75 以上时,该食物为高 GI 食物。

一般而言,食物血糖生成指数＞75 为高食物血糖生成指数食物,它们进入胃肠后消化快,吸收率高,葡萄糖释放快,葡萄糖进入血液后峰值高。

食物血糖生成指数＜55 为低食物血糖生成指数食物,它们在胃肠中停留时间长,吸收率低,葡萄糖释放缓慢,葡萄糖进入血液后的峰值低,下降速度慢。

因此,用食物血糖生成指数合理安排膳食,对于调节和控制人体血糖大有好处。一般来说,只要一半的食物从高血糖生成指数替换成低血糖生成指数,就能获得显著改善血糖的效果。

表3-5 部分食物的血糖生成指数(GI,葡萄糖=100)

食物	GI	食物	GI	食物	GI	食物	GI	食物	GI
面包	69	果糖	20	蜂蜜	75	苹果	39	扁豆	29
大米	72	土豆	80	乳糖	90	香蕉	62	豌豆	33
糯米	66	新土豆	70	蔗糖	60	牛奶	36		
玉米粥	80	胡萝卜	92	麦芽糖	108	黄豆	15		

资料来源:中国营养学会.中国居民膳食营养素参考摄入量.北京:中国轻工业出版社,2000.

第三节 脂类

👉 **课前导入**

有益脂肪和有害脂肪

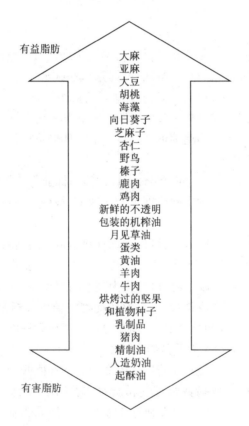

思考:有害脂肪的害处是什么?

一、脂类的组成及分类

由脂肪酸和醇作用生成的酯及其衍生物统称为脂类（lipid），这是一类一般不溶于水而溶于脂溶性溶剂的化合物。脂类是机体内的一类有机小分子物质，它包括范围很广，其化学结构有很大差异，生理功能各不相同，其共同物理性质是不溶于水而溶于有机溶剂，在水中可相互聚集形成内部疏水的聚集体。

脂类是脂肪、类脂的总称。脂肪是由甘油和脂肪酸组成的三酰甘油酯。类脂包括磷脂、糖脂和胆固醇及其酯三大类，也包括脂溶性维生素和脂蛋白。在营养学上，主要研究的是脂肪，类脂的重要性不如脂肪。

（一）脂肪

食物中的油脂主要是油和脂肪，一般把常温下是液体的称作油，而把常温下是固体的称作脂肪。脂肪由碳、氢、氧三种元素组成。脂肪是由甘油和脂肪酸组成的三酰甘油酯，其中甘油的分子比较简单，而脂肪酸的种类和长短却不相同。脂肪酸分三大类：饱和脂肪酸、单不饱和脂肪酸、多不饱和脂肪酸。脂肪可溶于多数有机溶剂，但不溶解于水。如植物油（豆油、花生油、菜籽油）和动物油脂（猪油、牛油）等。动物的脂肪中，不饱和脂肪酸很少，植物油中则比较多。膳食中饱和脂肪太多会引起动脉粥样硬化，因为脂肪和胆固醇均会在血管内壁上沉积而形成斑块，这样就会妨碍血流，产生心血管疾病。也由于此，血管壁上有沉淀物，血管变窄，使肥胖症患者容易患上高血压等疾病。

（二）类脂

类脂主要是指在结构或性质上与油脂相似的天然化合物。它们在动植物界中分布较广，种类也较多，主要包括磷脂、糖脂和胆固醇及其酯等。类脂是类似脂肪的意思，曾作为脂肪以外的溶于脂溶剂的天然化合物的总称来使用。

1.磷脂

含有磷酸的脂类，包括由甘油构成的甘油磷脂与由鞘氨醇构成的鞘磷脂。所有的细胞都含有磷脂，它是细胞膜和血液中的结构物，在脑、神经、肝中含量非常高，卵磷脂是膳食和体内最丰富的磷脂之一。另外，大豆的种子中磷脂的含量较多。

2.糖脂

含有碳水化合物、脂肪酸和氨基醇的化合物。

3.类固醇

主要包括胆固醇、胆酸、性激素及维生素 D 等。这些物质对于生物体维持正常的新陈代谢和生殖过程起着重要的调节作用。另外，胆固醇还是脂肪酸盐和维生素 D_3 以及类固醇激素等的合成原料，对于调节机体脂类物质的吸收，尤其是脂溶性维生素(维生素 A、维生素 D、维生素 E、维生素 K)的吸收以及钙、磷代谢等均起着重要作用。

磷脂、糖脂和胆固醇及其酯三大类类脂是生物膜的重要组成成分,构成疏水性的"屏障",分隔细胞水溶性成分及将细胞划分为细胞器/核等小的区室,保证细胞内同时进行多种代谢活动而互不干扰,维持细胞正常结构与功能等。

4. 脂蛋白类

是脂类与蛋白质的结合物。

二、脂肪酸

脂肪酸(fatty acid)是由碳、氢、氧三种元素组成的一类化合物,是中性脂肪、磷脂和糖脂的主要成分。自然界约有 40 多种不同的脂肪酸,它们是脂类的关键成分。许多脂类的物理特性取决于脂肪酸的饱和程度和碳链的长度,其中能为人体吸收、利用的只有偶数碳原子的脂肪酸。

脂肪酸根据碳链长度的不同又可将其分为短链脂肪酸、中链脂肪酸和长链脂肪酸。短链脂肪酸碳链上的碳原子数小于 6,也称作挥发性脂肪酸;中链脂肪酸指的是碳链上碳原子数为 6~12 的脂肪酸,主要成分是辛酸(C_8)和癸酸(C_{10});长链脂肪酸其碳链上碳原子数大于 12。一般食物所含的大多是长链脂肪酸。

脂肪酸根据碳氢链饱和与不饱和的不同可分为饱含脂肪酸、单不饱和脂肪酸和多不饱和脂肪酸三类:饱和脂肪酸碳氢链上没有不饱和键;单不饱和脂肪酸其碳氢链有一个不饱和键;多不饱和脂肪酸,其碳氢链有两个或两个以上不饱和键。

富含单不饱和脂肪酸和多不饱和脂肪酸组成的脂肪在室温下呈液态,大多为植物油,如花生油、玉米油、豆油、坚果油(即阿甘油)、菜籽油等。以饱和脂肪酸为主组成的脂肪在室温下呈固态,多为动物脂肪,如牛油、羊油、猪油等(见表 3-6)。但也有例外,如深海鱼油虽然是动物脂肪,但它富含多不饱和脂肪酸,如 20 碳 5 烯酸(EPA)和 22 碳 6 烯酸(DHA),因而在室温下呈液态。

表 3-6 主要脂肪的脂肪酸成分

单位:%

名称	饱和脂肪酸	单不饱和脂肪酸	多不饱和脂肪酸
豆油	14	23	58
花生油	17	46	32
橄榄油	13	74	8

名称	饱和脂肪酸	单不饱和脂肪酸	多不饱和脂肪酸
玉米油	13	24	59
棉籽油	26	18	50
葵花籽油	13	24	59
红花油（safflower oil）	9	12	75
改良菜籽油（canola oil）	7	55	33
椰子油	86	6	2
棕榈油（核）	81	11	2
棕榈油	49	37	9
葡萄籽油	11	16	68
核桃油	9	16	70
奶油	62	29	4
牛脂	50	42	4
羊油	47	42	4
猪油	40	45	11
鸡油	30	45	21

三、脂类的生理功能

脂类是人体必需营养素之一，它与蛋白质、碳水化合物是产能的三大营养素，在供给人体能量方面起着重要作用；脂类也是构成人体细胞的重要成分，如细胞膜、神经髓鞘膜都必须有脂类参与构成。其主要生理功能如下。

1. 供给和储存能量

一般合理膳食的总能量有 20% ~ 30% 由脂肪提供。1g 脂肪在体内氧化可产能 37.56kJ（相当于 9kcal）的能量，高于蛋白质（4kcal）和碳水化合物（4kcal），因此可以作为储存能源的"能源库"。同时脂肪的疏水性也有利于脂肪作为储备能源而不致体重增加过多，因此当机体摄入过量碳水化合物、脂肪和蛋白质时最终都转化为脂肪储存在体内。储存脂肪常处于分解（供能）与合成（储能）的动态平衡中。

2. 构成身体组织和细胞的重要成分

健康的人有一个正常的体脂含量，平均来看，正常人按体重计算含脂类为

14%～19%,胖人含30%左右,过胖人可高达60%左右。女性体内脂肪含量高于男性,一般成年女性体脂含量为20%～25%,成年男性为15%～20%。脂类绝大部分是以甘油三酯的形式储存于脂肪组织内。脂肪组织所含脂肪细胞多分布于腹腔、皮下、肌纤维间。这一部分脂肪常称为储存脂肪(stored fat),因受营养状况和机体活动的影响而增减,故又称之为可变脂。一般储存脂肪在正常体温下多为液态或半液态。皮下脂肪因含不饱和脂肪酸较多,故熔点低而流动度大,有利于在较冷的体表温度下仍能保持液态,从而进行各种代谢。机体深处储存脂肪的熔点较高,常处于半固体状态,有利于保护内脏器官,防止体温丧失。类脂包括磷脂和固醇类物质,是组织结构的组成成分,约占总脂的5%,这类脂类比较稳定不太受营养和机体活动状况影响故称为定脂。类脂的组成因组织不同而有差异。

3. 供给必需脂肪酸

人体内不能自行合成,必须由食物供给的脂肪酸,称为必需脂肪酸,如亚油酸、亚麻酸和花生四烯酸等。必需脂肪酸是磷脂的重要成分,而磷脂又是细胞膜的主要结构成分,故必需脂肪酸与细胞的结构和功能密切相关;亚油酸是合成前列腺素的前体,前列腺素在体内有多种生理功能;必需脂肪酸还与胆固醇代谢有密切关系。必需脂肪酸缺乏,可引起生长迟缓、生殖障碍、皮肤受损(出现皮疹)等,另外还可引起肝脏、肾脏、神经和视觉等多种疾病。食物脂肪特别是植物油,含有一定的必需脂肪酸,从而在摄入脂肪的同时可以获得必需脂肪酸。

4. 促进脂溶性维生素的吸收

脂溶性维生素 A(β-胡萝卜素)、维生素 D、维生素 E、维生素 K 等属于脂溶性维生素,它们只有溶解在脂肪中,才能随脂肪一起被肠道吸收,因此每日应摄入一定的脂肪,来促进脂溶性维生素的吸收。脂肪长期摄入不足,会影响机体对脂溶性维生素的吸收,导致脂溶性维生素缺乏症。

5. 维持体温

脂肪导热性能低以及其多孔性结构均有利于防止热量散发,从而维持机体内部重要器官的温度,起到保温作用。

6. 增加饱腹感

一方面脂肪富含能量,可作为一种浓缩食物;另一方面,脂肪的消化速度较慢,可延长食物在胃内的停留时间,增加饱腹感,使人不易饥饿。例如,吃米饭、馒头容易饿,而吃油腻的食物却不容易饿。

7. 增加膳食的美味

脂肪有改善食品感官性状的作用,如油炸食品,具有吸引人的外观、香气、口味。

8. 合成激素

激素是协调多细胞机体中不同细胞代谢作用的化学信使,参与机体内各种物质的代谢,包括糖、蛋白质、脂肪、水、电解质和矿物质等的代谢,对维持人体正常的生理功能十分重要。人体的肾上腺皮质和性腺所释放的各种激素,如皮质醇、醛固酮、睾酮、雌二醇以及维生素 D 都属于类固醇激素,其前体物质就是胆固醇。

四、脂肪的摄入量及食物来源

脂类作为食物,主要指的是脂肪,在营养学上,我们研究脂肪的摄入及其食物来源。

(一)脂肪的适宜摄入量

脂肪的供给与国别、民族、习惯、气候等有关,同时也受经济发展水平影响。过去西方发达国家人均摄入脂肪量很高,膳食中脂肪提供的热量占到机体摄入总能量的 40% 以上,这导致肥胖、高血脂、冠心病等疾病高发。随着我国经济的快速发展和生活水平的显著提高,我国居民的脂肪摄入量近年来呈快速增加之势,部分地区的脂肪摄入量严重超标。2002 年第四次全国营养调查显示,农村居民膳食结构中脂肪功能比为 28%,城市居民脂肪功能比已达到 35%,超过世界卫生组织推荐的 30% 的上限。

2000 年中国营养学会发布了"中国居民膳食营养素参考摄入量",其中建议儿童和青少年的脂肪功能占总能量的比例为 25% ~ 30%,成人则为 20% ~ 25%,一般不超过 30%。总胆固醇的每日摄入量不超过 300mg(见表 3 - 7)。

为防止必需脂肪酸缺失,在摄食的总热能中,必需脂肪酸应占 3.5% ~ 6%(婴儿的需要量在其所占热能中的比例应大于成人),这个量在以植物油为主的烹调中可以容易达到。摄入脂肪中的饱和脂肪酸、单不饱和脂肪酸、多不饱和脂肪酸之间的比例应为 1:1:1。多不饱和脂肪酸中,(n−6):(n−3)适宜比值为(4 ~ 6):1。亚油酸提供的能量能达到总能量的 1% ~ 2% 即可满足人体对必需脂肪酸的需要。

表3 − 7 中国居民膳食脂肪适宜摄入量(脂肪能量占总能量的百分比,%)

年龄/岁	脂肪	饱和脂肪酸	单不饱和脂肪酸	多不饱和脂肪酸	(n−6):(n−3)	胆固醇/mg
0 ~	45 ~ 50				4:1	
0.5 ~	35 ~ 40				4:1	
2 ~	30 ~ 35				(4 ~ 6):1	
7 ~	25 ~ 30				(4 ~ 6):1	
13 ~	25 ~ 30	<10	8	10	(4 ~ 6):1	
18 ~	20 ~ 30	<10	10	10	(4 ~ 6):1	<300
60 ~	20 ~ 30	6 ~ 8	10	8 ~ 10	(4 ~ 6):1	<300

资料来源:中国营养学会. 中国居民膳食营养素参考摄入量. 北京:中国轻工业出版社,2000.

（二）脂肪的食物来源[3]

脂肪的主要来源是烹调用油脂和食物本身所含的油脂。果仁脂肪含量最高，各种肉类居中，米、面、蔬菜、水果中含量很少。

1. 脂肪的动物性食物来源

（1）畜肉

如猪肉、牛肉、羊肉及其制品（如罐头等）都含有大量脂肪，即使是瘦肉也含有一定"不可见"的脂肪。除大肠外，一般动物内脏含脂肪皆较低，但蛋白质的含量较高。

（2）禽蛋类、鱼类

①禽肉一般含脂肪量较低，多数在10%以下。鱼类脂肪含量基本在10%以下，多数在5%左右。其中，禽类、鱼类含不饱和脂肪酸较高。尤其深海鱼类富含（n-3）多不饱和脂肪酸。

②蛋类以蛋黄含脂肪最高，约为30%，但全蛋脂肪含量仅为10%左右，其组成以单不饱和脂肪酸为多。

（3）乳制品

牛乳脂肪含量约4.0%，全脂乳粉更高，含脂肪约30%，黄油的脂肪含量可在80%以上。

2. 脂肪的植物性食物来源

（1）油料植物

如大豆、花生、芝麻等，含油量丰富。大豆含油量20%以上（转基因大豆含油量更高），花生含油量40%以上，芝麻含油量60%以上。这些原料既可直接加工成各种含油量不同的食品（花生酥、芝麻糕等），又可以提取出植物油用于烹饪、食品加工。植物油含不饱和脂肪酸多，是人体必需脂肪酸的良好来源。

（2）坚果类

植物性食物中以坚果类含脂肪量最高，如核桃、松子含油量可高达60%，不过其脂肪组成多以亚油酸为主，所以是多不饱和脂肪酸的重要来源。

（3）谷类、水果、蔬菜

谷类含脂肪量较少，一般在4%以下，水果、蔬菜含脂肪更少，一般在0.5%以下。

由于胆固醇与人体健康有关（如动脉粥样硬化），因此应注意降低胆固醇的摄食量，每人每天应小于300mg。少吃高脂类食物，如动物肝脏、鸡蛋、牛羊肉等红色肉类，这些都是胆固醇含量较高的食物，常吃这些食物，不利于降低人体内的胆固醇数量。植物来源的食物，如谷类、水果、蔬菜、坚果、豆类等，不含胆固醇，但含植物固醇，有降低血胆固醇的作用。

五、脂质食物的分类

依据食物中脂肪的含量,可将食物分为以下几类。

1. 高脂食物

指动物性食物、油脂或由这些油脂制作的食物,包括猪油、植物油、油面筋、猪肉等(见表3-8)。

表3-8　几种高脂肪食物索引(每100g食物所含脂肪的量)

单位:g

食物名称	含量	食物名称	含量
芝麻	61.7	猪大肠	15.6
花生米	39.2	猪皮	22.7
核桃肉	63.0	牛肉(肥)	34.5
松子仁	63.5	羊肉(瘦)	13.6
椰子肉	35.3	黄油	82.5
西瓜子	39.1	酥油	90.2
南瓜子	31.8	鸡蛋	11.6
葵花籽	51.1	鸡蛋黄	30.0
黄豆	18.4	鸭蛋	16.0
黄豆粉	19.2	鹅蛋	16.0
青豆	18.3	猪油	90.0
榛子	49.6	植物油	10.0
猪肉(肥)	90.8	芝麻酱	52 9

2. 低脂食物

指那些脂肪含量较低的植物性食物,如某些水果、蔬菜、粮食等。

3. 无脂食物

指基本上或完全不含脂肪的食物,如白砂糖、西瓜、蜂蜜、南瓜等。

第四节　维生素

👉 课前导入

维生素最好在饭后服用

在人们心目中,维生素类药物副作用少、安全性大,因此,不少人吃维生素类药犹如吃蔬菜、水果,非常随便,有时饭前吃,有时饭后服,没有规律。而多数维生素类药生产厂家在瓶签上也只标有用法与用量,没有标明注意事项,亦无饭前服用还是饭后服用的说明。

其实,服用维生素类药和用其他药一样,也有一定的规定、要求和注意事项,那就是饭后服用。因维生素类药口服后主要由小肠吸收,若在饭前服用,因胃肠道没有食物,空腹服时药物被迅速吸收入血,致使维生素在血液中的浓度增高,尚未被人体利用之前即经过肾脏通过尿道排出体外,使药效明显降低。

如维生素 B_1、维生素 B_2 和维生素 B_6 空腹服利用率减少,而饭后服吸收率稳定,吸收率随给药量上升而直线上升。这是由于进食后使胃内容物排出速度减慢,药物被缓慢运送到小肠上部,避免了吸收机制中的饱和现象。

(资料来源:天天营养网. http://base. 51ttyy. com/vitamin/supply/201304/198169. shtml)

思考:分析一下服用维生素药剂的注意事项。

一、维生素概述

维生素(vitamin)是人体不能合成,但又是人和动物为维持正常的生理功能而必需从食物中获得的,且功能各异的一类微量有机物质,在人体生长、代谢、发育过程中发挥着重要的作用。维生素的名称有"维持生命的要素"的含义。维生素既不参与构成人体细胞,也不为人体提供能量。

维生素在体内的含量很少,但不可或缺。各种维生素的化学结构以及性质虽然不同,但它们却有着以下共同点。

(1)天然食物中存在维生素或者其前体,但从未有一种天然食物含有人体所需的全部维生素。

(2)维生素不是构成机体组织和细胞的组成成分,也不会产生能量,其作用主要是参与机体代谢的调节。

(3)大多数的维生素,机体不能合成或合成量不足,不能满足机体的需要,必须经常通过食物中获得。

(4)人体对维生素的需要量很小,日需要量常以毫克(mg)或微克(μg)计算,但一旦缺乏就会引发相应的维生素缺乏症,对人体健康造成损害。

(5)不少维生素具有几种结构相近、生物活性相同的化合物,如维生素 A_1 与维生素 A_2,维生素 D_2 和维生素 D_3,吡哆醇、吡哆醛、吡哆胺等。

二、维生素的命名

维生素有三种命名系统。

(1)按其被发现的历史先后顺序用 A、B、C、D 等字母命名。对于同一族的维生素,则在英文字母右下方按发现顺序注以阿拉伯数字。

(2)根据其生理功能的特征而命名,如维生素 A 又称抗干眼病维生素,维生素 D 又称抗佝偻病维生素,维生素 C 又称抗坏血酸等。

(3)根据其化学组成和结构命名,如维生素 B_1,因其分子结构中既含有硫也含有氨基,故又称硫胺素;维生素 A 被命名为视黄醇;维生素 B_2 被命名为核黄素等。

因此,同一种维生素会出现两个以上的名称。维生素名称无论从拉丁字母或阿拉伯数字顺序来看都是不连贯的。

三、水溶性维生素

维生素的种类很多,化学结构的差异很大,一般按其溶解性质分为水溶性和脂溶性两大类。

水溶性维生素(water – soluble vitamins)是能在水中溶解的一组维生素,常是辅酶或辅基的组成部分。其中包括在酶的催化中起着重要作用的 B 族维生素以及抗坏血酸(维生素 C)等,包括维生素 C、维生素 B_1、维生素 B_2、维生素 PP、维生素 B_6、泛酸、生物素、叶酸、维生素 B_{12} 和硫辛酸等。

(一)维生素 C

1. 理化性质

维生素 C(Vitamin C ,Ascorbic Acid)又称 L – 抗坏血酸,是一种水溶性维生素。食物中的维生素 C 被人体小肠上段吸收。一旦吸收,就分布到体内所有的水溶性结构中。正常成人体内的维生素 C 代谢活性池中约有 1500mg 维生素 C,最高储存峰值为 3000mg 维生素 C。正常情况下,维生素 C 绝大部分在体内经代谢分解成草酸或与硫酸结合生成抗坏血酸 – 2 – 硫酸由尿排出;另一部分可直接由尿排出体外,维生素 C 在体内的活性形式是抗坏血酸,外观无色晶体,酸性,具有较强的还原性,加热或在溶液中易氧化分解,在碱性条件下更易被氧化,为己糖衍生物。

2. 生理功能

(1)胶原蛋白的合成

胶原蛋白的合成需要维生素 C 参加,所以维生素 C 缺乏会使胶原蛋白不能正常合成,导致细胞连接障碍。人体由细胞组成,细胞靠细胞间质把它们联系起来,细胞间质的关键成分是胶原蛋白。胶原蛋白占身体蛋白质的 1/3,生成结缔组织,构成身体骨架,如骨骼、血管、韧带等,决定了皮肤的弹性,保护大脑,并且有助于人体创伤的愈合。

(2)治疗坏血病

血管壁的强度和维生素 C 有很大关系。微血管是所有血管中最细小的,管壁可能只有一个细胞的厚度,其强度、弹性是由负责连接细胞具有胶泥作用的胶原蛋白所决定。当体内维生素 C 不足,微血管容易破裂,血液流到邻近组织。这种情况在皮肤表面发生,则产生淤血、紫癜;在体内发生则引起疼痛和关节涨痛。严重情况在胃、肠道、鼻、肾脏及骨膜下面均可有出血现象,乃至死亡。

(3)预防牙龈萎缩、出血

健康的牙床紧紧包住每一颗牙齿。牙龈是软组织,当缺乏蛋白质、钙、维生素 C 时易产生牙龈萎缩、出血症状。

(4)预防动脉硬化

维生素 C 可促进胆固醇的排泄,防止胆固醇在动脉内壁沉积,甚至可以使沉积的粥样斑块溶解。

(5)抗氧化剂

维生素 C 可以保护其他抗氧化剂,如维生素 A、维生素 E、不饱和脂肪酸,防止自由基对人体的伤害。

(6)防癌

丰富的胶原蛋白有助于防止癌细胞的扩散。维生素 C 的抗氧化作用可以抵御自由基对细胞的伤害防止细胞的变异,阻断亚硝酸盐和仲胺形成强致癌物亚硝胺。曾有人解剖因癌症死亡病人,发现病人体内的维生素 C 含量几乎为零。

(7)提高人体的免疫力

白细胞含有丰富的维生素 C,当机体感染时白细胞内的维生素 C 急剧减少。维生素 C 可增强中性粒细胞的趋化性和变形能力,提高杀菌能力。维生素 C 可促进淋巴母细胞的生成,提高机体对外来和恶变细胞的识别和杀灭。维生素 C 可参与免疫球蛋白的合成。维生素 C 可促进干扰素的产生,干扰病毒 mRNA 的转录,抑制病毒的增生。

3. 每天的需求量

中国营养师学会建议膳食维生素 C 的参考摄入量(RNI):成年人为 100mg/d,最多摄入量为 1000mg/d,即可耐受最高摄入量(UL)为 1000mg/d;孕早期妇女维生素 C 的推荐摄入量为 100mg/d,中、晚期孕妇及乳母维生素 C 的推荐摄入量为 130mg/d。需要维生素 C 比较多的人包括:

(1)紧张工作和学习中的人。紧张会抑制免疫系统的功能,降低其效率,容易促进机体内潜伏病毒的重新复活。

(2)怀孕与哺乳期间的女性。这时候妇女机体内维生素 C 的水平比平常时候低,造成了抵抗感冒能力低下,而不少感冒药又对孕妇有副作用,因此往往感冒被视为怀孕期间最大的"麻烦"。

(3)体内缺铁的人。缺铁不仅仅是因为铁吸收的不够,更重要的是机体从食物中吸收铁的能力不足。人体缺铁时,维生素 C 可帮助人体从非肉类食物中吸收铁的能力上升 10 倍。

(4)经常抽烟的人,吸烟者对维生素 C 的消耗率比普通人群更高。研究显示,重度吸烟者比非吸烟者对维生素的需求量增加 40% 以上。

富含维生素 C 的食物(见表 3 - 9)。

表 3 - 9 富含维生素 C 的食物

排名	食物	分量(g)	数量	维生素 C 量(mg)
1	樱桃	50	12 粒	450
2	番石榴	80	1 个	216
3	红椒	80	1/3 个	136
4	黄椒	80	1/3 个	120
5	柿子	150	1 个	105
6	青花菜	6	1/4 株	96
7	草莓	100	6 粒	80
8	橘子	130	1 个	78
9	芥蓝菜花	60	1/3 株	72
10	猕猴桃	100	1 个	68

4. 缺乏症与过量症

当维生素 C 摄入严重不足时,可引起坏血病,表现为疲劳倦怠、皮肤出现瘀点、毛囊过度角化,继而出现牙龈出血、眼球结膜出血,机体抵抗力下降,伤口愈合迟缓,关节疼痛,同时伴有轻度贫血以及多疑、抑郁等神经症状。

短期内服用维生素 C 补充品过量,会产生多尿、下痢、皮肤发疹等副作用。长期服用过量维生素 C 补充品,可能导致草酸及尿酸结石。小儿生长时期过量服用容易产生骨骼疾病。一次性摄入维生素 C 达 2500 ~ 5000mg 以上时,可能会导致红细胞大量破裂,出现溶血等危重现象。

(二)维生素 B_1

1. 理化性质

维生素 B_1 又称硫胺素、抗神经炎维生素、抗脚气病维生素,为白色晶体,在有氧化剂存在时容易被氧化产生脱氢硫胺素,后者在有紫外光照射时呈现蓝色荧光。维生素 B_1 遇光和热效价下降,故应置于遮光、阴凉处保存,不宜久贮。

2. 生理功能

维生素 B_1 的生理功能是能增进食欲,维持神经正常活动等,缺少它会得脚气病、神经性皮炎等。维生素 B_1 还能促进成长,帮助消化,特别是碳水化合物的消化;能改善精神状况;维持神经组织、肌肉、心脏活动的正常;减轻晕机、晕船的症状;可缓解有关牙科手术后的痛苦;有助于对带状疱疹的治疗。

3. 参考摄入量和食物来源

抽烟、喝酒、常摄取砂糖的人要增加维生素 B_1 的摄取量;在妊娠、哺乳期或是服用避孕药的女性需要大量的维生素 B_1;处于紧张状态的人,如生病、焦虑、精神打击、手术后的人,不仅需要 B_1,而且需要 B 族维生素中所有的维生素。"脚气病"患者、重体力劳动者、妊娠或哺乳期妇女和以下病症患者,如甲状腺功能亢进、烧伤、长期慢性感染、吸收不良综合征伴肝胆疾病、小肠系统疾病及胃切除等,需要维生素 B_1 的补充。

成人建议每日的维生素 B_1 摄取量是 $1.0 \sim 1.5 \text{mg}$,妊娠、哺乳期每天摄取 $1.5 \sim 1.6 \text{mg}$(详见表 3-10)。

表 3-10　中国居民膳食维生素 B_1 参考摄入量(DRIs)

单位:mg/d

年龄/岁	RNI		UL
0 ~	0.2(AI)		
0.5 ~	0.3(AI)		
1 ~	0.6		50
4 ~	0.7		50
7 ~	0.9		50
11 ~	1.2		50
	男性	女性	
14 ~	1.5	1.2	50
18 ~		1.3	50
孕妇		1.5	50
乳母		1.8	50

注:DRIs:膳食营养参考摄入量;AI:适宜摄入量;UL:可耐受最高摄入量。

资料来源:中国营养学会. 中国居民膳食营养素参考摄入量. 北京:中国轻工业出版社,2000.

维生素 B_1 含量丰富的食物有粮谷类、豆类、干果、酵母、硬壳果类,尤其在粮谷类的表皮部分含量更高,故粮谷类碾磨精度不宜过度。动物内脏、蛋类及绿叶菜中含量也较高,芹菜叶、莴笋叶中含量也较丰富,应当充分利用。某些鱼类及软体动物体内含有硫胺素酶,生吃会造成其他食物中维生素 B_1 的损失,故"生吃鱼、活吃虾"的说法,既不卫生,也不科学。

4. 缺乏症与过量症

正常人群中,也可出现许多轻度的维生素 B_1 缺乏,但容易被忽略。其主要症状包括食欲不振、肌肉软弱无力、肢体疼痛和感觉异常、易水肿、血压下降和体温降低。通过仔细研究病人的饮食情况及测定红细胞转酮醇酶的活性便可明确诊断维生素 B_1 是否缺乏。

正常剂量维生素 B_1 对正常肾功能者几无毒性。大剂量静脉注射维生素 B_1 时,可能发生过敏性休克。大剂量服用维生素 B_1 时,可干扰测定血清茶碱浓度,测定尿酸浓度可呈假性增高,尿胆原可产生假阳性。肠胃外大剂量应用维生素 B_1 产生的过敏性休克可用肾上腺素治疗。

(三)维生素 B_2

1. 理化性质

维生素 B_2 又叫核黄素,微溶于水,在中性或酸性溶液中加热是稳定的,为体内黄酶类辅基的组成部分(黄酶在生物氧化还原中发挥递氢作用),当其缺乏时,会影响机体的生物氧化,使代谢发生障碍。

2. 生理功能

(1)维生素 B_2 参与体内生物氧化与能量代谢,与碳水化合物、蛋白质、核酸和脂肪的代谢有关,可提高肌体对蛋白质的利用率,促进生长发育,维护皮肤和细胞膜的完整性,具有保护皮肤毛囊黏膜及皮脂腺的功能。

(2)维生素 B_2 参与细胞的生长代谢,是肌体组织代谢和修复的必需营养素,强化肝功能、调节肾上腺素的分泌。

(3)维生素 B_2 参与维生素 B_6 和烟酸的代谢,是 B 族维生素协调作用的一个典范。

(4)维生素 B_2 与机体铁的吸收、储存和动员有关。

(5)维生素 B_2 具有抗氧化活性,可能与黄素酶—谷胱甘肽还原酶有关。

(6)维生素 B_2 帮助预防和消除口腔内、唇、舌及皮肤的炎反应,统称为口腔生殖综合征。

(7)维生素 B_2 可增进视力,减轻眼睛的疲劳。

3. 参考摄入量和食物来源

维生素 B_2 是水溶性维生素,容易消化和吸收,被排出的量随体内的需要以及可能随蛋白质的流失程度而有所增减;它不会蓄积在体内,所以时常要以食物或营养补品来补充。

中国居民膳食维生素 B_2 推荐摄入量(见表 3 - 11)。

表3－11 中国居民膳食维生素 B_2 推荐摄入量

单位:mg/d

年龄(岁)	RNI	
0 ~	0.4(AI)	
0.5 ~	0.5(AI)	
1 ~	0.6	
4 ~	0.7	
7 ~	1.0	
11 ~	1.2	
	男	女
14 ~	1.5	1.2
18 ~	1.4	1.2
孕妇	—	1.7
乳母	—	1.7

资料来源:中国营养学会.中国居民膳食营养素参考摄入量.北京:中国轻工业出版社,2000.

富含维生素 B_2 的食物有奶类及其制品、动物肝脏与肾脏、蛋黄、鳝鱼、大豆、菠菜、胡萝卜、酿造酵母、香菇、紫菜、茄子、鱼、芹菜、橘子、柑、橙等(见表3－12)。

成年人每日吃50g 动物肝或50g 黄豆,或 3 棵生菜,或 3 ~ 4 只香菇可满足需要。

表3－12 一些食物的维生素 B_2 含量

单位:mg/100g

食物	含量	食物	含量
大米	0.05	油菜	0.11
小麦粉	0.08	橘子	0.02
挂面	0.03	梨	0.03
馒头	0.07	猪肉(肥瘦)	0.16
黄豆	0.20	猪肝	2.08
大白菜	0.03	牛奶	0.14
菠菜	0.11	鸡蛋	0.32

资料来源:中国营养学会.中国居民膳食营养素参考摄入量.北京:中国轻工业出版社,2000.

4. 缺乏症与过量症

体内维生素 B_2 的储存是很有限的,因此每天都要由饮食提供。维生素 B_2 的两个性质是造成其损失的主要原因:

(1)可被光破坏;

(2)在碱溶液中加热可被破坏。

通常轻微缺乏维生素 B_2 不会出现明显症状,但是严重缺乏维生素 B_2 时会出现如下症状。

(1)口腔–生殖综合征。维生素 B_2 的缺乏会导致口腔、唇、皮肤、生殖器的炎症和机能障碍,称为核黄素缺乏病。

(2)长期缺乏会导致儿童生长迟缓和轻中度缺铁性贫血。

(3)严重缺乏时常伴有其他 B 族维生素缺乏症状。

维生素 B_2 摄取过多,可能引起瘙痒、麻痹、流鼻血、灼热感、刺痛等。假如正在服用抗癌药,如氨甲喋呤,则过量的维生素 B_2 会减低这些抗癌剂的效用。

(四)维生素 B_3

1. 理化性质

维生素 B_3 也称作烟酸、尼克酸、维生素 PP、抗癞皮病因子,为吡啶–3–羧酸及其衍生物的总称,包括尼克酸和烟酰胺,在体内的主要形式是具有生理活性的烟酰胺。尼克酸和烟酰胺这两种化合物都是稳定的白色结晶固体,是人体必需的 13 种维生素之一,是一种水溶性维生素。

2. 生理功能

(1)维生素 B_3 构成辅酶,在糖、脂类、氨基酸、类固醇等物质的代谢过程中起着重要作用。

(2)维生素 B_3 构成葡萄糖耐量因子,具有增强胰岛素效能的作用。

(3)维生素 B_3 可促进消化系统的健康,减轻胃肠障碍;使皮肤更健康;预防和缓解严重的偏头痛;促进血液循环,使血压下降;减轻腹泻现象。

(4)维生素 B_3 具有降低血清胆固醇和扩张末梢血管的作用。临床上常用烟酸治疗高脂血症、缺血性心脏病等。

3. 参考摄入量和食物来源

烟酸除了直接从食物中摄取外,也可以在体内由色氨酸转化而来,平均约 60mg 色氨酸转化 1mg 烟酸。烟酸当量则为:

$$烟酸当量(mgNE) = 烟酸(mg) + 1/60 色氨酸(mg)$$

中国营养学会 2000 年推荐烟酸的成人摄入量为 14mgNE/d,女性为 13mgNE/d,烟酸的 UL 为 35mgNE/d。严格控制或选择饮食或接受肠道外营养的病人,因营养不良体重骤减、妊娠期和哺乳期以及服用异烟肼者,严重烟瘾、酗酒、吸毒者,烟酸需要量均增加。

尼克酸及烟酰胺广泛存在于食物中。植物性食物中存在的主要是尼克酸,动物性食物中以烟酰胺为主。尼克酸和烟酰胺在肝、肾、瘦畜肉、鱼以及坚果类中含量丰富;乳、蛋中的含量虽然不高,但色氨酸较多,可转化为烟酸。谷类中的烟酸80% ~90%存在于种皮中,故加工影响较大。玉米含烟酸并不低,甚至高于小麦粉,但以玉米为主食的人群容易发生癞皮病,其原因如下:

(1)玉米中的烟酸为结合型,不能被人体吸收利用。

(2)色氨酸含量低。如果用碱处理玉米,可将结合型的烟酸水解成为游离的烟酸,而易被机体利用。有些地区的居民,虽然长期大量食用玉米,由于玉米经过处理,已形成游离型,并不患癞皮病。我国新疆地区曾用碳酸氢钠(小苏打)处理玉米以预防癞皮病,收到了良好的预防效果。

表3-13 一些食物中的烟酸当量

单位:mg/100g

食物	烟酸	色氨酸	色氨酸的烟酸当量	总烟酸当量
牛肝	16.5	296	4.9	21.4
花生酱	15.7	330	5.5	21.2
熟鸡肉	7.4	250	4.1	11.5
牛肉	5.6	203	3.4	9.0
菠菜	0.3	37	0.6	0.9
全脂奶	0.1	49	0.8	0.9
鸡蛋	0.1	221	3.5	3.6

4. 缺乏症与过量症

若缺乏维生素 B_3 时,可产生癞皮病,表现为皮炎、舌炎、口咽、腹泻及烦躁、失眠、感觉异常等症状。维生素 B_3 是少数存在于食物中相对稳定的维生素,即使经烹调及储存亦不会大量流失而影响其效力。

过量的摄入维生素 B_3 的不良反应有皮肤发红、眼部感觉异常、高尿酸血症、偶见高血糖等。

(五)维生素 B_6

1. 理化性质

维生素 B_6(Vitamin B_6)又称吡哆素,其中包括吡哆醇、吡哆醛及吡哆胺,在体内以磷酸酯的形式存在,是一种水溶性维生素,遇光不稳定,不耐高温。

2. 生理功能

维生素 B_6 为人体内某些辅酶的组成成分,参与多种代谢反应,尤其是和氨基酸代谢有密切关系。维生素 B_6 主要作用于人体的血液、肌肉、神经、皮肤等。其功能有抗体的合成、消化系统中胃酸的制造、脂肪与蛋白质利用(尤其在减肥时应补充)、维持钠/钾平衡(稳定神经系统)。

(1)维生素 B_6 参与蛋白质合成与分解代谢,参与所有氨基酸代谢,如与血红素的代谢有关,与色氨酸合成烟酸有关。

(2)维生素 B_6 在碳水化合物和脂肪代谢中的作用:与糖原、神经鞘磷脂和类固醇的代谢有关。

(3)维生素 B_6 参与某些神经介质(5-羟色胺、牛磺酸、多巴胺、去甲肾上腺素和 γ-氨基丁酸)合成。

(4)维生素 B_6 参与1-碳单位、维生素 B_{12} 和叶酸盐的代谢,如果这些代谢发生障碍可造成巨幼红细胞贫血。

(5)维生素 B_6 参与核酸和 DNA 合成,缺乏维生素 B_6 会损害 DNA 的合成,这个过程对维持适宜的免疫功能是非常重要的。

(6)维生素 B_6 与维生素 B_2 的关系十分密切,维生素 B_6 缺乏常伴有缺乏维生素 B_2 症状。

(7)维生素 B_6 参与同型半胱氨酸向蛋氨酸的转化,具有降低慢性病的作用,轻度高同型半胱氨酸血症被认为是血管疾病的一种可能危险因素,维生素 B_6 的干预可降低血浆同型半胱氨酸含量。

3. 参考摄入量和食物来源

一般而言,人与动物的肠道中微生物(细菌)可合成维生素 B_6,但其量甚微,还是要从食物中补充。它的需要量其实与蛋白质摄食量多寡很有关系,若吃大鱼大肉者,应记住要大量补充维生素 B_6,以免造成维生素 B_6 缺而导致慢性病的发生。

我国居民膳食维生素 B_6 的 AI(mg/d)分别定为:0 岁为 0.1,0.5 岁为 0.3,1 岁为 0.5,4 岁为 0.6,7 岁为 0.7,11 岁为 0.9,14 岁为 1.1,18 岁为 1.2,50 岁为 1.5,孕妇和乳母为 1.9。

动植物食物中均含有维生素 B_6,通常肉类、全谷类产品、蔬菜和坚果类含量相对较高些。维生素 B_6 在动物性及植物性食物中含量均微,酵母粉含量最多,米糠或白米含量亦不少,其次是来自于肉类、家禽、鱼,以及马铃薯、甜薯、蔬菜中。

各种食物中每 100g 可食部分含维生素 B_6 量如下:酵母粉 3.67mg,脱脂米糠 2.91mg,白米 2.79mg,胡萝卜 0.7mg,鱼类 0.45mg,全麦抽取物 0.4~0.7mg,肉类 0.3~0.08mg,牛奶 0.3~0.03mg,蛋 0.25mg,菠菜 0.22mg,豌豆 0.16mg,黄豆 0.1mg,橘子 0.05mg。

4. 缺乏症与过量症

一般缺乏维生素 B_6 时会有食欲不振、食物利用率低、失重、呕吐、下痢等症状;

严重缺乏会有粉刺、贫血、关节炎、忧郁、头痛、掉发、易发炎、学习障碍、神经衰弱等现象。

经食物摄入大量维生素 B_6 没有不良反应,但通过补充品对维生素 B_6 的摄取量达 500mg/d 以上时可能产生神经毒性及光敏感性反应。

(六)维生素 B_{11}

维生素 B_{11} 即叶酸、维生素 M,是维生素 B 复合体之一,相当于蝶酰谷氨酸(PGA),是一种水溶性维生素。

1. 理化性质

叶酸最早由肝脏中分离出来,后发现在植物的绿叶中含量丰富,因此得名,称为叶酸。叶酸为深黄色晶体,不易溶于水,其钠盐溶解度较大。叶酸在酸性溶液中对热不稳定,在中性和碱性条件下十分稳定。叶酸由蝶酸与谷氨酸组成,因此又叫蝶酰谷氨酸(PGA)。

2. 生理功能

(1)叶酸作为体内生化反应中一碳单位转移酶系的辅酶,起着一碳单位传递体的作用。

(2)叶酸参与嘌呤和胸腺嘧啶的合成,进一步合成 DNA 和 RNA。

(3)叶酸参与氨基酸代谢,在甘氨酸与丝氨酸、组氨酸和谷氨酸、同型半胱氨酸与蛋氨酸之间的相互转化过程中充当一碳单位的载体。

(4)叶酸参与血红蛋白及甲基化合物,如肾上腺素、胆碱、肌酸等的合成。

3. 参考摄入量和食物来源

饮食很全面、富含动植物蛋白及各种维生素及无机盐类(如钙,铁,锌等)的情况没有必要补充叶酸。

每日摄取量:成人的建议是 400μg 叶酸当量(DFE),孕期 600μg(DFE)。可耐受最高摄入量(UL)为每日 1000μg(DFE)。孕妇对叶酸的需求量比正常人高四倍。一般认为,对于无叶酸缺乏症的孕妇来说,每日摄取不宜过多,必要时服用孕妇专用的叶酸制剂,而不是普遍用于治疗贫血所用的大含量(每片含叶酸 5mg)叶酸片(见表 3-14)。

表 3-14 中国居民膳食叶酸参考摄入量

单位:μg/d

年龄(岁)	RNI	UL
0 ~	65(AI)	—
0.5 ~	80(AI)	—
1 ~	150	300

续表

年龄（岁）	RNI	UL
4 ~	200	400
7 ~	200	400
11 ~	300	600
14 ~	400	800
18 ~	400	1000
孕妇	600	1000
乳母	500	1000

注：

RNI（推荐摄入量）：是指可以满足某一特定性别、年龄及生理状况群体中绝大多数个体（97%~98%）的需要量的摄入水平。长期摄入 RNI 水平，可以满足机体对该营养素的需要，维持组织中适当的营养素储备，保持健康。

UL（可耐受最高摄入量）：指平均每日可以摄入某营养素的最高量。当摄入量超过 UL 时，发生毒副作用的危险性增加。

含叶酸的食物很多，但由于叶酸遇光、遇热就不稳定，容易失去活性，所以人体真正能从食物中获得的叶酸并不多。如蔬菜贮藏 2~3 天后叶酸损失 50%~70%；煲汤等烹饪方法会使食物中的叶酸损失 50%~95%；盐水浸泡过的蔬菜，叶酸的成分也会损失很大。因此，人们要改变一些烹制习惯，尽可能减少叶酸流失，还要加强富含叶酸食物的摄入。

天然叶酸广泛存在于酵母和动植物类食品中，尤以肝、肾及绿叶蔬菜中含量比较多，其他的还有小麦胚芽、马铃薯、豆类、坚果等。

4. 缺乏症与过量症

叶酸缺乏时，脱氧胸苷酸、嘌呤核苷酸的形式及氨基酸的互变受阻，细胞内 DNA 合成减少，细胞的分裂成熟发生障碍，引起巨幼红细胞性贫血。维生素 B_{12} 和叶酸缺乏的临床表现基本相似，都可引起巨幼细胞性贫血、白细胞和血小板减少，以及消化道症状如食欲减退、腹胀、腹泻及舌炎等，以舌炎最为突出，舌质红、舌乳头萎缩、表面光滑，俗称"牛肉舌"，伴疼痛。

叶酸缺乏可引起高同型半胱氨酸血症，从而增加心血管病的危险性。小肠疾病能干扰食物叶酸的吸收和经肝肠循环的再循环过程，故叶酸缺乏是小肠疾病常见的一种并发症。

孕妇缺乏叶酸可使先兆子痫、胎盘剥离的发生率增高，患有巨幼红细胞贫血的孕妇易出现胎儿宫内发育迟缓、早产及新生儿低出生体重。怀孕早期缺乏叶酸,还易引起胎儿神经管畸形(如脊柱裂、无脑畸形等)。

叶酸是水溶性维生素,一般超出成人最低需要量20倍也不会引起中毒。凡超出血清与组织中和多肽结合的量均从尿中排出。服用大剂量叶酸可能产生的毒性作用有:

(1)干扰抗惊厥药物的作用,诱发病人惊厥发作。

(2)口服叶酸350mg可能影响锌的吸收,而导致锌缺乏,使胎儿发育迟缓,低出生体重儿增加。

(3)掩盖维生素 B_{12} 缺乏的早期表现,而导致神经系统受损害。

(七)维生素 B_{12}

1. 理化性质

维生素 B_{12} 又叫钴胺素、氰钴胺、动物蛋白因子、抗恶性贫血维生素,是一种由含钴的卟啉类化合物组成的 B 族维生素,是唯一含金属元素的维生素。自然界中的维生素 B_{12} 都是微生物合成的,高等动植物不能制造维生素 B_{12}。维生素 B_{12} 是需要一种肠道分泌物(内源因子)帮助才能被吸收的一种维生素。维生素 B_{12} 为浅红色的针状结晶,易溶于水和乙醇,在 pH 值 4.5~5.0 弱酸条件下最稳定,在强酸(pH <2)或碱性溶液中分解,遇热可有一定程度破坏,但短时间的高温消毒损失小,遇强光或紫外线易被破坏。普通烹调过程损失量约30%。

2. 生理功能

(1)促进蛋白质合成

①维生素 B_{12} 能促进一些氨基酸的生物合成,其中包括蛋氨酸与谷氨酸等,因为它有活化氨基酸和促进核酸的生物合成的作用。

②维生素 B_{12} 对各种蛋白质的合成有重要作用。维生素 B_{12} 对婴幼儿的生长发育有重要作用。

(2)保护叶酸在细胞内的转移和贮存

维生素 B_{12} 缺乏时人类红细胞叶酸含量低,肝脏贮存的叶酸降低。

(3)维护神经髓鞘代谢的功能

缺乏维生素 B_{12} 时,可引起神经障碍、脊髓变性,并可引起严重的精神问题。

(4)促进红细胞的发育和成熟

促进 DNA 及蛋白质的生物合成,使肌体造血机能处于正常状态,预防恶性贫血,维护神经系统健康。

3. 参考摄入量和食物来源

维持成人正常功能的维生素 B_{12} 最低需要量为 0.1μg/d。当体内维生素 B_{12} 含量降至 0.5mg 时,便会出现所谓的"恶性贫血"。

人体内含维生素 B_{12} 2～10mg,其中约 1.7mg 贮存于肝脏。人体维生素 B_{12} 的排出量约 5mg/d。

2000 年中国营养学会制定的"中国居民膳食营养素参考摄入量"中,提出我国居民维生素 B_{12} 的适宜摄取量(AI)为:婴儿 0.4μg/d,青少年、成人 2.0μg/d,孕妇 2.6μg/d,乳母 2.8μg/d。

自然界中的维生素 B_{12} 都是由微生物合成的,动物瘤胃和结肠中的细菌也可合成,所以只有动物性食品中才含有维生素 B_{12}。

(1)动物内脏,特别是食草动物的肝、心、肾,是维生素 B_{12} 主要来源,在动物内脏中含量高达 20μg/100g。

(2)其次为肉类、鱼类、蛋类、禽类、乳类等,约 1μg/100g。

(3)豆制发酵食品含有少量,如豆豉、腐乳等食物。

(4)植物性食物一般不含维生素 B_{12}。

所以长期素食者、动物性食品一直摄入很低的人群,以及营养供给不充足的孕妇、乳母等,可能有患维生素 B_{12} 缺乏症的危险。

4. 缺乏症与过量症

维生素 B_{12} 缺乏可引起人的精神忧郁,引起巨幼红细胞性贫血(恶性贫血),脊髓变形,神经和周围神经退化,舌、口腔、消化道的黏膜发炎。若出现食欲不振、消化不良、舌头发炎、失去味觉等症状,便是缺乏维生素 B_{12} 的警讯。儿童缺乏维生素 B_{12} 的早期表现为精神情绪异常、表情呆滞、少哭少闹、反应迟钝、爱睡觉等症状,最后会引起贫血。

维生素 B_{12} 是人体内每天需要量最少的一种,过量的维生素 B_{12} 会产生毒副作用。据报道注射过量的维生素 B_{12} 可出现哮喘、荨麻疹、湿疹、面部水肿、寒颤等过敏反应。维生素 B_{12} 摄入过多还可导致叶酸的缺乏。

四、脂溶性维生素

脂溶性维生素(lipid-soluble vitamins)是溶于脂肪及有机溶剂(如苯、乙醚及氯仿等)的一组维生素,常见的有维生素 A、维生素 D、维生素 E、维生素 K 等。它们都含有环结构和长的、脂肪族烃链,这四种维生素尽管每一种都至少有一个极性基团,但都是高度疏水的。

(一)维生素 A

1. 理化性质

维生素 A 又称视黄醇,别名抗干眼病维生素。天然维生素 A 有 A_1 及 A_2 两种形式。维生素 A_1 多存于哺乳动物及咸水鱼的肝脏中,而维生素 A_2 常存于淡水鱼的肝脏中。由于维生素 A_2 的活性比较低,所以通常所说的维生素 A 是指维生素 A_1。

植物来源的 β－胡萝卜素及其他类胡萝卜素可在人体内合成维生素 A_1，通常称它们为维生素 A 原。β－胡萝卜素转换为维生素 A 的效率最高。

维生素 A 的计量单位是 USP 单位（United States Pharmacopoeia）、IU 单位（International Units）、RE 单位（Retinol Equivalents）等三种。

2. 生理功能

（1）维持正常视觉功能

①眼的光感受器是视网膜中的杆状细胞和锥状细胞。这两种细胞都存在有感光色素，即感弱光的视紫红质和感强光的视紫蓝质。

②若维生素 A 充足，则视紫红质的再生速度快而完全，故暗适应恢复时间短；若维生素 A 不足，则视紫红质再生慢而不完全，故暗适应恢复时间延长，严重时可产生夜盲症。

（2）维护上皮组织细胞的健康

维生素 A 可参与糖蛋白的合成，这对于上皮的正常形成、发育与维持十分重要。当维生素 A 不足或缺乏时，可导致糖蛋白合成中间体的异常，引起上皮基底层增生变厚，细胞分裂加快、张力原纤维合成增多，表面层发生细胞变扁、不规则、干燥等变化。鼻、咽、喉和其他呼吸道、胃肠和泌尿生殖系内膜角质化，削弱了防止细菌侵袭的天然屏障而易于感染。

（3）维持骨骼正常生长发育

维生素 A 促进蛋白质的生物合成和骨细胞的分化。当其缺乏时，成骨细胞与破骨细胞间的平衡被破坏，或由于成骨活动增强而使骨质过度增殖，或使已形成的骨质不吸收。孕妇如果缺乏维生素 A 时会直接影响胎儿发育，甚至发生死胎。

（4）促进生长与生殖

①维生素 A 有助于细胞增殖与生长。动物缺乏维生素 A 时，明显出现生长停滞，可能与动物食欲降低及蛋白利用率下降有关。维生素 A 缺乏时，影响雄性动物精索上皮产生精母细胞，雌性阴道上皮周期变化，也影响胎盘上皮，使胚胎形成受阻。

②维生素 A 缺乏还会引起诸如催化黄体酮前体形成所需要的酶的活性降低，使肾上腺、生殖腺及胎盘中类固醇的产生减少，这可能是影响生殖功能的原因之一。

（5）促进免疫球蛋白的合成和抑制肿瘤生长

①免疫球蛋白是一种糖蛋白，所以维生素 A 能促进该蛋白的合成，对于机体免疫功能有重要影响。维生素 A 缺乏时细胞免疫呈现下降。

②临床试验表明维生素 A 酸（视黄酸）类物质有延缓或阻止癌前病变，防止化

学致癌剂的作用,特别是对于上皮组织肿瘤,临床上作为辅助治疗剂已取得较好效果。β-胡萝卜素具有抗氧化作用,对于防止脂质过氧化、预防心血管疾病、肿瘤,以及延缓衰老均有重要意义。

(6)营养增补剂

在化妆品中用作营养成分添加剂,能防止皮肤粗糙,促进正常生长发育,可用于膏霜乳液中。

3.参考摄入量和食物来源

维生素 A 的活性过去用国际单位(IU)表示,现在通常采用视黄醇当量(RE)表示膳食或食物中全部具有视黄醇活性物质(包括维生素 A 和维生素 A 原)的总量(计量单位为 μg)。它们的换算公式为:

食物中总视黄醇当量(μg RE) = 视黄醇(μg) + β-胡萝卜素(μg)×0.167 + 其他维生素 A 原(μg)×0.084

中国居民维生素 A 推荐摄入量见表 3-15。

表 3-15 中国居民维生素 A 推荐摄入量(RNI)

年龄/岁	RNI(μgRE*)	年龄/岁	RNI(μgRE*)
0 ~	400	14 ~	男 800 女 700
0.5 ~	400	18 ~	男 800 女 700
1 ~	500	孕妇:初期	800
4 ~	600	中期	900
7 ~	700	后期	900
11 ~	700	乳母	1200

注:RE* 为视黄醇当量。

成年人每日需吃约 0.85 个柠檬,或 1/2 根胡萝卜,或 1 片芒果,或 1 根芦笋即可满足维生素 A 的需要。

各种动物性食品是维生素 A 最好的来源。动物肝脏维生素 A 含量最为丰富,鱼肝油、鱼卵、奶、禽蛋等也是维生素 A 的良好来源(见表 3-16)。维生素 A 原的良好来源是深色或红黄色的蔬菜和水果。膳食中维生素 A 和维生素 A 原的比例最好为 1:2。

表3-16　几种食物中维生素 A 或视黄醇当量

单位：μg/100g

食物	维生素 A	视黄醇当量	食物	维生素 A	视黄醇当量
瘦猪肉	44	44	小米	100	17
肉鸡	226	226	玉米面	40	7
猪肝	4972	4972	大豆	220	37
鸡肝	10 414	10 414	荷兰豆	480	80
羊肝	20 972	20 972	红薯(红心)	750	125
猪肾	41	41	胡萝卜	4010	668
鸡心	910	910	油菜	620	103
牛奶	24	24	西兰花	7210	1202
奶粉	303	303	小白菜	1680	280
奶油	1042	1042	苋菜	2110	352
鸡蛋	310	310	生菜	1790	298
蛋黄粉	776	776	菠菜	2920	487
黄鱼	10	10	柑	890	148
鳟鱼	206	206	橘	1660	277
江虾	102	102	杧果	8050	1342

4. 缺乏症与过量症

维生素 A 长期不足或缺乏,原因有摄入不足、吸收不良、消耗过多及代谢受阻等,首先出现暗适应能力降低及夜盲症,继之全身上皮组织角质变性及发生继发感染,如皮肤干燥、形成鳞片并出现棘状丘疹、异常粗糙并且脱屑,总称为毛囊角化过度症。

上皮细胞的角化还可发生在呼吸道、消化道、泌尿生殖器官的黏膜以及眼的角膜及结膜,并出现相应的症状如唾液腺、胃腺、泪腺等分泌减少。其中最显著的是眼部因角膜和结膜上皮的退变,泪液分泌减少而引起干眼病。

维生素 A 可以在机体内储存,过度摄入可引起毒性反应,包括急性、慢性和致畸毒性。急性毒性表现为头痛、恶心、呕吐、腹泻、视觉模糊等。

(二)维生素 D

1. 理化性质

维生素 D(vitamin D)为固醇类衍生物,具有抗佝偻病作用,又称抗佝偻病维生素。维生素 D 家族成员中最重要的成员是维生素 D_2（麦角钙化醇）和维生素 D_3（胆钙化醇）。维生素 D 均为不同的维生素 D 原经紫外照射后的衍生物。植物或酵母中的麦角固醇在日光或紫外线照射下，转化为维生素 D_2。动物和人体皮下储存有从胆固醇生成的 7 - 脱氢胆固醇，受紫外线的照射后，可转变为维生素 D_3。适当的日光浴足以满足人体对维生素 D 的需要。维生素 D 是一种脂溶性维生素，维生素 D 性质稳定，通常的烹调加工不会引起维生素 D 的缺乏。

2. 生理功能

（1）维生素 D 能维持血清钙磷浓度的稳定。血钙浓度低时，诱导甲状旁腺素分泌，将其释放至肾及骨细胞。

（2）维生素 D 能促进生长和骨骼钙化，促进牙齿健全。

（3）维生素 D 通过肠壁增加磷的吸收，并通过肾小管增加磷的再吸收。

（4）维生素 D 维持血液中柠檬酸盐的正常水平。

（5）维生素 D 能防止氨基酸通过肾脏损失。

（6）维生素 D 还被用于降低结肠癌、乳腺癌和前列腺癌的机率，对免疫系统也有增强作用。

3. 参考摄入量和食物来源

维生素 D 的最低需要量尚难确定，因皮肤形成维生素 D_3 的量变化较大。维生素 D 需要量还与钙、磷摄入量有关。

FAO 和 WHO 专家委员会建议的维生素 D_3 供给量标准为：6 岁以内的儿童、孕妇、乳母为 $10\mu g/d$，其他人为 $2.5\mu g/d$。

2000 年中国营养学会制定的"中国居民膳食营养素参考摄入量"中，提出我国维生素 D 的推荐摄入量（RNI）为：10 岁以内及 50 岁以上人群、孕妇、乳母为 $10\mu g/d$；其他人 $5\mu g/d$。因过量摄入维生素 D 有潜在的毒性，所以中国营养学会建议维生素 D 的可耐受最高摄入量（UL）为 $20\mu g/d$。

维生素 D 的量可用国际单位（IU）或微克（μg）表示，二者的换算关系为：

$$1\mu g\ 维生素\ D_3 = 40\ 国际单位（IU）维生素\ D_3$$

或，

$$国际单位（IU）维生素\ D_3 = 0.025\mu g\ 维生素\ D_3$$

进行户外活动，只要人体接受足够的日光，体内就可以合成足够的维生素 D。除强化食品外，通常天然食物中维生素 D 含量较低，动物性食品是非强化食品中天然维生素 D 的主要来源，如含脂肪高的海鱼肝中的维生素 D 含量最为丰富，动物肝脏、蛋黄、奶油和奶酪中相对较多（见表 3 - 17），瘦肉、奶、坚果中含微量的维生素 D，而蔬菜、谷物及其制品和水果含有少量维生素 D 或几乎没有维生素 D 的活性。

表 3 - 17　常见富含维生素 D 的食物(国际单位/100g)

食物名称	维生素 D 含量
大马哈鱼和红鳟鱼罐头	500
金枪鱼罐头(油浸)	232
炖鸡肝	67
奶油(脂肪含量31.3%)	50
鸡蛋(煎、煮、荷包)	49
烤羊肝	23

4. 缺乏症与过量症

维生素 D 缺乏会导致少儿佝偻病。少儿佝偻病是由于骨质钙化不足、骨中无机盐的质量分数减少、骨骼变软和弯曲变形的现象。成年,尤其是孕妇、乳母、老年人等对钙需求量大的人群,在缺乏维生素 D 和钙、磷时,容易出现骨质软化症或骨质疏松症。症状包括骨头和关节疼痛、肌肉萎缩,失眠、紧张。

维生素 D 过量造成的主要毒副作用是血钙过多,早期征兆主要包括呕吐、腹泻、尿频、头痛、没有食欲、头昏眼花、走路困难、肌肉骨头疼痛以及心律不齐等。晚期症状包括发痒、肾形矿脉功能下降、骨质疏松症、体重下降、肌肉和软组织石灰化等。

(三)维生素 E

1. 理化性质

维生素 E(Vitamin E)是一种脂溶性维生素,又称生育酚,是最主要的抗氧化剂之一。维生素 E 溶于脂肪和乙醇等有机溶剂中,不溶于水;对热、酸稳定,对碱不稳定;对氧敏感,对热不敏感,但油炸时维生素 E 活性明显降低。

2. 生理功能

(1)维生素 E 具有抗氧化作用。维生素 E 是非酶抗氧化系统中重要的抗氧化剂,可减少细胞耗氧量,使人更有耐久力,有助减轻腿抽筋和手足僵硬的状况。

(2)维生素 E 能保护生物膜。维生素 E 的碳链是生物膜的组成部分,在生物膜的稳定性和通透性方面起重要作用。

(3)维生素 E 对某些酶活性的保护。维生素 E 能保护某些含硫基的酶不被氧化,从而保持了许多酶系统的活性,因而认为维生素 E 能参与调节组织呼吸及氧化磷酸化过程。

(4)维生素 E 与动物的生殖功能有关。维生素 E 能促进生殖功能。它能促进性激素分泌,使男子精子活力和数量增加;使女子雌性激素浓度增高,提高生育能力,预防流产。

（5）维生素 E 具有防癌、抗衰老作用。维生素 E 对多种化学毒物具有防护作用。老年人服用维生素 E 后，可以消除脑组织等细胞中的过氧化脂质色素，并且可以改善皮肤的弹性，阻断致癌的自由基反应。

（6）维生素 E 可抑制眼睛晶状体内的过氧化脂反应，使末梢血管扩张，改善血液循环，预防近视发生和发展。

3.参考摄入量和食物来源

中国居民维生素 E 的摄入情况跟西方有所不同，膳食结构中主要以植物性食物为主，维生素 E 的摄入量普遍较高（见表 3 - 18）。

表 3 - 18　中国居民膳食维生素 E 适宜摄入量（AI）

年龄（岁）	体重（kg）		AI	年龄（岁）	体重（kg）		AI
	男	女	mg/d		男	女	mg/d
0 ~	6	6	3	14 ~	56.5	50	14
0.5 ~	9	9	3	18 ~	63	56	14
1 ~	13.5	12.5	4	孕妇			14
4 ~	19	18.5	5	乳母			14
7 ~	28.5	25.5	7	50 ~			14
11 ~	42	41	10				

富含维生素 E 的食物有果蔬、坚果、瘦肉、乳类、蛋类、压榨植物油等。含量最为丰富的是小麦胚芽，最初多数自然维生素 E 从麦芽油提取，现在通常从菜油、大豆油中获得。

维生素 E 是有八种形式的脂溶性维生素，包括生育酚和三烯生育两类共八种化合物，即 α、β、γ、δ 生育酚和 α、β、γ、δ 三烯生育酚。各类食物维生素 E 生育酚化合物代表值见表 3 - 19。

表 3 - 19　各类食物维生素 E 生育酚化合物代表值

单位：mg/100g

食物	总生育酚	α - 生育酚	β + γ - 生育酚	δ - 生育酚
谷类	0.96	0.495	0.18	0.154
豆类	4.92	0.717	2.631	1.303
蔬菜	0.75	0.466	0.102	0.156

续表

食物	总生育酚	α-生育酚	β+γ-生育酚	δ-生育酚
水果	0.56	0.381	0.13	0.03
肉类	0.42	0.308	0.097	0.01
乳类	0.26	0.087	0.112	0.021
蛋类	2.05	1.637	0.409	0
水产类	1.25	0.817	0.19	0.248
食用油脂	72.37	8.17	28.33	9.739

4. 缺乏症与过量症

维生素E缺乏时,男性睾丸萎缩不产生精子,女性胚胎与胎盘萎缩引起流产,阻碍脑垂体调节卵巢分泌雌激素等,诱发更年期综合征、卵巢早衰。

长期大剂量服用维生素E会有潜在毒性,有的可出现唇炎、恶心、呕吐、眩晕、视力模糊、胃肠功能及性腺功能紊乱等症状。

第五节　水和矿物质

☞ 课前导入

早晨空腹喝一杯水

一、白开水——最好的选择

白开水中含有钙、镁等无机盐类,既能补充细胞水分,又能降低血液黏稠度,利于排尿,是早晨第一杯水的最佳选择,但不要喝冰水。

二、淡盐水——便秘者适用

淡盐水具有清肠通便的作用,清晨饮用可以缓解便秘症状,但高血压、糖尿病、心脑血管疾病、肾功能异常者不能将淡盐水作为清晨空腹的第一杯水,因为早晨是人体血压升高的第一个高峰期,盐水会使血压更高。

三、柠檬水——时尚不实用

很多人喜欢早上喝柠檬水,从好的方面看,柠檬酸可以有效地刺激肠胃分泌胃酸,增加食欲,也不会阻碍细胞对水分的吸收,但是长期服用会导致钙的流失和胃酸分泌过多,并不是实用的保养方法。

四、蜂蜜水——更适宜睡前喝

早上空腹喝蜂蜜水容易使体内酸性增加,时间长了就会胃酸过多,更可能导致胃溃疡或十二指肠溃疡。不过蜂蜜水具有通便秘、美容护肤的功效,便秘者可适当饮用。另外,蜂蜜含有丰富的镁,能调节心理、消除紧张、减轻压力。蜂蜜同时富含B族维生素,具有舒缓安眠的作用,女性可以在睡前少量饮用蜂蜜水。

五、牛奶——穿肠而过,营养流失

早晨空腹喝牛奶,胃来不及消化,小肠来不及吸收,牛奶的营养价值也就无从体现,不过是"穿肠而过",甚至有人会出现肠胃胀气等过敏反应。

六、果汁、可乐等——最坏的选择

果汁、可乐、咖啡等饮品中的糖分、脂肪、蛋白质需要消化和吸收,不但会加重肠胃的负担,还会失去清晨第一杯水清扫体内环境的作用,也不能有效地补充水分,极不利身体健康,绝不应作为清晨第一杯水。

七、提示——早晨第一杯水这样喝

(一)空腹

要在进餐之前喝,否则就起不到促进血液循环、冲刷肠胃等效果。

(二)慢饮

饮水速度过猛对身体非常不利,可能引起血压降低和脑水肿,导致头痛、恶心、呕吐。

(三)300mL

清晨起床时是新的一天身体补充水分的关键时刻,喝300mL的水最佳。

(四)每天

一个健康的人一天至少要喝八杯水(约2.5L),运动量大或天气炎热时,饮水量还要相应增多。

思考:喝水的好处是什么?喝什么样的水最好?

一、水

(一)水的功能

1.水是机体的重要组成成分

水是人体含量最大的组成成分。人体含水量占体重的50%~80%。不同组织器官的含水量也不相同,肌肉、薄壁组织器官(如肝、肾、脑等)含水70%~80%,皮肤含水60%~70%,骨骼含水20%,血液含水约85%。

水分对于人体的重要性甚至高于食物,一般绝食1~2周,只要有水还可以维持生命;但如果断水三天或丢失体内水分的20%,将会很快导致死亡。这就是为什么把灾后72小时作为抢救的黄金时间的原因之一。

2.溶解消化功能

水是体内一切生理过程中生物化学变化必不可少的介质。水具有很强的溶解能力和电离能力(水分子极性大),甚至一些脂肪和蛋白质也能在适当条件下溶解于水中,构成乳浊液或胶体溶液。溶解或分散于水中的物质有利于体内化学反应的有效进行。

食物进入空腔和胃肠后,依靠消化器官分泌出的消化液,如唾液、胃液、胰液、肠液、胆汁等,才能进行食物消化和吸收。在这些消化液中水的含量高达90%以上。

3.参与代谢功能

在新陈代谢过程中,人体内物质交换和化学反应都是在水中进行的。水不仅是体内生化反应的介质,而且水本身也参与体内氧化、还原、合成、分解等化学反应。水是各种化学物质在体内正常代谢的保证。

4.载体运输功能

由于水的溶解性好,流动性强,又包含于体内各个组织器官,水充当了体内各种营养物质的载体。在营养物质的运输和吸收、气体的运输和交换、代谢产物的运输与排泄中,水都是起着极其重要的作用。比如,运送氧气、维生素、葡萄糖、氨基酸、酶、激素到全身;把尿素、尿酸等代谢废物运往肾脏,随尿液排出体外。

5.调节体温功能

水的比热高,对机体有调节体温的作用。此外,水还能够改善体液组织的循环,调节肌肉张力,并维持机体的渗透压和酸碱平衡。

6.润滑滋润功能

在缺水的情况下运动是有风险的,因为组织器官缺少了水的润滑,很容易造成磨损,因此运动前的一个小时最好要先喝充足的水。

同时水还有滋润功能,使身体细胞经常处于湿润状态,保持肌肤丰满柔软。定时定量补水,会让皮肤特别水润、饱满、有弹性。可以说,水是美肤的佳品。

7.稀释和排毒功能

人体排毒必须有水的参与。没有足够的水,毒素就难以有效排出而淤积在体内。水有重要的稀释功能,肾脏排泄水的同时可将体内代谢废物、毒物及食入的多余药物等一并排出,减少肠道对毒素的吸收,防止有害物质在体内慢性蓄积而引发中毒。因此,服药时应喝足够的水,以利于有效地消除药品带来的副作用。

(二)水的需要量[3]

水分的需要量与年龄、体力活动、环境温度及膳食摄入量等因素有关。

1.与年龄有关

每千克体重需要的水量随年龄而有很大不同。如婴儿(小于1岁)需水120～160mL/kg;成人仅约40mL/kg。

2.与环境温度或体力活动有关

在炎热的夏季或在高温条件下劳动、运动,都会增加出汗量,一天内甚至达到

5L 以上,所以需要大量补充水分。但需注意不要一次大量补充,应采用多次适量饮水以防止冲淡胃液及加重代谢负担。

3. 与膳食摄入量有关

成人每摄取 4.18kJ(1kcal)能量约需 1mL 水,婴儿和儿童可提高到 1.5mL。若按照中等体力活动的日能量摄入量 2500kcal 计,则成人每日需水 2.5L;若婴儿每日需能量 700kcal 时,每日需水约 1.05L。

4. 与体形大小有关

体形高大的人,暴露在空气中的身体表面积相对增加,水分的蒸发也相对更多,因此比普通人需要的水分更多。

(三)水的来源

1. 饮料水

饮料水是人体所需水的主要来源,包括茶、汤、牛乳、各种软饮料等,这些都含大量的水,可以及时补充机体所需的水分。

2. 食物水

来自半固体食物(各种粥、米糊)、固体食物(米饭、馒头)及水果中的水。

3. 代谢水

蛋白质、脂肪、碳水化合物在人体内代谢时产生的水,以平常混合膳食的能量 2500kcal 估算,一天大约可产生 300mL 水。

二、矿物质概述

(一)矿物质的定义

矿物质(又称无机盐,英文 mineral)是人体内无机物的总称。人体中含有的各种元素,除了碳、氧、氢、氮等主要元素以有机物的形式存在以外,其余的 60 多种无机元素统称为矿物质。

(二)矿物质的分类

矿物质分常量元素和微量元素两大类。

1. 常量元素

人体必需的矿物质有钙、磷、镁、钾、钠、硫、氯七种,其含量占人体 0.01% 以上或膳食摄入量大于 100mg/d 的被称为常量元素。

2. 微量元素

微量元素是指其含量占人体 0.01% 以下或膳食摄入量小于 100mg/d 的矿物质。现在已知有 14 种微量元素为人和动物所必需,即铁、锌、铜、碘、锰、钼、钴、硒、铬、镍、锡、硅、氟、钒是人体必需微量元素。

但无论哪种元素,和人体所需的三大营养素碳水化合物、脂类和蛋白质相比,都是非常少量的。

(三)矿物质的来源

矿物质是来自土壤的无机化学元素。植物从土壤中获得矿物质,动物由食用植物等而摄入矿物质。人体内的矿物质一部分来自于所摄入的动、植物食物,另一部分则来自于饮料、食盐、食品添加剂等。

矿物质和维生素一样,是人体必需的元素,与有机营养素的不同之处在于,矿物质是无法自身产生、合成的,也不会在体内代谢过程中消失,只是每天会随着机体的代谢过程而排泄损失掉一部分。

(四)矿物质的功能

1. 构成机体组织的重要成分

如大量的钙、磷、镁为维持骨骼和牙齿刚性起着重要作用,而硫、磷是蛋白质的组成成分。

2. 为多种酶的活化剂、辅因子或组成成分

如钙是凝血酶的活化剂,锌是多种酶的组成成分。

3. 某些具有特殊生理功能物质的组成部分

如碘是甲状腺素的组成成分,铁是血红蛋白的组成成分。

4. 维持机体的酸碱平衡及组织细胞渗透压

酸性(氯、硫、磷)和碱性(钾、钠、镁)无机盐适当配合,加上重碳酸盐和蛋白质的缓冲作用,维持着机体的酸碱平衡。无机盐与蛋白质一起维持组织细胞的渗透压。缺乏铁、钠、碘、磷可能会引起疲劳等。

5. 维持神经肌肉兴奋性和细胞膜的通透性

钾、钠、钙、镁是维持神经肌肉兴奋性和细胞膜通透性的必要条件。

三、常量元素

(一)钙

1. 概述

钙是一种金属元素,元素符号 Ca,呈银白色晶体。钙是人体中含量最多的无机盐组成元素,健康成人体内钙总量为 $1000 \sim 1300g$,占体重的 $1.5\% \sim 2.0\%$。其中 99% 的钙以骨盐形式存在于骨骼和牙齿中,其余分布在软组织中,细胞外液中的钙仅占总钙量的 0.1%。

骨是钙沉积的主要部位,所以骨有"钙库"之称。骨钙主要以非晶体的磷酸氢钙($CaHPO_4$)和晶体的羟磷灰石 $[Ca_{10}(PO_4)_6(OH)_2]$ 两种形式存在,其组成和物化性状随人体生理或病理情况而不断变动。骨骼通过不断的成骨和溶骨作用使骨钙与血钙保持动态平衡。

正常情况下,血液中的钙几乎全部存在于血浆中,在各种钙调节激素的作用下血钙相对恒定,其浓度为 2.25～2.75mmol/L,儿童稍高,常处于上限。

2. 生理功能

对人体而言,无论肌肉、神经、体液和骨骼中,都有用 Ca^{2+} 结合的蛋白质。钙是人类骨、齿的主要无机成分,也是神经传递、肌肉收缩、血液凝结、激素释放和乳汁分泌等所必需的元素。人体中钙含量不足或过剩都会影响生长发育和健康。

3. 摄入量和食物来源

根据 2002 年《中国居民营养与健康调查报告》显示,中国人钙缺乏状况仍然很严重,居民钙的日摄入量为 391mg,仅相当于推荐摄入量的 41%。

中国居民膳食适宜摄入量见表 3 - 20。

表 3 - 20　中国居民膳食钙适宜摄入量

单位:mg/d

年龄/岁	AI	UL
0 ～	300	—
0.5 ～	400	—
1 ～	600	2000
4 ～	800	2000
7 ～	800	2000
11 ～	1000	2000
14 ～	1000	2000
18 ～	800	2000
50 ～	1000	2000
孕早期	800	2000
孕中期	1000	2000
孕后期	1200	2000
乳母	1200	2000

注:

AI(适宜摄入量):指通过观察或实验获得的健康人群某种营养素的摄入量。

UL(可耐受最高摄入量):指平均每日可以摄入某营养素的最高量。当摄入量超过 UL 时,发生毒副作用的危险性增加。

含钙的食物主要有以下几大类。

(1)乳及乳制品类。

(2)豆类及其制品类:黄豆、毛豆、扁豆、蚕豆、豆腐等。

(3)水产品类:鲫鱼、鲤鱼、鲢鱼、泥鳅、虾、虾米、虾皮、螃蟹、海带、紫菜、田螺等。

(4)肉与禽蛋类:羊肉、猪脑、鸡肉、鸡蛋、鸭蛋、鹌鹑蛋、松花蛋等。

(5)蔬菜类:芹菜、油菜、胡萝卜、萝卜缨、芝麻、香菜、雪里红、黑木耳、蘑菇等。

(6)瓜果类:柠檬、枇杷、苹果、杏脯、橘饼、葡萄干、西瓜子、南瓜子、花生、莲子等。

4. 缺乏和过量的危害

钙缺乏会导致骨骼的病变,即儿童时期的佝偻病和成年人的骨质疏松症。还会引起肌肉痉挛或颤抖、失眠或神经质、关节痛或关节炎、龋齿、高血压。钙过量主要表现为增加肾结石的危险性,并干扰铁、锌、镁、磷等元素的吸收利用。

(二)磷

1. 概述

磷的化学元素符号为 P。磷广泛存在于动植物组织中,也是人体含量较多的元素之一。约占人体重的 1%,成人体内含有 600~900g 的磷。体内磷的 85%~90% 集中于骨骼和牙齿中,其余散布于全身各组织及体液中,其中一半存在于肌肉组织。磷不但构成人体成分,且参与生命活动中非常重要的代谢过程,是机体很重要的一种元素。

2. 生理功能

(1)磷和钙都是骨骼、牙齿的重要构成材料,是促成骨骼和牙齿的钙化不可缺少的营养素。

(2)保持体内 ATP(腺嘌呤核苷三磷酸)代谢的平衡。ATP 水解时释放出能量较多,是生物体内最直接的能量来源。

(3)磷是组成遗传物质核酸的基本成分之一,而核苷酸是生命中传递信息和调控细胞代谢的重要物质——核糖核酸(RNA)和脱氧核糖核酸(DNA)的基本组成单位。

(4)磷以磷酸盐的形式组成缓冲系统,维持体内的酸碱平衡。

3. 摄入量和食物来源

2000 年中国营养学会制定的"中国居民膳食营养素参考摄入量"中,提出磷的适宜摄取量(AI)为:11~18 岁 1000mg/d;成人、孕妇、乳母为 700mg/d。

食物中有很丰富的磷,故磷缺乏是少见的。磷的食物来源以肉、鱼、蛋、奶、禽及其制品中含磷较为丰富。

4. 缺乏和过量的危害

磷摄入或吸收的不足可以出现低磷血症,引起红细胞、白细胞、血小板的异常,同时影响钙的吸收引起软骨病。过多的摄入磷将导致高磷血症,使血液中血钙降低,导致骨质疏松、牙齿异常。过量的磷还会影响其他矿物质的平衡。

四、微量元素

(一)铁

1. 概述

铁的化学元素符号为 Fe。铁是人体必需的微量元素,也是体内含量最多的微量元素。人体内铁的总量为 3 ~ 5g,约占体重的 0.004%,其 60% ~ 70% 存在于血红蛋白中,其余 26% ~ 30% 作为机体的储备铁。

2. 生理功能

(1)铁是血红蛋白的重要部分,而血红蛋白功能是向细胞输送氧气,并将二氧化碳带出细胞。

(2)铁是合成肌红蛋白的原料,肌红蛋白的基本功能是在肌肉中转运和储存氧。

(3)参加过氧化物酶的组织呼吸过程,促进生物氧化还原反应的进行。

(4)铁元素对 β – 胡萝卜素转化为维生素 A,嘌呤与胶原的合成,抗体的产生,脂类从血液中转运以及药物在肝脏中解毒等过程起到催化促进的作用。

(5)铁还可以促进发育;增加对疾病的抵抗力;调节组织呼吸,防止疲劳;构成血红素,预防和治疗因缺铁而引起的贫血;使皮肤恢复良好的血色。

3. 摄入量和食物来源

2000 年中国营养学会提出我国居民膳食中铁的适宜摄取量(AI)为:成人男子 15mg/d;成年女子 20mg/d;孕妇早中晚期分别为 15mg/d、25mg/d、35mg/d;乳母 25mg/d。可耐受最高摄入量(UL)为:11 岁以上青少年、成人、乳母 50mg/d,孕妇 60mg/d。

铁的食物来源以动物血和肝为好,其次是肾、心、肉、禽、鱼类及其制品。豆制品、芝麻、蘑菇、木耳、海带、紫菜、桂圆等也含有较多的铁。

4. 缺乏和过量的危害

当机体缺铁时,可导致体内无足够的铁来合成血红蛋白等,继而体内血红蛋白和红细胞比容低于正常值,最终出现缺铁性贫血。

通过各种途径进入体内的铁量的增加,可使铁在人体内贮存过多,因而可引致铁在体内潜在的有害作用,体内铁的贮存过多与多种疾病如心脏和肝脏疾病、糖尿病、某些肿瘤有关。

(二)锌

1. 概述

锌的化学元素符号为 Zn。人体含锌量为 1.4 ~ 2.3g。锌在人体的微量元素中仅次于铁,主要集中于肝脏、肌肉、骨骼、视网膜、前列腺、皮肤、头发中;血液中的锌75% ~85% 分布于红细胞中;头发中的锌含量可以反映食物中锌的供应水平。

2. 生理功能

(1)维持人体正常食欲

锌作为味觉素的结构成分,有促进食欲作用。缺锌会导致味觉下降,出现厌食、偏食甚至异食现象。

(2)调节影响大脑生理功能的各种酶及受体

锌在各种哺乳动物脑的生理调节中起着非常重要的作用,在多种酶及受体功能调节中不可缺少,还会影响到神经系统的结构和功能,与强迫症等精神方面障碍的发生、发展具有一定的联系。

(3)增强人体免疫力

锌元素是免疫器官胸腺发育的营养素,只有锌量充足才能有效保证胸腺发育,正常分化 T 淋巴细胞,促进细胞免疫功能。

(4)对皮肤和视力有保护作用

①补锌剂最早被应用于临床就是用来治疗皮肤病。

②锌在临床上表现为对眼睛有益,就是因为锌有促进维生素 A 吸收的作用。

3. 摄入量和食物来源

2000 年中国营养学会提出我国居民膳食中锌的推荐摄取量(RNI)为:成人男性15mg/d,成年女性11.5mg/d。成年人的锌可耐受最高摄入量(UL)为:男性45mg/d,女性37mg/d。

锌的食物来源很广,普遍存在于动、植物组织中。牡蛎含锌量最高,每千克可达 1g 以上;动物性食品含锌量也较高,如牛肉、猪肉、羊肉及肝脏、蛋类每千克为20 ~50mg;鱼类和其他海产品每千克在 15mg 左右;牛乳及乳制品每千克为3 ~15mg;豆类及谷类每千克为 15 ~20mg;而蔬菜和水果一般含锌较低,一般每千克在 10mg 以下。过细的食品加工过程可导致锌大量丢失,例如将小麦加工成精面粉约去掉80% 的锌,罐装食品也会导致锌的大量损失。

4. 缺乏的危害

轻度的慢性锌缺乏,可引起生长发育迟缓、性器官发育不良、性功能障碍、情绪冷漠、味觉异常、厌食、皮肤易感染、伤口愈合变慢及胎儿畸形等。

(三)碘

1. 概述

碘的化学元素符号为 I_2。健康成人体内的碘的总量为 20 ~50mg,甲状腺组织内含碘最多,其余的碘存在于血浆、肌肉、肾上腺和中枢神经系统等组织中。

2. 生理功能

碘在体内主要参与甲状腺素合成,故其生理作用也通过甲状腺素的作用表现出来。甲状腺素参与能量代谢,在蛋白质、脂类与碳水化合物的代谢中,甲状腺素促进氧化和氧化磷酸化过程,促进分解代谢、能量转换,增加氧耗量,参与维持与调节体温,促进代谢和体格的生长发育。

3. 摄入量和食物来源

2000 年中国营养学会提出我国居民膳食碘的推荐摄入量(RNI)为:14 岁以上青少年、成人 150μg/d,孕妇、乳母 200μg/d。可耐受最高摄入量(UL)为:7 岁以上儿童、青少年 800μg/d,成人、孕妇、乳母 1000μg/d。

碘的食物来源主要是海盐和海产品,如海带、海鱼等。干海带含碘量 240mg/kg,干紫菜 18mg/kg,鲜海鱼中约 800μg/kg。

4. 缺乏和过量的危害

膳食中摄入的碘不足或长期食用含致甲状腺肿原物质可导致碘缺乏而引起甲状腺肿大,因此碘化物可以防止和治疗甲状腺肿大。人体摄入过多的碘也是有害的,日常饮食碘过量同样会引起高碘性甲状腺肿大,使甲亢的危险性提高。

 课后习题

一、填空题

1. 根据食物蛋白质所含氨基酸的种类和数量分类,蛋白质可以分为_____、_____、_____。

2. 碳水化合物由_____、_____和_____三种元素组成。

3. 自然界最常见的双糖是_____及_____。

4. 脂肪是由_____和_____组成的三酰甘油酯。

5. 维生素的种类很多,一般按其溶解性质分为_____和_____两大类。

二、选择题

1. 胡萝卜有"小人参"的美称,它的(   )含量居蔬菜之首。

    A. 胡萝卜素　　　　B. 维生素 K　　　　C. 维生素 PP　　　　D. 视紫红质

2. 黑木耳营养丰富,含有多种维生素和矿物质,其矿物质中以(   )的含量最为丰富。

    A. 磷　　　　　　　B. 铁　　　　　　　C. 钠　　　　　　　D. 钾

3. 海带可以治疗或预防甲状腺肿大,是因为海带富含(   )。

    A. 褐藻酸　　　　　B. 碘　　　　　　　C. 甘露醇　　　　　D. 藻元酸

4. 牛奶中最主要的营养成分是(   )。

    A. 维生素　　　　　B. 糖类　　　　　　C. 蛋白质　　　　　D. 脂肪

5. 花生中的脂肪大多为油酸和(   )等不饱和脂肪酸。

    A. 亚麻酸　　　　　B. 亚油酸　　　　　C. 花生四烯酸　　　D. 二十碳五烯酸

三、简答题

1. 成人必需的八种氨基酸是什么？

2. 简述蛋白质的主要生理功能。

3. 简述脂类的主要生理功能。

4. 简述维生素 C 的主要生理功能。

第四章

食物分类及其营养价值

植物性食物包括粮谷类、豆类、油料、薯类、坚果、蔬菜、水果等。除了能提供人体所需的蛋白质、碳水化合物、脂类三大营养素外,大多数维生素、矿物质和膳食纤维也靠植物性食物提供。谷类的碳水化合物主要为淀粉,是我国膳食能量供给的主要来源。动物性食物包括畜肉类、禽肉类、水产品类和蛋奶类。动物性食物是人体优质蛋白、脂类、脂溶性维生素、B族维生素和矿物质的主要来源。

食物的分类中还包括强化食品、保健食品和新资源食品,这些食品都需要符合食品基本要求,对人体无毒无害。

学习目标

- 会利用营养质量指数的计算公式进行计算。
- 掌握植物性食物的分类,说出其类别。
- 掌握动物性食物的分类,说出其类别。
- 理解强化食品的概念和强化方法。
- 理解保健食品的概念。
- 了解新资源食品的相关知识。

第一节　食物营养价值的评价

☞课前导入

如何评定食物的营养价值?

一、看营养素的种类及含量

首先考虑的应该是食物中营养素的品种及不同营养素含量多少,一般认为,食品中所提供营养素的种类和含量越接近人体需要,该食品的营养价值就越高。

二、看营养素的质量高低

营养素含量多少固然十分重要,而其质量优劣有时更能反映食物营养价值的高低。如评定食物中蛋白质的营养价值时,除测定其含量外,还需分析它的质量即必需氨基酸的含量、组成、配比、消化吸收情况等;如评定食物中铁的营养价值时,不仅要考虑到食物中铁的含量,还要考虑它的吸收利用情况,如肝脏或瘦肉中富含的铁易吸收,而菠菜中的铁不易吸收。

三、营养素在加工烹调过程中的损失和变化

在加工烹调过程中可以使食物成分发生变化,营养素出现不同程度的损失,以矿物质和水溶性维生素损失最甚,从而影响了食物的价值。如米、面加工精度过高,淘洗次数过多、烹调温度过高,将损失较多的 B 族维生素;大豆加工制成豆腐等豆制品,可明显提高蛋白质的消化吸收和利用,因为加工去除或破坏了大豆中的抗营养素因子。

四、注意某些食物内天然的抗营养因素或毒性物质

认识食物的营养价值时,还应注意到某些食品内天然存在的一些抗营养因素或毒性物质,如大豆中的抗胰蛋白酶因素,高粱含有较多的单宁等。

思考:是不是营养素含量越高的食物,其营养价值就越高?

一、食品营养价值的含义

食品营养价值指食品中所含的热能和营养素能满足人体营养需要的程度。

对食品营养价值的评价,主要根据以下几方面:

(1)食品所含热能和营养素的量,评价蛋白质还包括必需氨基酸的含量及其相互间的比值,对脂类还应考虑饱和与多不饱和脂肪酸的比例。

(2)食品中各种营养素的人体消化率,主要是蛋白质、脂类和钙、铁、锌等无机盐和微量元素的消化率。

(3)食品所含各种营养素在人体内的生物利用率,尤其是蛋白质、必需氨基酸、钙、铁、锌等营养素被消化吸收后,能在人体内被利用的程度。

(4)一种食品的色、香、味、形,即感官状态,可通过条件反射影响人的食欲及消化液分泌的质与量,从而明显影响人体对该食物的消化能力。

二、营养质量指数

营养质量指数(Index of nutrition quality,INQ)即营养素密度(该食物所含某营养素占参考摄入量的比)与热能密度(该食物所含热能占参考摄入量的比)之比。

$$INQ = \frac{某营养素密度}{热能密度} = \frac{一定食物中某营养素含量 / 该营养素推荐摄入量\ RNI}{一定食物提供的能量 / 能量推荐摄入量}$$

INQ = 1,表示该食物提供营养素能力与提供能量能力相当,为"营养质量合格食物"。

INQ > 1,表示该食物提供营养素能力大于提供能量能力,为"营养质量合格食物",并特别适合超重和肥胖者。

INQ < 1,表示该食物提供营养素能力小于提供能量能力,为"营养质量不合格食物"。

表4-1是以我国成年男子轻体力活动营养素的推荐摄入量为标准,计算出的100g鸡蛋中几种主要营养素的 INQ 值。

表4-1　100g 鸡蛋中主要营养素的 INQ 值

营养素	DRIs	含量	INQ 值
能量/kcal	2400	138.00	—
蛋白质/g	75	12.70	2.94
视黄醇/μg RE	800	310.00	6.74
维生素 E/mg	14	1.23	1.53
维生素 B$_1$/mg	1.40	0.09	1.12
维生素 B$_2$/mg	1.40	0.31	3.85
尼克酸/mg	14	0.20	0.25
铁/mg	15	2.00	2.32
钙/mg	800	48.00	1.04

资料来源:上海营养学会. 营养指导师. 中国劳动社会保障出版社,2006.

鸡蛋的蛋白质和视黄醇的 INQ > 1,说明鸡蛋富含蛋白质和视黄醇,就蛋白质和视黄醇来说,鸡蛋属于营养质量合格的食物;尼克酸 INQ < 1,说明对于该营养素而言,鸡蛋的营养价值不高,应该注意从其他来源的食物补充。

第二节　植物性食物的营养价值

👉 课前导入

粗粮的营养功效

粗粮是指玉米、小米、黑米、荞麦、燕麦、芝麻等,其中玉米、小米和黑米是我们经常吃的。

一、营养功效

(1)粗粮中保存有许多细粮中缺少的营养成分,如食物纤维素、B族维生素及多种矿物质等。

(2)很多粗粮还具有药用价值。美国科学家发现,燕麦麸能够降低血脂、血糖,还能有效预防糖尿病。

(3)哈尔滨医科大学一项调查表明,荞麦对糖尿病也大有益处,而玉米则可加速肠蠕动,有利于肠道排毒,从而减少患大肠癌的机会。

(4)粗粮中的食物纤维可以防治老年便秘。

(5)某些粗粮还是健脑食品,如黑米可养精提神、黑芝麻可预防衰老等。

二、粗中有细的三大原则

原则一:粗细互补

食物应该多样化,粗粮、细粮要搭配食用,进行互补。中年人尤其是有"三高"、便秘等症状者,或长期坐办公室接触电脑较多的人群、应酬较多的人群等,都要多吃些粗粮。

原则二:粗粮与副食搭配

粗粮内的赖氨酸含量较少,单独吃可能会造成身体赖氨酸缺乏,因此可以与牛奶等副食搭配,以补其不足。

原则三:粗粮细吃

粗粮普遍存在感官性不好及吸收差等劣势,因此可通过把粗粮熬粥,或与细粮混合起来吃等方法来解决这个问题。

一般来说,胃肠功能较差的老年人及消化功能不健全的宝宝,最好少吃粗粮。即使吃,也要做到粗粮细吃;患有胃肠溃疡及急性胃肠炎的朋友,食物大多要求细软,所以也需尽量避免吃粗粮;而患有慢性胰腺炎、慢性胃肠炎的病人也要少吃粗粮,以免造成消化不良;运动员、体力劳动者由于要求尽快提供能量,也要尽量少吃粗粮。

(资料来源:赵秀珍.大话养生.沈阳:万卷出版公司,2008.)

思考:植物性食物对人体具有哪些生理作用?

植物性食物包括粮谷类、豆类、油料、薯类、坚果、蔬菜、水果等。除了能提供人体所需的蛋白质、碳水化合物、脂类三大营养素外,大多数维生素、矿物质和膳食纤维也靠植物性食物提供。

一、谷类营养价值

谷类包括小麦、稻谷、玉米、小米、高粱等,是人体最主要、最经济的热能来源。

我国人民是以谷类食物为主的,在我国人民日常膳食中,人体所需热能约有80%,蛋白质约有50%都是由谷类提供的。谷类含有多种营养素,以碳水化合物的含量最高,而且消化利用率也很高。

(一)谷粒的结构和营养素分布

谷类种子除形态大小不一样外,其基本结构是相似的,主要由谷皮、糊粉层、胚乳和胚芽四个部分构成(见图4-1)。

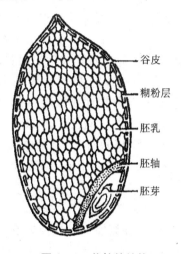

谷皮

糊粉层

胚乳

胚轴

胚芽

图4-1　谷粒的结构

1.谷皮

为谷粒的外壳,占谷粒的13%～15%,主要由纤维素、半纤维素等组成,还含有一定量的蛋白质、脂肪、B族维生素和矿物质,但这一部分在谷物加工过程中一般被除掉。

2.糊粉层

位于谷皮和胚乳之间,由厚壁细胞组成,约占谷粒的8%,纤维素含量较多,蛋白质、脂肪、B族维生素和矿物质含量也较高,有重要营养意义,但在碾磨加工时易与谷皮同时脱落而混入糠麸中。

3.胚乳

是谷类的主要部分,占整个谷粒的80%～90%,含大量淀粉和较多的蛋白质,蛋白质靠近胚乳周围部分较高,越向胚乳中心含量越低,但无机盐和维生素的含量极低。

4.胚芽

位于谷粒的一端,占谷粒的2%～3%,富含脂肪、蛋白质、矿物质、B族维生素和维生素E。胚芽质地较软而有韧性,不易粉碎,但在加工时因易与胚乳分离而丢失。

胚芽和谷粒周围部分还有各种酶,在贮存谷粮的过程中,如果条件适合酶的活动,谷粮就容易变质。

(二)谷类的营养成分

1.蛋白质

谷类蛋白质含量一般为7%～15%,主要由谷蛋白、白蛋白、醇溶蛋白、球蛋白组成。一般谷类蛋白质的必需氨基酸组成不平衡,如赖氨酸含量少,苏氨酸、色氨酸、苯丙氨酸、蛋氨酸含量偏低,因此谷类蛋白质的营养价值低于动物性食物。要提高谷类食品蛋白质的营养价值,在食品工业上常采用氨基酸强化的方法,如以赖氨酸强化面粉,生产面条、面包等以解决赖氨酸少的问题;另外采用蛋白质互补的方法提高其营养价值,即将两种或两种以上的食物共食,使各种食物的必需氨基酸得到相互补充,如粮豆共食、多种谷类共食或粮肉共食等。谷类蛋白质含量虽不高,但在我们的食物总量中谷类所占的比例较高,因此谷类是膳食中蛋白质的重要来源。如果每人每天食用300g～500g粮谷类,就可以得到35g～50g蛋白质,这个数字相当于一个正常成人一天需要量的一半或一半以上。

2.脂肪

谷类脂肪含量低,如大米、小麦含量为1%～2%,玉米和小米可达4%。脂肪主要集中在糊粉层和胚芽,因此在谷类加工时易损失或转入副产品中。在食品加工业中常将其副产品用来提取与人类健康有关的油脂,如从米糠中提取米糠油、谷维素和谷固醇,从小麦胚芽和玉米中提取胚芽油。这些油脂含不饱和脂肪酸达80%,其中亚油酸约占60%,在保健食品的开发中常以这类油脂作为功能油脂以替代膳食中富含饱和脂肪酸的动物油脂,可明显降低血清胆固醇,有防止动脉粥样硬化的作用。

3.碳水化合物

谷类碳水化合物含量一般为70%～80%,主要为淀粉,集中在胚乳的淀粉细胞内,是人类最理想、最经济的能量来源,我国人民膳食生活中50%～70%的能量来自谷类的碳水化合物。其淀粉的特点是能被人体以缓慢、稳定的速率消化吸收与分解,最终产生供人体利用的葡萄糖,而且其能量的释放缓慢,不会使血糖突然升高,这无疑对人体健康是有益的。

4.矿物质

谷类含矿物质1.5%～3%,主要在谷皮及糊粉层中,其中50%～60%为磷,且多以钙镁盐的形式存在。谷类中钙含量不多,铁更少,此外还有一些微量元素。磷和钙中一部分形成植酸钙镁盐,消化吸收率较低。

5.维生素

谷类B族维生素是膳食中的主要来源。如硫胺素(VB_1)、核黄素(VB_2)、尼克酸(Vpp)、泛酸(VB$_3$)、吡哆醇(VB$_6$)等含量较多,主要分布在糊粉层和谷胚中,可随加工而损失,加工越精细,维生素的损失越大。精白米、面中的 B 族维生素可能只有原来的 10% ~30% 。因此,长期食用精白米、面,又不注意其他副食的补充,易引起机体维生素 B$_1$ 不足或缺乏,导致患脚气病,主要损害神经血管系统,特别是孕妇或乳母若摄入维生素 B$_1$ 不足,可能会影响到胎儿或婴幼儿的健康。

6. 纤维素

谷类食物含有纤维素、半纤维素也较多,在膳食中具有重要的功能,特别是糙米比精白米含量要高得多。膳食纤维虽不被人体消化吸收、利用,但它的特殊的生理功能却备受关注,它能吸水,增加肠内容物的容量;能刺激肠道,增加肠道的蠕动,加快肠内容物的通过速度,利于清理肠道废物,减少有害物质在肠道的停留时间,可预防或减少肠道疾病。

(三)杂粮的营养价值

通常将米、麦以外的谷物称为杂粮。杂粮主要有高粱、玉米、小米及薯类等。

1. 高粱

有黄、红、黑、白等不同品种,蛋白质含量为 5% ~9% ,其中赖氨酸、苏氨酸含量较低,脂肪及铁比大米稍高。高粱中淀粉含量约 60% ,但淀粉粒细胞膜较硬,不易糊化,煮熟后不及大米、面粉易消化。

2. 玉米

玉米含蛋白质 6% ~9% ,其中色氨酸、赖氨酸含量较低,但苏氨酸、含硫氨基酸较大米、面粉稍高。玉米胚芽中油脂较丰富,除甘油三酯外,还有卵磷脂和生育酚(维生素 E)。黄玉米有一定量的胡萝卜素。玉米中的尼克酸(烟酸)主要为结合型,不易吸收利用。

3. 小米

有粳、糯两种。小米含蛋白质 10% 左右,其色氨酸较一般谷物多,蛋白质质量优于小麦和大米。脂肪和铁的含量比大米高。维生素 B$_1$、维生素 B$_2$ 较丰富,含量也略高于大米。小米还含有少量胡萝卜素,因此小米粥是一种营养价值较高的谷物食品。

4. 薯类

薯类主要包括甘薯、马铃薯和木薯等。鲜甘薯含水 73% 、蛋白质 1.4% ,其余大部分为碳水化合物。薯类蛋白质的赖氨酸含量比米、面中的高,但含硫氨基酸低。薯干含碳水化合物 75% ~80% ,其中大部分为淀粉,也含有糊精。薯类含多种矿物质,如甘薯干的钙含量为米、面的十倍多,且 Ca/P 比例适宜。其他矿物质和 B 族维生素的含量与米、面相当。鲜薯中胡萝卜素、维生素 C 及钙都比大米高,有丰富的膳食纤维和无机盐,是一种碱性食品。薯类所含的黏液蛋白可维持人体心血管壁的弹性,防止动脉硬化,减少皮下脂肪堆积。因此,2007 版《中国居民膳食指南》中特别提出要多吃薯类。

(四)储藏和加工对谷类营养价值的影响

谷类在适宜条件下可较长时间地储存,其蛋白质、维生素、矿物质含量变化不大。

糙米或全麦含食物纤维过多,过于粗糙,影响消化,为使之适口并提高其消化率,改善感官性质,糙米或全麦要经过加工。粮谷加工既要保持较高的消化率和较好的感官性状,又要最大限度保留所含营养成分。

谷类加工精细程度与谷类营养素的保留程度有很大关系(见表 4-2)。加工精度越高,营养素的损失就越大,尤以 B 族维生素的损失为显著(见表 4-3)。谷类在加工时,麸皮和胚芽基本上都除掉了,同时把膳食纤维、维生素、矿物质和其他有用的营养素如木脂素、植物性雌激素、酚类化合物和植酸也一起除掉了。很多加工谷类中被人工加入了很多营养素,如在这些加工谷类中加入铁、B 族维生素(叶酸、维生素 B_1、维生素 B_2 和烟酸)。

表 4-2 不同出米率大米和不同出粉率小麦的营养组成(%)

营养组成	大米出米率			小麦出粉率		
	92	94%	96	72	80	85
水分	15.5	15.5	15.5	14.5	14.5	14.5
粗蛋白	6.2	6.6	6.9	8~13	9~14	9~14
粗脂肪	0.8	1.1	1.5	0.8~1.5	1.0~1.6	1.5~2.0
糖	0.3	0.4	0.6	1.5~2.0	1.5~2.0	2.0~2.5
无机盐	0.6	0.8	1.0	0.3~0.6	0.6~0.8	0.7~0.9
纤维素	0.3	0.4	0.6	微~0.2	0.2~0.4	0.4~0.9

表 4-3 不同出粉率小麦 B 族维生素的变化(mg/100g)

B 族维生素	出粉率				
	50	72	80	85	95~100
硫胺素	0.08	0.11	0.26	0.31	0.40
核黄素	0.03	0.04	0.05	0.07	0.12
尼克酸	0.70	0.72	1.20	1.60	6.00
泛酸	0.40	0.60	0.90	1.10	1.50
吡哆酸	0.10	0.15	0.25	0.30	0.50

谷类在淘洗过程中会使水溶性维生素和无机盐发生损失,营养素损失的程度与淘洗次数、浸泡时间、用水温度密切相关。一般随着烹调时间的延长,一些 B 族维生素的损失也越来越多(见表 4 - 4)。食物烹调加工的目的在于使食物容易消化吸收,具有良好的感官性状和口味,并杀灭其中的有害微生物和寄生虫,或消除原有的有害物质如生物碱、皂苷等。食物经过烹调处理,可发生一系列的物理、化学变化,有的变化能增进食品的色、香、味,使之容易消化吸收,提高食物所含营养素在人体的利用率;有的则会使某些营养素遭到破坏,特别是那些不稳定的组分。如维生素 C、B₁、B₂等。因此,在烹调加工时,一方面要利用加工过程中的有利因素,达到提高营养素、促进消化吸收的目的;另一方面也要尽量控制不利因素,减少营养素的损失。烹调加工对营养素的影响因食物中各种营养素的理化性质不同而异,也与烹调加工方法有直接的关系。

表 4 - 4　不同烹调方式下米饭和面食中 B 族维生素的保存率

| 食物 | 原料 | 烹调方法 | B 族维生素 | | | | | | | | |
| | | | 硫胺素 | | | 核黄素 | | | 尼克酸 | | |
			烹调前(mg)	烹调后(mg)	保存率(%)	烹调前(mg)	烹调后(mg)	保存率(%)	烹调前(mg)	烹调后(mg)	保存率(%)
米饭	稻米(标一)	捞、蒸	0.21	0.07	33	0.06	0.03	50	4.1	1.0	24
米饭	稻米(标一)	碗蒸	0.21	0.13	62	0.06	0.06	100	4.1	1.6	30
粥	小米	熬	0.66	0.12	18	0.03	0.03	30	1.8	1.2	67
馒头	富强粉	发酵、蒸	0.20	0.07	28	0.05	0.05	62	1.2	1.1	91
馒头	标准粉	发酵、蒸	0.27	0.19	70	0.06	0.06	86	2.0	1.8	90
面条	富强粉	煮	0.29	0.20	69	0.05	0.05	71	2.6	1.8	73
面条	标准粉	煮	0.61	0.31	51	0.03	0.03	43	2.8	2.2	78
大饼	富强粉	烙	0.35	0.34	97	0.06	0.06	86	2.4	2.3	96
大饼	标准粉	烙	0.48	0.38	79	0.06	0.06	86	2.4	2.4	100
烧饼	标准粉	烙、烤	0.45	0.29	64	0.08	0.08	100	3.5	3.3	94
油条	标准粉	炸	0.49	0	0	0.03	0.03	50	1.7	0.9	52
窝头	玉米面	蒸	0.33	0.33	100	0.14	0.14	100	2.1	2.3	109

二、豆类及坚果类营养价值

豆类和坚果类在营养上有 些共同之处,常常放在一起介绍。豆类及坚果类都含有植物蛋白以及较多的 B 族维生素和矿物质。

(一)豆类及豆制品的营养价值

豆类蛋白质含量高、质量好,其营养价值接近于动物性蛋白质,是最好的植物蛋白。豆类中维生素以 B 族维生素最多,比谷类含量高。此外,还含有少量的胡萝卜素。豆类富含钙、磷、铁、钾、镁等无机盐,是膳食中难得的高钾、高镁、低钠食品。豆类的品种很多,主要有大豆、蚕豆、绿豆、豌豆、赤豆、黑豆等。根据豆类的营养素种类和数量可分为两大类:一类以黄豆为代表的高蛋白质、高脂肪豆类;另一类则以碳水化合物含量高为特征,如绿豆、赤豆、鲜豆及豆制品。豆类不但可做菜肴,而且还可以作为调味品的原料。

1. 大豆

根据大豆的种皮颜色和粒形将其分为五类:黄大豆、青大豆、黑大豆、其他大豆(种皮为褐色、棕色、赤色等单一颜色的大豆)、饲料豆(一般籽粒较小,呈扁长椭圆形,两片叶子上有凹陷圆点,种皮略有光泽或无光泽)。

大豆蛋白质的含量为 30%~40%,是天然食物中含蛋白质最高的食品。大豆蛋白质的氨基酸组成和动物蛋白质近似,其中氨基酸比较接近人体需要的比值,所以容易被消化吸收,且富含谷类蛋白较为缺乏的赖氨酸,是与谷类蛋白互补的天然理想食品。

大豆脂肪含量为 15%~20%,,其中不饱和脂肪酸占 85%,以亚油酸为最多,达 50% 以上。大豆脂肪可以阻止胆固醇的吸收,所以大豆对于动脉硬化患者来说,是一种理想的营养品。

大豆含碳水化合物 25%~35%,其中一半为可供利用的淀粉、阿拉伯糖、半乳聚糖和蔗糖,另一半为人体不能消化吸收的棉籽糖和水苏糖,人在食用后在肠道产气可引起腹胀,但有保健作用。

大豆中含有丰富的钙、磷、镁、钾等无机盐,还含有铜、铁、锌、碘、钼等微量元素,但铁、钙的消化吸收率不高。

大豆中的维生素有硫胺素、核黄素、尼克酸、胡萝卜素、维生素 E,其中维生素 B_1 较多。

2. 豆制品

豆制品除去了大豆内的有害成分,使大豆蛋白质消化率增加,从而提高了大豆的营养价值。

(1)发酵性豆制品是以大豆为主要原料,经微生物发酵而成的豆制品,如腐乳、豆豉等。其蛋白质被部分分解,较易消化,并使氨基酸游离,味道鲜美,且维生素 B_{12} 和 B_2 增加。

(2)非发酵性豆制品是指以大豆或其他杂豆为原料制成的豆腐,或豆腐再经卤制、炸、熏制、干燥的豆制品,如豆腐、豆浆、豆腐丝、豆腐皮、豆腐干、腐竹、素火腿等。

豆浆是用黄豆经水磨、煮沸、过滤除去豆渣后的水溶性豆溶液。豆浆营养成分丰富、加工简单、物美价廉。豆浆中的营养成分溶于水中,食入后在体内易被人体消化吸收。每天喝一碗豆浆(250mg)即可增加 8g 蛋白质。豆浆中所含的是植物蛋白,脂肪含量不高,老年人食用有利于防止肥胖和心血管疾病的发生。

豆类的含铁量较高,而且容易消化吸收,是贫血病人的有益食品。豆类加工成豆腐后,因制作时使用卤,从而增加了钙、铁、镁等无机盐的含量,这就更加适宜于缺钙的患者。镁不仅有益于预防心脏病,而且有助于提高心脏活力。大豆加工成豆腐后,可明显提高蛋白质的消化吸收率。从而提高了氨基酸的消化率。

(3)豆芽是黄豆经水发后生长出来的芽。干大豆几乎不含维生素,但经过发芽长成豆芽后,维生素含量明显增加。因此,在高寒地区或长期在海上航行时,可以用豆芽作为蔬菜补充供给维生素 C。人吃豆芽能减少体内乳酸堆积,消除疲劳。近年发现豆芽中含有一种干扰素诱生剂,能诱生干扰素,增加体内抗生素,增加体内抗病毒、抗癌肿的能力(见表 4-5)。

表 4-5　几种豆制品每 100g 中主要营养素含量

	蛋白质 (g)	脂肪 (g)	碳水化合物 (g)	视黄醇当量 (μg)	硫胺素 (mg)	核黄素 (mg)	抗坏血酸 (mg)
豆　浆	1.8	0.7	1.1	15	0.02	0.02	0
豆　腐	8.1	3.7	4.2	—	0.04	0.03	0
豆　豉	24.1	—	36.8		0.02	0.09	0
黄豆芽	4.5	1.6	4.5	5	0.04	0.07	8
绿豆芽	2.1	0.1	2.9	3	0.05	0.06	6

3.绿豆

绿豆含有丰富的蛋白质和糖类,但脂肪含量甚少。

绿豆的蛋白质主要为球蛋白,还含有蛋氨酸、色氨酸、酪氨酸等。磷脂中有磷脂酰胆碱、磷脂酰乙醇胺、磷脂酰肌醇、磷脂酰甘油、磷脂酰丝氨酸、磷脂酸等,这些成分是机体许多重要器官必需的营养物质。此外绿豆还含有少量钙、铁、磷和胡萝卜素、核黄素、硫胺素、烟酸等。

4.蚕豆

蚕豆含有较丰富的营养物质,蛋白质含量仅次于黑豆、大豆,糖类含量仅次于绿豆、赤豆,还含有磷脂、胆碱、葫芦巴碱、烟酸、维生素 B_1、维生素 B_2、钙、铁等。蚕豆含有一种巢菜碱甙,对此过敏者食后即可引起溶血而发生蚕豆黄病,此病多见于生食者和小孩。为了防止出现蚕豆中毒,最好不要吃新鲜的嫩蚕豆,而且一定要煮熟后再食用。

5.芸豆

芸豆学名菜豆,主要有大白芸豆、大黑花芸豆。芸豆营养丰富,蛋白质含量高于鸡肉,钙含量是鸡肉的 7 倍多,铁含量是鸡肉的 4 倍,B 族维生素也高于鸡肉。芸豆颗粒饱满肥大,色泽鲜明,营养丰富,可煮可炖,是制作糕点、豆馅、甜汤、豆沙的优质原料,其药用价值也很高。

6.红小豆

红小豆又称赤小豆,富含淀粉、蛋白质、钙、铁和 B 族维生素等多种营养成分(见表4-6),食用和药用价值都比较高。红小豆有解毒排脓、利水消肿、清热去湿、健脾止泻的作用。可消热毒、散恶血、除烦闷、健脾胃。红小豆中还含有皂草甙物质,因而可起到通便利尿、消肿的作用。平常多吃些红小豆,还可净化血液、解除内脏疲劳。

表4-6 各种豆类的营养成分

食物名称	蛋白质(g)	脂肪(g)	碳水化合物(g)	热量(KJ)	粗纤维(g)	钙(μm)	磷(μm)	铁(μm)	胡萝卜(μm)	硫胺素(μm)	核黄素(μm)
黄豆	36.3	18.4	25.3	1724	4.8	367	571	11.0	0.4	0.79	0.25
青豆	37.3	18.3	29.6	1808	3.4	240	530	5.4	0.36	0.66	0.24
黑豆	49.8	12.1	18.9	1607	6.8	250	450	15.5	0.4	0.51	0.19
豌豆	24.6	10.0	57	1402	10.7	84	400	5.7	0.04	1.02	0.12
蚕豆	28.2	0.8	48.6	1314	14.7	71	340	7	—	0.39	0.27
红豆	22	20	55.5	1373	8.2	100	456	7.6	—	0.33	0.11

(二)坚果类的营养价值

常见的坚果可分为两类:富含脂肪和蛋白质的坚果有花生、核桃、杏仁、榛子仁、葵花籽仁、松子;含碳水化合物高而脂肪较少的坚果有白果、板栗、莲子等。

1.花生

花生又名"长生果",说明它确实有较高的营养价值。花生含油40% ~ 50%,

蛋白质含量不亚于黄豆,并易被人体吸收。每 500g 花生米中所含蛋白质和脂肪的量相当于 750g 猪瘦肉的营养价值,另含有维生素 A、B 族维生素、维生素 E、维生素 K 及钙、铁、磷、卵磷脂、蛋氨酸等。花生含有的卵磷脂和脑磷脂是神经系统所必需的营养物质。

2. 芝麻

芝麻又称胡麻,含油量高达 60% 以上。每 100g 芝麻含钙量为 946mg,是大米的 157 倍,是黄玉米的 315 倍;镁含量是大米的 8 倍,是马铃薯的 17 倍。芝麻香油富含维生素 E,每 100g 芝麻香油含维生素 E 70.29mg。芝麻还含有胡萝卜素、油酸、亚油酸、棕榈酸、卵磷脂、维生素 B_1、维生素 B_2 等营养物质。

3. 核桃

核桃又叫胡桃,有"万岁子""长寿果""养生之宝"的美誉。含丰富的蛋白质、脂肪、碳水化合物、维生素 E 等多种营养素,油脂含量高达 58%。核桃中 86% 的脂肪是不饱和脂肪酸,核桃富含铜、镁、钾、维生素 B_6、叶酸和维生素 B_1,也含有纤维、磷、烟酸、铁、维生素 B_2 和泛酸。

核桃可以减少肠道对胆固醇的吸收,对动脉硬化、高血压和冠心病人有益,核桃有温肺定喘和防止细胞老化的功效,还能有效地改善记忆力、延缓衰老并润泽肌肤。

三、蔬菜及水果营养价值

新鲜蔬菜、水果含水分大都在 90% 以上。碳水化合物的含量不高,蛋白质少,仅为 1% ~3%,脂肪含量低,大多数含量不到 1%,故不能作为热能和蛋白质来源。但它们富含多种维生素、丰富的矿物质及膳食纤维,所以在膳食中具有重要位置。蔬菜、水果的种类非常多,按植物结构部位可分为叶菜类、根茎类、豆荚类、花芽类、瓜果类。

(一)营养成分

1. 碳水化合物

蔬菜、水果所含的碳水化合物包括可溶性糖、淀粉、纤维素和果胶物质。其所含种类及数量,因食物的种类和品种不同而有很大差别。大多数叶菜、嫩茎、瓜类、茄果等类的蔬菜,其碳水化合物的含量为 3% ~5%。根茎类蔬菜含碳水化合物略高,如白萝卜、大头菜、胡萝卜等含 7% ~8%。而芋头、马铃薯、山药等含 14% ~16%。大多数鲜果的碳水化合物含量为 8% ~12%。成熟水果可溶性糖升高,甜味增加。苹果、梨中主要含果糖,葡萄、草莓中主要含葡萄糖、果糖。

2. 维生素

新鲜蔬菜水果是提供抗坏血酸、胡萝卜素、核黄素和叶酸的重要来源。胡萝卜素含量与蔬菜颜色有关,凡绿叶菜和橙黄色菜都有较多的胡萝卜素。各种新鲜蔬菜均含维生素 C,深绿色蔬菜中更多;叶菜高于瓜菜。蔬菜中的辣椒含极丰富的维生素 C、Vpp 及大量的胡萝卜素。一般瓜茄类维生素 C 含量低,但苦瓜中的维生素 C 含量高。含维生素 C 丰富的水果有猕猴桃、鲜枣、山楂、柑橘等,含胡萝卜素较多的水果有杧果、杏等。

　　蔬菜中维生素 B_2 含量虽不算丰富,但却是我国居民膳食中维生素 B_2 的重要来源。一些常见的蔬菜、水果中维生素的含量见表4-7、表4-8。

表4-7　一些常见蔬菜中维生素的含量

	柿子椒	花菜	苋菜	冬苋菜	菠菜	冬瓜	南瓜	胡萝卜
维生素 C(mg)	72	61	47	20	32	18	8	16
胡萝卜素(μg)	340	30	2100	6950	487	80	890	4010
核黄素(mg)	0.03	0.08	0.21	0.05	0.11	0.01	0.04	0.04

表4-8　一些常见水果中维生素的含量

	鲜枣	猕猴桃	柑	桔	芒果	苹果	葡萄	桃	草莓
维生素 C(mg)	243	62	28	19	23	4	25	7	47
胡萝卜素(μg)	240	130	890	520	8050	20	50	20	30
核黄素(mg)	0.09	0.02	0.04	0.03	0.04	0.02	0.02	0.03	0.03

3. 矿物质

　　蔬菜、水果中矿物质的含量丰富,如钙、磷、铁、钾、钠、镁、铜等。各种蔬菜中,以叶菜类含矿物质较多,尤以绿叶蔬菜更为丰富。绿叶蔬菜一般含钙在 100mg/100g 以上(见表4-9),含铁 1~2mg/100g。但由于含有草酸,蔬菜中钙、铁的吸收率不高。

表4-9　几种蔬菜中钙和草酸含量

单位:mg/100g

蔬菜名称	钙	草酸
大薤菜	224	691
芋禾秆	40	298
厚皮菜	64	471
苋　菜	359	1142
圆叶菠菜	102	606
折耳根	121	1150

4. 膳食纤维

蔬菜、水果含有的丰富膳食纤维可促进肠道蠕动,加快粪便形成和排泄,减少有害物质与肠黏膜接触的时间,有预防便秘、痔疮、阑尾炎、心血管疾病、癌症、糖尿病以及其他疾病的作用。

5. 芳香物质、有机酸和色素

蔬菜、水果中常含有各种芳香物质和色素,使食品具有特殊的香味和颜色,可赋予蔬菜水果良好的感官性状。芳香物质为油状挥发性物质,称油精。

水果中的有机酸以苹果酸、柠檬酸和酒石酸为主,此外还有乳酸、琥珀酸等,有机酸因水果种类、品种和成熟度不同而异。有机酸促进食欲,有利于食物的消化。同时有机酸可使食物保持一定酸度,对维生素 C 的稳定性具有保护作用。

6. 酶类、杀菌物质

蔬菜水果中还含有一些酶类、杀菌物质和具有特殊功能的生理活性成分。

(二)加工对蔬菜和水果营养价值的影响

膳食中的蔬菜以新鲜蔬菜为主要食用形式,但是仍有少量蔬菜用来腌制、干制、速冻和罐装。水果除了生食外,也有一小部分被加工成水果罐头、果酱、果脯、果汁等。蔬菜和水果在储藏和加工过程中主要损失维生素和矿物质,其中维生素 C 最易损失,并易溶于水。胡萝卜素不溶于水,不会随水损失,加工后保存率 80%～90%,但高度不饱和的结构,使之容易氧化褐色分解。矿物质易溶于水而流失。

(三)烹调对蔬菜营养价值的影响

为了防止矿物质和维生素的损失,蔬菜烹调时应注意尽量减少用水浸泡和弃掉汤汁及挤去菜汁的做法。烹调加热时间不宜过长,叶菜快火急炒保留维生素较多,做汤时宜后加菜。

新鲜蔬菜勿久存,勿在日光下暴晒,烹制后的蔬菜尽快吃掉。加醋烹调可降低维生素 B 和维生素 C 损失,加芡汁也可降低维生素 C 损失。铜锅损失维生素 C 最多,铁锅次之。

四、食用菌类营养价值

食用菌是指子实体硕大、可供食用的蕈菌(大型真菌),通称为蘑菇。中国已知的食用菌有 350 多种,其中多属担子菌亚门,常见的有香菇、草菇、蘑菇、木耳、银耳、猴头、竹荪、松口蘑(松茸)、口蘑、红菇和牛肝菌等;少数属于子囊菌亚门,其中有羊肚菌、马鞍菌、块菌等。上述真菌分别生长在不同的地区、不同的生态环境中。

(一)蛋白质

菌菇类的蛋白质含量鲜菇一般为 1.5%～6%、干菇 15%～35%,高于一般蔬菜,而且它的氨基酸组成比较全面,大多菇类含有人体必需的八种氨基酸,其中蘑菇、草菇、金针菇中赖氨酸含量丰富,而谷物中缺乏。赖氨酸有利于儿童体质和智力发育。

（二）脂肪

食用菌脂肪含量很低,占干品重量的 0.2% ~ 3.6%,而其中 74% ~ 83% 是人体健康有益的不饱和脂肪酸。

（三）碳水化合物

食用菌的营养成分中 40% ~ 82% 是碳水化合物,以多糖为主,水溶性多糖和酸性多糖有较强的抗肿瘤活性。

（四）维生素和矿物质

菌菇类含有多种维生素和多种具有生理活性的矿质元素,如维生素 B_1、维生素 B_{12}、维生素 C、维生素 K、维生素 D 及磷、钠、钾、钙、铁和许多微量元素,可以补充其他食品中的不足。草菇维生素 C 含量为辣椒的 1.2 ~ 2.8 倍,是柚、橙的 2 ~ 5 倍,香菇的 17 倍。香菇维生素 D 原含量高达 128 国际单位,是紫菜的 8 倍,甘薯的 7 倍,大豆的 21 倍。维生素 D 原经紫外线照射可转化为维生素 D,促进对钙的吸收。银耳含有较多的磷,有助于恢复和提高大脑功能。香菇、木耳含铁量高。

另外,食用菌还具有降低血液中的胆固醇、治疗高血压、防止便秘和抗癌的作用。

五、藻类植物

我国海藻资源上千种,其中具有经济价值的有 100 多种,如海带、紫菜、海白菜、裙带菜等。藻类植物含丰富的蛋白质、碳水化合物,脂肪很少,还有很多种维生素,包括维生素 A、维生素 B_1、维生素 B_6、维生素 B_{12}、Vpp、维生素 C 等。矿物质中钾、钙、氯、钠、硫、铁、锌、碘含量都很高,特别是铁、碘、钙等含量相当高。含纤维素 3% ~ 9%,有防止便秘的作用。

第三节　动物性食物的营养价值

☞ **课前导入**

肉食者更易得癌症,素食主义大行其道

日前,一个国际研究团队发现,高摄入肉类食物的饮食方式已经同吸烟、酒精一样,是导致癌症发病率增高主要来源之一。这是世界卫生组织下面的一个国际

癌症研究机构(International Agency for Research on Cancer)对自相关的癌症发病率统计时发现的,研究发表在《营养物》(Nutrients)杂志上。

这项研究的数据是研究者对来自 87 个国家的男性和女性,患不同类型的癌症进行统计的。饮食数据来自世界粮农组织(FAO)和联合国(UN)。这项研究涉及的动物类食物的主要包括肉类、牛奶、鱼和鸡蛋。

从这项研究可以分析出,一半左右的癌症患者同吸烟以及肉类饮食有关,饮酒对患癌几率影响会小一些。此外,不同性别患癌来源也不同,对男性而言,吸烟是肉类食物的两倍之多;而对女性而言,肉类饮食导致的患癌比例会比较高。两种因素与 70% 的癌症有关(除肺癌外)。

研究发现,男性癌症患者数量从 75 人/10 万人上升到 300 人/10 万人,女性的患癌比例也由 80 人/10 万人上升到 260/10 万人。

一、致癌原因

至于肉类食物为什么会导致患癌风险增加,研究者称主要是肉类饮食会增加身体以及部分组织产生类胰岛素一号增长因子(IGF－1)的物质,这种物质在促进身体增长的同时,也会促进癌症细胞的生长。

肉类饮食同女性的乳腺癌,子宫内膜、肾、卵巢、胰腺等癌症有关;同男性的前列腺、睾丸、甲状腺、多发性骨髓瘤等癌症有关。

事实上,很早以前,就有类似的相关研究发表,早在 1907 年《纽约时报》报道称,德国、爱尔兰、斯堪的纳维亚人癌症发病比例要比意大利和中国癌症发病率高得多,因为德国、爱尔兰、斯堪的纳维亚人主要是以肉食为主,而意大利人和中国几乎是素食者。

而最近的几项研究同样有类似的发现。2010 年,英国有近 42.5 万人被诊断为癌症,同一年有 15 万多人死于癌症。世界卫生组织相信在西方发达国家中至少有 30% 的癌症是由饮食引起的,在发展中国家这一比例则为 20%。

另外,根据一份数据的分析,一周平均吃 5 次肉的男性比一周只吃一次肉的男性得前列腺癌症的机会要高得多。此外,食用肉过多还会增加患肾癌和胰腺癌的风险。

美国医生委员会主席、乔治华盛顿大学医学院(George Washington University School of Medicine)尼尔·巴纳德(Neal Barnard)医学博士说:"这是一项有关于患癌风险同肉类饮食之间有明显相关性的重要研究,同时也是我们制定国家食品政策的一次教训。"

二、素食的好处

植物性食物例如蔬菜和水果含有丰富的纤维,可以加速食物在盲肠中蠕动的速度,并有效地清除致癌物并改变大肠中的细菌类型以减少致癌物酸的形成。

维他命 C、柑橘类水果以及蔬菜等可以通过中和人体中产生的癌变化学分子从而降低食道癌和胃癌的机会。总的来说,蔬菜和水果中的一些成分对抑制癌症的生成有一定的作用和好处。

(资料来源:天天营养网.http://ss.51ttyy.com//rs/201406/204348.shtml)

思考:多食动物性食物为什么会增加致癌风险?

动物性食物包括畜肉类、禽肉类、水产品类和蛋奶类。动物性食物是人体优质蛋白、脂类、脂溶性维生素、B 族维生素和矿物质的主要来源。

一、畜肉的营养价值

畜肉主要包括猪、牛、羊等大牲畜的肌肉、内脏及其制品。其特点是营养价值高、消化吸收率高、饱腹作用大、美味。

(一)蛋白质

畜肉的蛋白质含量为 10% ~ 20%,其中肌浆中的蛋白质占 20% ~ 30%,肌原纤维中的蛋白质占 40% ~ 60%,间质中的蛋白质占 10% ~ 20%。蛋白质具体含量与动物种类、年龄及肥瘦有关。肥肉多脂肪,瘦肉多蛋白质。牛肉的蛋白质含量为 20%,高于羊肉的 11% 和猪肉的 9.5%。

畜肉类生理价值高,其蛋白质含各种必需氨基酸,且在种类和比例上接近人体需要,利于消化吸收,是优质蛋白质(完全蛋白)。但间质蛋白除外,必需氨基酸组成不平衡,主要是胶原蛋白和弹性蛋白(非完全蛋白质),其中色氨酸、酪氨酸、蛋氨酸含量少,蛋白质利用率低。

(二)脂肪

畜肉中脂肪含量为 10% ~ 36%,肥肉中高达 90%。其在动物体内的分布,随肥瘦程度、部位有很大差异。猪肉的脂肪含量高于牛、羊肉,平均来说,猪肉约含 59%,羊肉 28%,牛肉 10%。

从脂肪酸组成来看,畜肉类以饱和脂肪酸为主,主要成分是甘油三酯,还有少量卵磷脂、胆固醇和游离脂肪酸。肥肉胆固醇 100 ~ 200mg/100g,在瘦肉中为 81mg/100g;内脏含胆固醇高,约为 200 ~ 400mg/100g;猪脑中最高,约为 2571mg/100g。

(三)维生素

畜肉中含有多种维生素,肌肉组织中 B 族维生素的含量较高,维生素 A 和维生素 D 含量很少。内脏器官尤其是肝脏富含各种维生素。猪肉中维生素 B_1 含量高,牛肉中叶酸含量高。

(四)矿物质

畜肉中矿物质含量为 0.8% ~ 1.2%,含量与肥瘦有关。瘦肉含矿物质较多,有铁、磷、钾、钠、镁等,其他微量元素有铜、钴、锌等。钙的含量为 7 ~ 11mg/100g,磷为 127 ~ 170mg/100g,铁为 6.2 ~ 25mg/100g。

畜肉中的矿物质消化吸收率高于植物性食品,尤其是铁的吸收率高。由于畜肉类含钙少,而含硫、磷、氯较多,故为酸性食品。

猪肉及其内脏主要营养含量见表 4 – 10。

表 4 – 10　猪肉及其内脏主要营养素含量(每 100g 可食部)

食物名称	蛋白质 (g)	脂肪 (g)	钙 (g)	铁 (g)	视黄醇当量 (μg)	VitB$_1$ (mg)	VitB$_2$ (mg)	胆固醇 (mg)
猪肉(瘦)	20.3	6.2	6	3.0	44	0.54	0.10	79
猪心	16.6	5.3	12	4.3	13	0.19	0.48	151
猪肝	19.3	3.8	6	22.6	4972	0.21	2.08	288
猪肾	15.4	3.2	12	6.1	41	0.31	1.14	354
猪脑	10.8	9.8	30	1.9	—	0.11	0.19	2571

(五)含氮浸出物

肉味鲜美是因为能溶于水的含氮浸出物,如肌溶蛋白、核苷酸、肌肽、肌酸、肌肝、嘌呤碱和少量氨基酸,浸出物多,则味浓。这些物质能促进胃液分泌。

二、禽肉的营养价值

禽肉的营养价值与畜肉相似,不同在于脂肪含量少,熔点低(20℃ ~ 40℃),含有 20% 的亚油酸,易于消化吸收。禽肉蛋白质含量约为 20%,其氨基酸组成接近人体需要,禽肉含氮浸出物较多。

(一)蛋白质

禽肉含蛋白质一般为 10% ~ 20%,其中鸭肉 16% < 鹅肉 18% < 鸡肉 20%,能提供各种必需氨基酸,属于优质蛋白质。禽肉较畜肉有较多的柔软结缔组织并均匀地分布于一切肌肉组织内,比畜肉更细嫩,并容易消化。

(二)脂肪

禽肉中脂肪含量因品种不同而差异很大。鸡肉中脂肪含量不高,为 2.5%,鸡胸脯肉为 3%,而肥鸭、肥鹅可达 20% 或更高。禽肉脂肪含丰富的亚油酸(20%),营养价值高于畜肉脂肪。

(三)维生素

禽肉含维生素较丰富,B 族维生素含量与畜肉相似,烟酸(Vpp)含量较高,并含维生素 E。内脏富含维生素 A、维生素 B$_2$。

（四）矿物质

禽肉中的钙、磷、铁的含量均高于畜肉。禽肝中的铁为猪、牛肝的 1～6 倍。微量元素硒的含量明显高于畜肉。

（五）含氮浸出物

禽肉中的含氮浸出物含量与年龄有关,同一品种幼禽肉汤中含氮浸出物低于老禽,故宜用老母鸡煨汤。

表 4-11　鸡、鸭、鹅主要营养素的含量(每 100g 可食部)

食物名称	蛋白质 （g）	脂肪 （g）	视黄醇当量 （μg）	硫胺素 （mg）	核黄素 （mg）	钙 （mg）	铁 （mg）	胆固醇 （mg）
鸡	19.3	9.4	48	0.05	0.09	9	1.4	106
鸡肝	16.6	4.8	10410	0.33	1.10	7	12.0	356
鸡胗	19.2	2.8	36	0.04	0.09	7	4.4	174
鸭	15.5	19.7	52	0.08	0.22	6	2.2	94
鸭肝	14.5	7.5	1040	0.26	1.05	18	23.1	341
鸭胗	17.9	1.3	6	0.04	0.15	12	4.3	135
鹅	17.9	19.9	42	0.07	0.23	4	3.8	74
炸鸡(肯德基)	20.3	17.3	23	0.03	0.17	109	2.2	198

三、动物性水产品的营养价值

作为膳食的动物性水产品种类主要有鱼、虾、蟹、贝类等,可提供丰富的优质蛋白质、脂肪和脂溶性维生素。

（一）鱼类

1. 蛋白质

鱼类蛋白质含量为 15%～25%,氨基酸组成与肉类相似。鱼类的蛋白质含有人体所需之九种必需氨基酸,这些蛋白质到人体后,有 87%～98% 皆可被人体所利用,所以鱼是蛋白质的优质来源。鱼蛋白中赖氨酸丰富,且结缔组织含量较少,肌纤维细短,较畜肉柔软细嫩易消化,特别适合儿童。

2. 脂肪

鱼类脂肪含量一般为 1%～10%(大多在 1%～3%),主要分布在皮下和内脏周围。脂肪酸组成中不饱和脂肪酸(富含花生四烯酸)含量高,占 80%,熔点低,消化吸收率高达 95%。鱼红肌中含有氨基乙磺酸-牛磺酸。

鱼类尤其是海鱼的脂肪中,含 DHA(二十二碳六烯酸),是多元不饱和脂肪酸,可使脑神经细胞间的讯息传达顺畅,提高脑细胞活力,增强记忆、反应与学习能力,并能预防、改善老年痴呆症状,减轻过敏与发炎症状。EPA(二十碳五烯酸)及DHA 具有抑制过敏反应的效果,如异位性皮肤炎,可减轻过敏症状,还可减少溃疡性结肠炎的发炎情况,使眼睛明亮有神。鱼类中的牛磺酸,可抑制胆固醇合成,可使视力变好。

3. 维生素

鱼油中含有极丰富的脂溶性维生素 A 和维生素 D,特别是鱼的肝脏部分含量尤多,鲑鱼、沙鱼与青鱼中含有高量的维生素 D。鱼类亦含有适量的水溶性维生素 B 群及烟碱酸。

4. 矿物质

鱼类亦为矿物质极佳的来源,其中以磷、铜、碘、钠、钾、镁、铁、氟较多。海水鱼含碘丰富,是碘可靠的来源。而且,体积小且经济的鱼类,如香鱼及沙丁鱼,若整条进食,则是极佳的钙来源。

5. 含氮浸出物

含氮浸出物中的胶原蛋白和黏蛋白,存在于鱼类的结缔组织和软骨中,是鱼汤冷却后形成凝胶的主要物质。鱼类的非蛋白氮占总氮的 9% ~ 38%,主要有游离氨基酸、氧化胺类、胍类、嘌呤类等组成,故呈现鲜味。

(二)虾类、蟹类

虾肉、蟹肉中含蛋白质15% ~ 20%,必需氨基酸的种类多、含量较高,属优质蛋白质。其中,蟹黄蛋白质含量高于蟹肉。

虾肉、蟹肉中脂肪含量较低,一般为1% ~ 4%,且含较多的不饱和脂肪酸,EPA、DHA 丰富。但蟹黄中脂肪、胆固醇的含量均较高,河蟹的蟹黄中含脂肪 15.66%,锯缘青蟹的蟹黄中含胆固醇 766.16mg/100g。

虾类、蟹类的矿物质含量丰富,磷、钙、铁、锌、硒含量较高,虾皮中含钙量很高,为 991mg/g。

虾类、蟹类富含维生素 A、维生素 B_1、维生素 B_2 及烟酸等维生素。海蟹、河蟹中的维生素 B_2 较高。

(三)贝类

鲜贝类含蛋白质5% ~ 10%,是优质蛋白质。含丰富的碘、铜、锌、锰、镍等,牡蛎是锌、铜含量最高的海产品。贝类含丰富的具有保健作用的非蛋白氨基酸——牛磺酸,含量普遍高于鱼类。

(四)珍贵水产品

有些珍贵水产品,只因稀少而名贵,如鲍鱼、海参、鱼翅等。干海参的蛋白质含量高达 75% ~ 80%,但氨基酸组成不平衡,缺乏色氨酸,营养价值不及一般鱼类。

珍贵水产品中富含钾、钠、钙、镁,微量元素铁、锌、硒的含量高。

四、乳和乳制品的营养价值

乳是膳食中蛋白质、钙、磷、维生素 A、维生素 D 和维生素 B_2 的重要供给来源之一。据了解,每 100g 牛乳中所含的营养成分为脂肪 3.1g、蛋白质 2.9g、乳糖 4.5g、矿物质 0.7g、生理水 88g。

(一)牛奶

1. 蛋白质

牛乳中的蛋白质含量为 3% ~4%,其中 80% 以上为酪蛋白,其他主要为乳清蛋白(见表 4 – 12)。酪蛋白是一种耐热蛋白质,但可在酸性条件下沉淀,酸奶即是以这个原理制造的。酪蛋白是一种优质蛋白,容易为人体消化吸收,生物价为 85,并能与谷类蛋白质发生营养互补作用。牛乳所含的蛋白质中有人体生长发育所必需的一切氨基酸。牛乳蛋白质的消化率可达 98% ~100%,生物价 84;而豆类蛋白质的消化率为 80%,因而乳蛋白为完全蛋白质。

表 4 – 12 乳中氮的分布

	牛乳		人乳	
	含量 (mg/100ml)	占总氮量的 百分比(%)	含量 mg/100ml	占总氮量的 百分比(%)
总氮	540	100	162	100
酪蛋白	430	79.6	49	30
乳清蛋白	80	14.8	77	48
非蛋白氮	30	5.6	36	22

牛乳蛋白质有其特定的营养价值,人膳食中乳蛋白质对婴儿和成人具有很大的作用。乳中必需氨基酸的量与人类所需的最适氨基酸量关系十分密切。因此,乳蛋白质最好的应用是可作为植物性蛋白质的补充,从而发挥其富含必需氨基酸的优点,强化混合食品的营养价值。

2. 脂肪

牛奶中的脂肪熔点低,仅为 34.5℃。牛乳中的脂肪含量为 2.8% ~4.0%,以微脂肪球的形式存在,呈很好的乳化状态,容易消化,吸收率达 98%。乳脂中饱和脂肪酸占 95% 以上,并含有胆固醇。乳脂肪还含有磷脂,因此是一种营养价值较高的脂肪。

3. 碳水化合物

乳糖几乎是牛乳中唯一的碳水化合物,其含量为 3.4%,低于人奶的 7.4%。

乳糖容易为婴幼儿消化吸收，而且具备蔗糖、葡萄糖等所没有的特殊优点：促进钙、铁、锌等矿物质的吸收，提高其生物利用率；促进肠内乳酸细菌，特别是双歧杆菌的繁殖，改善人体微生态平衡；促进肠细菌合成 B 族维生素。

有些人成年后多年不喝牛乳，体内的乳糖酶活性很低，无法消化乳糖。小肠内未消化的乳糖具有促进肠蠕动的作用，在大肠中经细菌发酵分解产生大量气体，导致"乳糖不耐症"，包括腹胀、腹泻等症状。这部分人群可以食用经乳糖酶处理的奶粉，或是饮用酸奶。

4. 矿物质

牛乳中矿物质含量为 0.7% ~ 0.75%。牛乳中含有丰富的矿物质，如钙、磷、铁、锌、铜、锰、钼等。牛乳中的钙、磷不仅含量高而且比例适中，并有维生素 D、乳糖等促进吸收的因子，因此牛乳是膳食中钙的最佳来源。牛乳中铁的含量很低。

5. 维生素

牛乳是各种维生素的优良来源，它含有几乎所有种类的脂溶性和水溶性维生素，可以提供相当数量的核黄素以及维生素 B_{12}、维生素 A、维生素 B_6 和泛酸。牛乳中的尼克酸含量不高，但由于牛乳中蛋白质中的色氨酸含量高，可以帮助人体合成尼克酸。牛乳中还含有少量维生素 C 和维生素 D。鲜奶中的维生素 C 含量很少，消毒处理后所剩无几。

表 4 – 13 不同奶营养素比较(每 100g 含量)

营养成分	人乳	牛乳	羊乳
水分(g)	87.6	89.9	88.9
蛋白质(g)	1.3	3.0	1.5
脂肪(g)	3.4	3.2	3.5
碳水化合物(g)	7.4	3.4	5.4
热能(kJ)	272	226	247
钙(mg)	30	104	82
磷(mg)	13	73	98
铁(mg)	0.1	0.3	0.5
视黄醇当量(μg)	11	24	84
硫胺素(mg)	0.01	0.03	0.04
核黄素(mg)	0.05	0.14	0.12
尼克酸(mg)	0.20	0.10	2.10
抗坏血酸(mg)	5.0	1.0	—

（二）牛奶制品

鲜奶经过加工,可制成许多产品,主要包括消毒牛奶、酸奶、干酪、牛乳粉以及炼乳等。

1. 消毒牛奶

消毒牛奶是鲜牛奶经过过滤、加热杀菌后分装出售的饮用奶,其营养价值与鲜牛奶差别不大。市售消毒牛奶常强化维生素 D 等。

2. 炼乳

炼乳是原料牛乳经消毒和均质后,在低温真空条件下浓缩除去 2/3 的水分再装罐杀菌而成的乳制品。

炼乳的种类很多,目前我国炼乳的主要品种是甜炼乳及淡炼乳。

(1)甜炼乳:是在牛乳中加入 16% 的蔗糖,经真空浓缩至原体积 40% 左右的一种乳品。主要成分脂肪不小于 8%,乳固形物不小于 28%,成品中蔗糖含量为40% ~45%。

(2)淡炼乳:①是将牛乳加热浓缩到 1/3 之后的装罐密封,经加热杀菌处理和均质操作制成的具有保存性的制品,其制造方法与甜炼乳的主要区别是不加糖。②淡炼乳经高温杀菌,维生素 B_1、维生素 C 会有所损失,但若予以增补,其营养价值几乎与新鲜牛乳相同。而且经高温处理后产品成为软凝块乳,易于消化。此外,脂肪经均质处理,使脂肪球微细化而易于被人消化吸收。由于淡炼乳的消化性良好,所以适于喂育婴儿而受到人们的重视。它还可作为冲调咖啡或红茶的配料。

3. 奶粉

一般意义上讲,乳粉(俗称奶粉)是指仅以牛乳或羊乳为原料,经过浓缩、干燥而制成的粉末状产品。固体乳制品是乳粉概念的延伸,主要包括乳清粉、酪乳粉、奶油粉、干酪素和乳糖等产品,其共同点在于都是以牛乳或羊乳的部分成分或乳制品加工后的剩余部分为原料,经过回收、分离、浓缩和干燥而制成的粉末状乳制品。

(1)全脂奶粉:全脂奶粉为新鲜牛乳经标准化、杀菌、浓缩、干燥而制得的粉末状产品;根据是否加糖又分为全脂淡奶粉和全脂甜奶粉。

(2)脱脂奶粉:脱脂奶粉为将新鲜牛乳经预热、离心分离获得脱脂乳,再经杀菌、浓缩、干燥而制得的粉末状产品。因为脂肪含量少,保藏性较全脂奶粉要好。此种奶粉适合腹泻的婴儿及要求低脂膳食的人群。

(3)配制奶粉:配制奶粉为在牛乳添加目标消费对象所需的各种营养素,经杀菌、浓缩、干燥而制成的粉末状产品,如婴幼儿配方奶粉、较大婴儿配方奶粉、中小学生奶粉、老年奶粉等。

4. 酸奶

酸奶是牛乳经乳酸发酵制成的食品。乳酸菌的繁殖消耗了牛乳中的乳糖,解决了"乳糖不耐"的问题,而保留了牛乳中的其他所有营养成分。

牛奶发酵制成酸奶容易消化吸收,发酵过程使奶中糖、蛋白质有20%左右被分解成为小的分子(如半乳糖和乳酸、小的肽链和氨基酸等)。奶中脂肪含量一般是3%～5%。经发酵后,乳中的脂肪酸可比原料奶增加2倍。这些变化使酸奶更易消化吸收,各种营养素的利用率得以提高。酸奶由纯牛奶发酵而成,除保留了鲜牛奶的全部营养成分外,在发酵过程中乳酸菌还可产生人体营养所必需的多种维生素,如维生素 B_1、维生素 B_2、维生素 B_6、维生素 B_{12} 等。

酸奶除了营养丰富外,还含有乳酸菌,所以具有保健作用。这些作用是:

(1)维护肠道菌群生态平衡,形成生物屏障,抑制有害菌对肠道的入侵。

(2)通过产生大量的短链脂肪酸促进肠道蠕动及菌体大量生长改变渗透压而防止便秘。

(3)酸奶含有多种酶,促进消化吸收。

(4)通过抑制腐生菌在肠道的生长,抑制了腐败所产生的毒素,使肝脏和大脑免受这些毒素的危害,防止衰老。

(5)通过抑制腐生菌和某些菌在肠道的生长,从而也抑制了这些菌所产生的致癌因子,达到防癌的目的。

(6)提高人体免疫功能,乳酸菌可以产生一些增强免疫功能的物质,可以提高人体免疫,防止疾病。

5. 干酪

干酪也称奶酪或乳酪,是由牛乳经过发酵、凝乳、除去乳清、加盐压榨、后熟等处理后得到的产品。经加工后,除部分乳清蛋白和水溶性维生素随乳清流失外,其他营养素得到保留,而且得到浓缩。经后熟发酵,蛋白质和脂肪部分分解,提高了消化吸收率,并产生干酪特有的风味。

干酪的营养价值十分丰富,且利于消化吸收,每生产1kg干酪需要消耗10kg的鲜奶,相当于将原料奶中的蛋白质和脂肪浓缩了10倍左右。除蛋白质和脂肪外,干酪中还含有糖类、有机酸、钙、磷、钠、钾、镁、铁、锌以及脂溶性的维生素 A、胡萝卜素和水溶性的维生素 B_1、维生素 B_2、维生素 B_6、维生素 B_{12}、烟酸、泛酸、叶酸、生物素等多种营养成分。干酪中的蛋白质在发酵成熟过程中,逐步被分解为多肽、胨、氨基酸等,这些物质容易被人体吸收,使干酪的蛋白质消化率高达96%～98%。干酪除了可直接食用外,还可作为制作儿童营养食品和老年人保健食品的优选原料。

6. 奶油

奶油是从牛奶、羊奶中提取的黄色或白色脂肪性半固体食品,是由未均质化之前的生牛乳顶层的牛奶脂肪含量较高的一层制得的乳制品。

按脂肪含量分为三种:稀奶油、奶油(加盐或不加盐)、无水奶油。稀奶油含脂肪25%～45%;奶油也叫黄油、白脱,含脂肪大于80%,水分小于16%;无水奶油含脂肪98%以上。

奶油将牛奶中的脂溶性维生素等基本上保留并被浓缩,但水溶性维生素绝大部分被除去。黄油中以饱和脂肪酸为主,在室温下为固态,由于其中含有类胡萝卜素而呈现淡黄色,其中还含有一定的胆固醇。

五、蛋类营养价值

蛋类是人类重要的食品之一,常见的蛋类包括鸡蛋、鸭蛋、鹅蛋、鹌鹑蛋等,它们的营养成分和结构大致相同,其中以鸡蛋最为普遍。蛋类的营养价值高,且适合各种人群,包括成人、儿童、孕妇、乳母及病人等。

(一)蛋的结构

蛋由蛋壳、蛋黄、蛋白和蛋系带等部分所组成。

1.蛋壳

蛋壳含有丰富的碳酸钙,非常容易消化吸收,是补充钙质的最佳来源。在正常情况下,每天取约2g的蛋壳研成粉状食用,可预防因钙质不足、骨量减少而导致的腰酸背痛、骨折或骨质疏松症。

2.蛋黄

蛋黄含有丰富的蛋白质、脂肪、钙、卵磷脂和铁质等营养成分。其中卵磷脂被肠胃吸收之后,可促进血管中胆固醇的排除,有预防动脉粥样化的功用。且卵磷脂经消化吸收之后,可生成胆碱,这种物质与脑部的神经传达作用有关,可促进学习、记忆的能力,达到预防老人痴呆的功效。胆碱还可预防肝脏积存过量脂肪,避免形成脂肪肝及改善肝脏机能。而蛋黄所含的铁质,利用率最高,是最补血的天然食品。

3.蛋白

蛋白中含有一种叫白蛋白的蛋白,具有清除活性氧的作用,可增强人体免疫力,达到防癌的功效。且蛋白中的卵白蛋白,经消化酶素分解之后,可以产生一种溶解酶,可活化巨噬细胞,抵抗外来病菌的入侵,提高身体的免疫力。

4.蛋系带

蛋黄左右有两条白色的索状物,就是蛋系带,它是蛋白的一部分,也是优质蛋白质的来源。蛋系带还含有一种燕窝也有的成分,叫"涎酸",具有抗氧化作用,可与侵入人体的病毒结合,进而消灭病毒,防止感染的产生,并且有预防癌变的作用。

(二)蛋类的营养特点

1.蛋白质

蛋类的蛋白质含量为13%～15%,其中蛋黄的含量高于蛋白,蛋黄和蛋白的蛋白质均为完全蛋白质。蛋类蛋白质的蛋氨酸含量较高,若与谷类、豆类混合食用,能补充谷类、豆类中蛋氨酸含量的不足,提高食物的营养价值。蛋类的蛋白质是人体优良蛋白质的重要来源,不但含有人体所需的必需氨基酸,且氨基酸组成与人体组成模式接近,消化率为99%,生物价、蛋白质净利用率都高达94%以上。蛋类是天然食品中的最佳者。

2. 脂肪

蛋类的脂肪含量为11%~15%,蛋类脂肪主要集中在蛋黄内,不饱和脂肪酸比例较高,并含有较多磷脂和胆固醇。

蛋黄是磷脂的极好来源,主要是卵磷脂和脑磷脂,此外尚有神经鞘磷脂。蛋黄所含的磷脂具有降低血胆固醇的效果,并能促进脂溶性维生素的吸收。

蛋中胆固醇含量较高,主要集中在蛋黄,每个鸡蛋中含的胆固醇约200mg。

3. 碳水化合物

蛋类含碳水化合物较少,平均为1%~3%。一部分与蛋白质结合形成糖蛋白,另一部分则以游离态的形式存在。游离的碳水化合物98%都是葡萄糖。

4. 矿物质

蛋中的矿物质主要存在于蛋黄部分,蛋清部分的含量较低。蛋黄中含矿物质1.0%~1.5%(见表4-14),其中磷的含量最丰富,为240mg/100g,钙为112mg/100g。蛋黄是多种矿物质的良好来源,包括铁、硫、镁、钾、钠等。蛋中铁的含量较高,但以非血红素铁的形式存在。由于卵黄高磷脂蛋白对铁的吸收具有干扰作用,因此蛋黄中铁的生物利用率较低,仅有3%左右。蛋中的矿物质含量受饲料因素的影响较大。通过调整饲料成分,目前市场上已经有富硒蛋、富碘蛋、高锌蛋、高钙蛋等特殊鸡蛋或鸭蛋销售。

表4-14 蛋中各部分的主要营养组成 单位:%

主要营养	全蛋	蛋清	蛋黄
水　分	73.8~75.8	84.4~87.7	44.9~51.5
蛋白质	12.8	8.9~11.6	14.5~15.5
脂肪	11.1	0.1	26.4~33.8
糖	1.3	1.8~3.2	3.4~6.2
矿物质	1.0	0.6	1.1

5. 维生素

蛋中维生素含量十分丰富,含有几乎所有种类的维生素,其中维生素 A、维生素 D、维生素 B_1、维生素 B_2、维生素 B_6、维生素 B_{12} 较丰富。蛋黄的颜色来自核黄素、胡萝卜素和叶黄素,其颜色深浅因饲料不同、类胡萝卜素类物质含量不同而异。蛋清富含 B 族维生素。鸭蛋和鹅蛋的维生素含量总体而言高于鸡蛋。蛋黄是胆碱和糖菜碱的良好来源,糖菜碱具有降低血脂和预防动脉硬化的功能。鸡蛋壳、蛋清、蛋黄、蛋白膜和蛋黄膜均具有一定量的唾液酸,该成分具有一定的免疫活性,对轮状病毒有抑制作用。

(三)储藏和加工对蛋类营养价值的影响

在 0℃储藏鸡蛋一个月对维生素 A、维生素 D、维生素 B_1 无影响,但维生素 B_2、烟酸和叶酸分别有 14%、17% 和 16% 的损失。鲜蛋气室较小,随着储藏时间的延长,水分缓慢蒸发,当气室逐渐增大到 1/3 时,即有变质可能。变质的蛋带有恶臭味,如霉菌侵入蛋内,在适宜条件下可形成黑斑,称黑斑蛋。腐败变质的蛋不能食用,应予以销毁。鲜蛋储存在温度 1℃ ~3℃、相对湿度 85% 的冷藏库内可保存 5 个月。

生鸡蛋的蛋清里含多量的抗生物素蛋白和抗胰蛋白酶。抗生物素蛋白和生物素相结合,会使生物素变成人体无法吸收的物质。抗胰蛋白酶能破坏人体里的胰蛋白酶,阻碍蛋白的分解,这些都对人体有害。生蛋清消化吸收率只有 50%。生鸡蛋是一种半流动的胶体物质,在人的肠胃内停留时间较短,与消化液的接触面要比熟鸡蛋小很多,而且鸡蛋中的蛋白质、脂肪等成分,必须加热到一定程度才能被人体吸收。从食品卫生的角度,喝生鸡蛋也不卫生。大约 10% 的鲜蛋里,都含有细菌、霉菌或寄生虫卵,特别是含有能使人得病的沙门代菌。如果鸡蛋不新鲜,带菌的比例就会更高。

蛋类烹调方法不同对营养素的破坏也不一样,如荷包蛋、油煎蛋及炒、蒸、煮时,主要对维生素 B_1 和 B_2 有损失;煮和炒的方法,营养素损失较少;采用炸的方法,维生素损失较多。

鲜蛋经过加工制成的皮蛋、咸蛋和糟蛋等,其蛋白质的含量变化不大(见表 4 - 15)。皮蛋制作过程中加碱,使蛋中的维生素 B_1 和维生素 B_2 受到较严重的破坏,含硫氨基酸含量下降,镁、铁等矿物质生物利用率下降,但钠和配料中的矿物质含量上升。

咸蛋的制作过程对蛋的影响不大,只是钠含量大幅上升,不利于高血压、心血管疾病和肾病患者,故这些患者应注意不要经常食用咸蛋。由于盐的作用,咸蛋蛋黄中的蛋白质发生凝固变性并与脂类成分分离,使蛋黄中的脂肪凝聚形成出油现象。

糟蛋是用鲜蛋泡在酒糟中制成的,由于酒精的作用使蛋壳中的钙盐渗透到糟蛋中,糟蛋中钙的含量明显高于鲜蛋。

表4-15　不同蛋类各种主要营养素含量(每100g)

蛋类别	蛋白质 (g)	脂肪 (g)	碳水化合物 (g)	视黄醇当量 (μg)	硫胺素 (mg)	核黄素 (mg)	钙 (mg)	铁 (mg)	胆固醇 (mg)
全鸡蛋	12.8	11.1	1.3	194	0.13	0.32	44	2.3	585
鸡蛋白	11.6	6.1	3.1	—	0.04	0.31	9	1.6	—
鸡蛋黄	15.2	28.2	3.4	438	0.33	0.29	112	6.5	1510
鸭　蛋	12.6	130	3.1	261	0.17	0.35	62	2.9	565
咸鸭蛋	12.7	12.7	6.3	134	0.16	0.33	118	3.6	647
松花蛋	14.2	10.7	4.5	215	0.06	0.18	63	3.3	608
鹌鹑蛋	12.8	11.1	2.1	337	0.11	0.49	47	3.2	531

第四节　强化食品

☞ 课前导入

食品添加剂不等于非法添加物,已被妖魔化

　　经济学人智库发布的2013年全球食品安全指数显示,中国在107个国家中排名第42位。

　　食品添加剂权威专家、中国工程院院士孙宝国表示,目前,一些缺乏科学依据的食品安全问题传播速度非常快,如最近有报道说方便面最多含有25种食品添加剂,口感虽好,但危害大,还有说法称吃面包相当于啃鞋底等。"这方面例子太多了,这些信息从标题制作上是为了吸引眼球,其实都是误导公众",孙宝国称,"可口可乐里面有磷酸,那能说喝可乐就等于喝磷酸吗?"他还指出,对食品添加剂认知的错误,还包括一些医生、名人,他们把非法添加物和食品添加剂混为一谈。

　　孙宝国说,"在我国,对食品安全事件引发的社会恐慌所造成的损失,远远高于食品安全问题本身所造成的直接损失,最后导致的结果就是老百姓对国产食品不信任,缺乏信心"。

　　唯有透明才能产生信任。

　　"迄今为止,在中国对人体健康造成危害的食品安全事件没有一件是由于合法

使用食品添加剂造成的。"中国工程院院士陈君石表示。孙宝国则直接表示："食品添加剂在食品当中是天使,不是魔鬼。"

孙宝国以中国妈妈最关注的婴幼儿配方奶粉举例,有人问他婴幼儿配方奶粉为什么好,他说是因为"里面有食品添加剂",是除了母乳以外最好的替代品。孙宝国现场以一款著名的洋奶粉为例说,该款奶粉配料表中随便数一下就有 39 种食品添加剂。

(资料来源:京华时报,被人民网转载. http://shipin. people. com. cn/n/2014/0418/c85914 - 24911645. html)

思考:如何判断某强化食品是否安全?

一、食品营养强化的历史

食品营养强化最早起源于 1833 年,当时法国化学家提出向食盐中加碘以防止南美的甲状腺肿,1900 年时食盐加碘几乎在整个欧洲实施。

1941 年底美国食品和药品管理局(FDA)提出了一个强化面粉的标准和实施办法,并从次年开始生效,与此同时公布了食品强化的法规。在此法规中,食品强化的定义、范围和强化标准等都做了明确的规定。此后,美国对其他谷类制品的强化标准随之而起,1943 年对玉米粉的强化,1953 年对面包的强化,1958 年对大米的强化等,到 1969 年食用的谷类产品中已经有约 11% 进行了强化。今天,美国大约有 92% 以上的早餐谷类食物是强化了的食品。

美国 1938 年强化面粉后,其居民尼克酸缺乏死亡率由每年 3000 人以上,下降到 1952 年的可忽略人数;新西兰 1944 年开始强化面粉,4 年后 B 族维生素缺乏人群从 20% 下降到可忽略水平。食物营养强化是控制微量营养素缺乏的一种有效措施,它既可以覆盖众多的消费者,又有见效快的优点。

1995 年联合国世界粮农组织(FAO)食物营养强化专家咨询会议呼吁各国将食物营养强化作为当前控制微量营养素缺乏的一项重要政策,特别是在发展中国家。

1997 年 12 月 5 日,中国经国务院批准(国办法[1997]45 号),下达全国各省市的《中国营养改善行动计划》重要文件中明确提出:要尽一切努力在 2000 年以前消除饥饿和营养不良。为实现这一目标,尽快改善我国居民的营养状况,要求增加生产符合国家标准的富含微量营养素的粮食加工品和营养强化食品。

二、食品营养强化的概念

在天然食品中,没有一种食品可以完全满足人体对各种营养素的需要,食品在加工、运输、贮存和烹调等过程中还往往会造成某些营养素的损失。为了弥补天然食品的营养缺陷及补充食品在加工、贮藏中营养素的损失,适应不同人群的生理需要和职业需要,世界上许多国家对有关食品采取了营养强化。

所谓食品营养强化就是根据各类人群的营养需要,在食品中人工添加一种或几种营养强化剂以提高食品营养价值的过程。

营养强化剂是为增强营养成分而加入食品中的天然的或者人工合成的属于天然营养素范围的食品添加剂。

为保持食品原有的营养成分,或者为了补充食品中所缺乏的营养素,向食品中添加一定量的食品营养强化剂,以提高其营养价值,这样的食品称为营养强化食品。

三、食品营养强化的分类

(一)营养素的强化

从营养上弥补某些食品中某些营养素天然含量不足的缺陷而添加某些营养素,如向粮谷及其制品中添加赖氨酸和钙,向内陆山区食品中加碘等,称为食品设防、强化(food fortification),或营养素丰富、改进(food enrichment), 或营养素增补(food ennoblement)。

(二)营养素的恢复

为弥补食品加工处理所损失的营养素,需另行添加补偿,如向精白米、面中加维生素 B_1、尼克酸,向水果罐头中加维生素 C 等,称为补加、补偿之意(restoration)。

(三)营养素的标准化

适应特定条件的需要,使一种食品尽可能满足食用者对营养的全面需要,而添加各种营养素,如配方奶粉、宇航食品、某种军粮、病人用要素膳等均有这种性质,即使食品在营养价值上达到某种标准之意,称为标准化(standardization)。

(四)维生素化

为某种特殊需要而特别强调加一种或几种维生素,如对寒带地区食品中加维生素 C,对铅、苯、高温作业人员的饮食中加入水溶性维生素等,有人称之为 vitaminization ,意指特别强调食品中加维生素问题。

四、食品营养强化的意义[4]

(一)弥补天然食物的营养缺陷

天然食品中几乎没有一种是营养俱全的,亦即几乎没有一种天然食品能满足人体的全部营养需要。例如,以米、面为主食的地区,除了可能有多种维生素缺乏外,蛋白质的质和量均显不足,特别是赖氨酸等必需氨基酸尤为不足,严重影响其营养价值,需要在谷类食品中添加赖氨酸。新鲜果蔬含有丰富的维生素 C,但其蛋白质和能源物质欠缺。至于那些含有丰富优质蛋白质的乳、肉、禽、蛋等食物,其维生素含量则不能满足人类的需要,特别是它们缺乏维生素 C。

(二)弥补食品在加工、储存及运输过程中营养素的缺乏

许多食品在消费之前往往需要加工(工厂化生产或家庭烹调)、储存及运输,在这一系列过程当中,由于物理的、化学的、生物的因素均会引起食品部分营养素的损失,有时甚至造成某种或某些营养素的大量损失。例如,在碾米和小麦磨粉时,有多种维生素损失,而且加工精度越高,这种损失越大,甚至造成大部分维生素的大量损失,所以在精白米、面中需要添加 B 族维生素。又如在果蔬的加工过程当中,如制造水果、蔬菜罐头时,很多水溶性和热敏性维生素均有损失,所以在果汁、果酱、水果罐头中需要添加维生素 C。

(三)简化膳食处理、方便摄食

由于天然的单一食物仅含有人体所需的部分营养素,不能全面满足人体的营养需要,因此,人们为了获得全面的营养需要就必须同时进食多种食物。例如,我国饮食以谷类为主,谷类能满足机体能量需要,但其蛋白质含量低,而且质量差,维生素和矿物质也不足,必须混食肉类、豆类、水果、蔬菜等。这在膳食的处理上是比较繁琐的。

婴儿的膳食处理更加复杂。即使母乳喂养的婴儿,在 6 个月以后,也需按不同月龄增加辅食,用于补充其维生素等的不足。若采用强化食品,在乳制品中强化维生素 A、维生素 C、维生素 D、维生素 B_1、维生素 B_2、维生素 B_6、维生素 B_{12} 及烟酸等制成配方奶粉供给婴儿食用,不仅可以满足婴儿的营养需要,而且可以大大简化摄食手续。

(四)适应不同生理及职业人群的营养需要

对于不同年龄、性别、工作性质,以及处于不同生理、病理状况的人来说,他们所需营养的情况是不同的,对食品进行不同的营养强化可分别满足他们的营养需要。比如按照婴幼儿、孕妇、乳母、宇航员和高温、高寒地区人员及各种病人的特定要求需要添加不同的营养素。

(五)防病、保健及其他

从预防医学的角度看,食品营养强化对预防和减少营养缺乏病,特别是某些地方性营养缺乏病具有重要的意义。例如对缺碘地区的人采取食盐加碘,可大大降低当地甲状腺肿的发病率(下降率可达 40% ~ 95%),用维生素 B_1 防治脚气病,用维生素 C 防治坏血病早已人所共知。

五、食品营养强化原则

（一）目的明确、针对性强

进行食品营养强化前必须对本国（本地区）的食物种类及人们的营养状况做全面细致的调查研究，从中分析缺少哪种营养成分，然后根据本国、本地区人民摄食的食物种类和数量选择需要进行强化的食品（载体食物）以及强化剂的种类和数量。

（二）载体食物的消费覆盖面越大越好

载体食物的消费量应比较稳定，以便能比较准确地计算营养素添加量，同时能避免由于大量摄入（如软饮料、零食）而发生过量。

（三）符合国家的卫生标准

食品营养强化剂的卫生和质量应符合国家标准，也应严格进行卫生管理，切忌滥用，特别是对于那些人工合成的化合物更应通过一定的卫生评价方可使用。

（四）易被机体吸收利用

食品强化用的营养素应尽量选取那些易于吸收、利用的强化剂。例如可作为钙强化用的强化剂很多，有氯化钙、碳酸钙、硫酸钙、磷酸钙、磷酸二氢钙、柠檬酸钙、葡萄糖酸钙和乳酸钙等，其中人体对乳酸钙的吸收最好。在强化时，尽量避免使用那些难溶解、也难吸收的物质，如植酸钙、草酸钙等。

（五）不影响食品原有色、香、味等感官性状

在强化过程中，不改变食物原有感官性状，在进一步烹调加工中营养素不发生明显损失。

（六）确保安全性和营养有效性

注意各种营养素之间的平衡，防止由于食品强化而造成营养素摄入的不平衡。营养强化剂除了要对人体无害外，还要有一定的营养效应，所以对它的使用量要求既规定上限，还要规定下限。添加量一般以相当对象正常摄入量的1/3至摄入量为宜。

（七）经济合理

强化的营养素和强化工艺应该力求成本低和技术简便、易于推广。

六、食品营养强化剂

（一）氨基酸与含氮化合物

目前常用于食品强化的蛋白质有大豆蛋白、乳清蛋白、脱脂乳粉、酵母粉、鱼粉等。

1.大豆蛋白

把大豆蛋白添加到小麦制品中，可提高其蛋白效价，如小麦粉中添加10%的大豆蛋白，其蛋白效价可提高2倍以上；另外大豆蛋白还可改善谷类在加工中的功

能特性。大豆蛋白常用于主食,特别是儿童食品中可生产各种强化面包、饼干、挂面、快餐等。

2. 乳清粉及脱脂奶粉

乳清粉及脱脂奶粉大多是制造奶油和干酪的副产品,富含蛋白质、乳糖等,在国外普遍用作蛋白质强化剂。

3. 酵母

酵母是酵母菌经培养杀灭后所得的干燥菌体,酵母含蛋白质40%~60%,并富含 B 族维生素和赖氨酸。一般添加量在3%以下,不会影响食品的口味。

4. 鱼粉

把鲜鱼经过干燥、脱脂、去腥后加工成较为纯净的食用鱼粉,蛋白质含量达80%,赖氨酸达6.98%,相当于猪肉的4倍多。

5. 赖氨酸

常用的赖氨酸强化剂有 L-盐酸赖氨酸、L-赖氨酸、L-天门冬氨酸盐、L-赖氨酸-L-谷氨酸盐等。

6. 牛磺酸

用牛奶制成的婴儿配方食品中几乎不含牛磺酸,但牛磺酸在人乳及其他哺乳动物乳汁中是主要的游离氨基酸,对人类脑神经细胞的增殖、分化及存活有明显的作用,因此,要适当补充,强化剂量为300~500mg/kg。

7. 其他

随蛋白资源的不断开发,单细胞蛋白、藻类蛋白、叶蛋白等都可作为新型的蛋白质强化剂。

(二)维生素类

1. 维生素A

维生素 A 普遍存在于鱼肝油中,含量为 600 IU/g,而浓缩鱼肝油为 5000~500 000 IU/g。目前大多数为人工合成的维生素 A 棕榈酸酯和维生素 A 醋酸酯,稳定性好,也可用胡萝卜素提取物。

2. 维生素D

主要包括维生素 D_2 和维生素 D_3,维生素 D_2 是低等植物,是酵母及真菌内麦角甾醇经紫外线照射转变的,维生素 D_3 是人体内 7-脱氢胆固醇经日光或紫外线照射转变的,目前药用规格的维生素 D_2 及维生素 D_3 均有生产,酱油渣、酒糟以及青霉菌菌膜中均能提取出麦角甾醇。

3. 维生素C

维生素 C 除用人工合成的制剂添加外,也可用某些野果的抽提液浓缩成直接烘干的粉末添加。如野蔷薇果干燥后每100g 制品中含维生素 C 1200~1500mg。

4. 维生素 B_1

维生素 B_1 是用于治疗地区性脚气病的强化剂。近年来用苯酰硫胺素及萘2,6 - 二磺酸盐添加到米和面中,因为它难溶于水,并在加工贮存中较稳定。

5. 维生素 B_2

目前国内用液体培养法大规模生产核黄素,用于强化人造奶油、花生酱等。也可使用液状食品的强化剂核黄素磷酸钠。

6. 维生素PP

用于食品强化剂的有性质较稳定的烟酰胺。

(三)矿物质类

1. 钙

常用的强化剂有碳酸钙、磷酸钙、乳酸钙、葡萄糖酸钙、柠檬酸钙等,也有用骨粉、蛋壳钙、活性钙离子(牡蛎等蚌类经水解处理制得)等。

2. 铁

常用的强化剂有柠檬酸铁胺、乳酸亚铁、硫酸亚铁等。加入适量的维生素 C 作为抗氧化剂,有助于铁的吸收。

3. 锌

一般用作锌的强化剂有硫酸锌、氯化锌、乳酸锌、醋酸锌等。

4. 碘

碘是中国最早用于强化剂的无机盐,加碘盐是目前真正纳入政府行为强制推广的强化食品。

5. 硒

硒强化剂多采用有机硒化合物,其中常用富硒酵母、硒化卡拉胶等作为强化剂。

6. 氟

常用的强化剂有氟化钠、氟硅化钠等。

七、食品的强化方法

(一)原料或必需食品中添加

凡国家法令强制规定添加的强化食品,以及具有公共卫生意义的强化物质均属于这一类。有些国家将制成的强化米按一定比例混入一般米中出售。西方国家一般将需补充的营养素预先添加在面粉中。

(二)在加工过程中添加

在食品加工过程中添加营养强化剂是强化食品采用的最普遍的方法。此法适用于罐装食品,如罐头、罐装婴儿食品、罐装果汁和果汁粉等,也适用于人造奶油、各类糖果糕点等。

（三）在成品中混入

为了避免在加工和储存过程中对营养强化剂的损失，可采取在成品中混入的方法进行强化。如对调制奶粉、母乳化奶粉等婴幼儿食品，大多数强化剂均是用喷雾法混入成品中的。

（四）物理化学强化方法

物理化学强化方法是将存在于食品中的某些物质转化成所需营养素的方法。如将牛奶经紫外线照射，维生素 D 骤然增加。此外，食物蛋白质经过初步水解后有利于机体的消化吸收。

（五）生物强化方法

生物强化方法是利用生物的作用将食品中原有成分转变成人体所需的营养成分。如大豆经发酵后，不但其中蛋白质受微生物作用分解，而且还产生一定量的 B 族维生素，尤其是产生植物性食物中所缺少的维生素 B_{12}，因而大大提高其营养价值。

八、营养强化食品的种类

（一）强化主食品

主要在营养素损失较多的精白面粉、精大米中强化，所用的强化剂有维生素 B_1、维生素 B_2、烟酸、铁、钙、赖氨酸、蛋氨酸等。

（二）强化副食品

副食品种类繁多，如酱油是中国人民主要的调味品，所用的强化剂有维生素 B_1、维生素 B_2 和铁等；西方国家 80% 以上的奶油都添加了维生素 A 和维生素 D；水果罐头和果汁果酱成品通常添加一定剂量的维生素 C；中国规定在地方性甲状腺病区，食盐中碘化钾添加量为 1kg 添加 20～50mg。

（三）强化婴幼儿食品

在牛奶和米粉中强化婴幼儿生长发育所需的必需营养素，如氨基酸、牛磺酸、微量元素、维生素等，产品有强化奶粉、母乳化奶粉、强化婴儿米粉等。

（四）混合型营养强化食品

将具有不同营养特点的天然食物混合配制成一类食品，其意义在于各种食物中营养素的互补作用。大多是在主食中混入一定量的其他食品以弥补主食中营养素的不足，或增补某些氨基酸、维生素、矿物质等。

（五）其他强化食品

特殊人群的食物配制，要根据其特点进行强化。如为了适应各种特殊人群的需要和不同职业的营养需要，防治各种职业病，可根据其特点配制成各种各样的强化食品。

第五节　保健食品

☞ 课前导入

人民日报谈保健品功效：大多夸大宣传，仅有辅助作用

降脂降压，别依赖保健品

专家表示，保健品仅起辅助作用，不能替代药物，应注重转变生活方式。

随着经济发展、生活方式改变以及人口老龄化，高血压、高血脂患者如今越来越多。数据显示，目前我国高血压患者已超过 2 亿人，每年因心脑血管病死亡约占总死亡原因的 41%，居各类死因之首。在此背景下，降脂降压类保健品层出不穷，部分产品甚至宣称"两个月能让血压恢复正常"、"彻底清除血栓"。这些热销的保健品究竟能起多大作用？带着这些问题，记者采访了国内外有关专家。

深海鱼油能降脂降压吗？

回应：能调节血脂，但无治疗作用，降压基本不靠谱。

蜂胶降脂降压作用有多大？

回应：对预防心脑血管疾病有辅助作用，但不能替代药物；有些市售产品不是真蜂胶。

一氧化氮产品能溶解血栓吗？

回应：对体内一氧化氮不足者，有助于降低血黏度，但溶解血栓、治愈中风等宣传缺乏科学依据。

如何看待保健品作用？

回应：效果有限，不从生活方式入手，无法从根本上解决病痛。

眼下，很多保健品大打进口牌，宣传时往往会提到"风靡美国"。但接受记者采访的多位专家提醒，膳食补充剂在美国确实很时兴，但美国食药监局（FDA）明令要求，在膳食补充剂的商标上，绝对不能出现任何有关预防和治疗疾病的说明字样。而且，美国的膳食补充剂在上市前不需要得到美国食药监局的批准，这也导致不少纯度与标签不符的劣质产品在市场上流通。

和渝斌、缪晓青等专家强调，保健品无法替代药品。在目前保健品市场虚假宣传、假冒伪劣现象严重的情况下，政府应加强监管，努力净化市场。

（资料来源：人民网 – 人民日报，被新华网转载. http://news. xinhuanet. com/food/2014 – 05/09/c_126479563. htm）

思考：你如何看待保健食品的作用？

一、保健食品概述

（一）保健食品的概念

保健食品是食品的一个种类，具有一般食品的共性，能调节人体的机能，适于特定人群食用，但不能治疗疾病。保健（功能）食品在欧美各国被称为"健康食品"，在日本被称为"功能食品"。我国保健（功能）食品的兴起是在 20 世纪 80 年代末 90 年代初，经过一、二代的发展，也将迈入第三代，即保健食品不仅需要人体及动物实验证明该产品具有某项生理调节功能，更需查明具有该项保健功能因子的结构、含量、作用机理以及在食品中应有的稳定形态。

我国的《保健食品注册管理办法（试行）》于 2005 年 7 月 1 日正式实施，办法对保健食品进行了严格定义：保健食品是指具有特定保健功能或者以补充维生素、矿物质为目的的食品，即适宜于特定人群食用，具有调节机体功能，不以治疗疾病为目的，并且对人体不产生任何急性、亚急性或者慢性危害的食品。

（二）保健食品的标志

保健食品标志为天蓝色图案，下有保健食品字样，俗称"蓝帽子"（见图 4 - 2）。国家工商局和卫生部在日前发出的通知中规定，在影视、报刊、印刷品、店堂、户外广告等可视广告中，保健食品标志所占面积不得小于全部广告面积的 1/36。其中报刊、印刷品广告中的保健食品标志，直径不得小于 1 厘米。

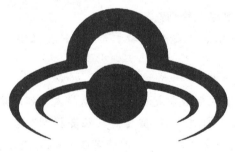

保健食品

图 4 - 2　保健食品标志

二、保健食品的特征

（1）保健食品首先是食品，必须无毒无害，符合应当有的营养要求。

（2）保健食品又不同于普通食品，应当具有特定的保健功能，该保健功能必须是明确的、具体的、能够证实的。

（3）保健食品必须是为特定人群或特定条件下的人群所研制的、生产的。

（4）保健食品不是以治疗为目的，不能代替药物的治疗作用或出现有治疗作用的宣传。

三、保健食品与一般食品、药品的区别

（一）保健食品与一般食品的区别

保健食品和一般食品有共性也有区别。

1. 共性

保健（功能）食品和一般食品都能提供人体生存必需的基本营养物质（食品的第一功能），都具有特定的色、香、味、形（食品的第二功能）。

2. 区别

（1）保健食品含有一定量的功效成分（生理活性物质），能调节人体的机能，具有特定的功能（食品的第三功能）；而一般食品不强调特定功能（食品的第三功能）。

（2）保健食品一般有特定的食用范围（特定人群），而一般食品无特定的食用范围。

（二）保健食品与药品的区别

保健食品不是药品。药品是治疗疾病的物质；保健食品的本质仍然是食品，虽有调节人体某种机能的作用，但它不是人类赖以治疗疾病的物质。对于生理机能正常、想要维护健康或预防某种疾病的人来说，保健食品是一种营养补充剂。对于生理机能异常的人来说，保健食品可以调节某种生理机能、强化免疫系统。

另外，保健食品与一般食品和药品在管理上也存在着区别。保健食品配方有理论与法律依据，成分明确，有特定的质量监测指标与方法，并且符合国家规定的申报手续。

四、保健食品的功效成分

为了规范我国保健（功能）食品市场，国家质量技术监督局于 1997 年发布了 GB 16740—1997《保健（功能）食品通用标准》，同年 5 月 1 日起实施。

标准规定了保健（功能）食品定义、产品分类、基本原则、技术要求、试验方法和标签要求。

保健（功能）食品，一是提供营养；二是提供增加人体食欲的色、香、味、形；三是调节人体机能。

标准规定，保健（功能）食品应有与功能作用相对应的功效成分及其最低含

量。功效成分是指能通过激活酶的活性或其他途径,调节人体机能的物质,主要包括:

(1)多糖类:如膳食纤维、香菇多糖等;

(2)功能性甜味料(剂):如单糖、低聚糖、多元醇糖等;

(3)功能性油脂(脂肪酸)类:如多不饱和脂肪酸、磷脂、胆碱等;

(4)自由基清除剂类:如超氧化物歧化酶(SOD)、谷胱甘肽过氧化酶等;

(5)维生素类:如维生素 A、维生素 C、维生素 E 等;

(6)肽与蛋白质类:如谷胱甘肽、免疫球蛋白等;

(7)活性菌类:如聚乳酸菌、双歧杆菌等;

(8)微量元素类:如硒、锌等;

(9)其他类:二十八醇、植物甾醇、皂甙(苷)等。

五、保健食品的功能

2003 年 5 月 1 日,卫生部颁布实施的《保健食品检验与评审技术规范》新标准,规定保健食品的申报功能为以下 27 项:

(1)辅助增强免疫力;

(2)辅助降血脂;

(3)辅助降血糖;

(4)抗氧化;

(5)辅助改善记忆;

(6)缓解体力疲劳;

(7)缓解视疲劳;

(8)促进排铅;

(9)清咽;

(10)辅助降血压;

(11)改善睡眠;

(12)促进泌乳;

(13)提高缺氧耐受力;

(14)对辐射危害有辅助保护功能;

(15)减肥;

(16)改善生长发育;

(17)增加骨密度;

(18)改善营养性贫血;

(19)对化学性肝损伤有辅助保护功能;

（20）祛痤疮；

（21）祛黄褐斑；

（22）改善皮肤水分；

（23）改善皮肤油性；

（24）调节肠道菌群；

（25）促进消化；

（26）通便；

（27）对胃黏膜有辅助保护功能。

除了以上具有特定功能的食品可以申报保健食品外，营养素类产品也纳入了保健食品的管理范畴，称为营养素补充剂，如以维生素、矿物质为主要原料的产品，以补充人体营养素为目的的食品，可以用以申报保健食品。

六、保健食品的分类

（一）按食用人群和服务对象分类

（1）用于普通人群的功能食品。

（2）用于特殊生理需要的人群（婴幼儿、孕妇、老年人等）的功能食品。

（3）用于特殊工种人群（井下、高温、低温、运动员等）的功能食品。

（4）用于特殊疾病人群（心血管病、糖尿病、肿瘤等）的功能食品。

（5）用于特殊生活方式的人群（休闲、旅游、登山等）的功能食品。

（二）按调节机体功能的作用特点分类

（1）具有调节人体节律功能的保健食品。

（2）具有预防疾病、促进康复功能的保健食品。

（3）具有改善防御力、增强免疫功能的保健食品。

（4）具有抗衰老功能的保健食品。

（三）按产品的形式分类

保健食品产品形式除了以食品形式存在外，还可以类似药物的形式如丸、丹、膏、散、片剂、口服液等剂型存在。

第六节　新资源食品

👉 课前导入

已批准试生产在有效期内的新资源食品名单

名单见表4-16。

表4-16　已批准试生产在有效期内的新资源食品名单

序号	产品名称	批准文号	批准日期	生产企业
1	亚兰牌御米油	卫新食试字(2006)第0002号	2006年6月6日	甘肃省农垦医药药材站植物油品厂
2	华农©甘二酯油	卫食新试字(2006)第0001号	2006年8月31日	大连华农物流有限公司
3	天光牌盐藻	卫食新试字(2006)第0002号	2006年10月16日	天津开发区天光高科技开发有限公司
4	雪之溶牌杜仲籽油	卫食新试字(2006)第0003号	2006年10月16日	陕西省略阳县嘉木杜仲产业有限公司
5	NCFM™嗜酸乳杆菌	卫食新试字(2006)第0004号	2006年11月21日	丹尼斯克公司
6	动物双歧杆菌BE80	卫食新试字(2007)第0001号	2007年2月13日	法国达能公司
7	鲜の每日CTM芦荟纤果汁饮品	卫食新试字(2007)第0002号	2007年4月19日	天津顶津食品有限公司
8	金典御品牌金花茶浸提液	卫食新试字(2007)第0003号	2007年8月6日	广西富新科技股份有限公司
9	金花茶	卫食新试字(2007)第0004号	2007年8月6日	北京能创方略科技发展有限公司
10	平衡康牌针叶樱桃果粉	卫食新试字(2007)第0005号	2007年8月6日	海南清华堂实业投资有限责任公司
11	马泰克DHA™-S	卫食新试字(2007)第0006号	2007年8月6日	美国马泰克生物科学有限公司
12	仙人掌干粉	卫食新试字(2007)第0007号	2007年9月19日	安徽省亳州市兴邦科技开发有限公司

续表

序号	产品名称	批准文号	批准日期	生产企业
13	植物甾醇酯（Vegapure Plant sterol ester）	卫食新试字（2007）第0008号	2007年11月6日	科宁德国有限公司
14	植物甾醇（Vegapure plant sterol）	卫食新试字（2007）第0009号	2007年11月6日	科宁德国有限公司
15	大溪地诺丽果浆	卫食新试字（2007）第0010号	2007年11月6日	Tropical Resources, Inc.
16	百奥斯汀虾青素SCE5	卫食新试字（2007）第0011号	2007年11月14日	美国西娅诺泰克有限公司

注：新资源食品试生产的有效期为两年，满两年未按时申报转为正式生产的，批准文号自行废止。

以上是截至2014年6月28日，食品安全与卫生监督局网站上公布的关于新资源食品的信息。相关新闻可登录以下网址查询：http://wsb. moh. gov. cn/mo-hwsjdj/s9159/list. shtml。

（资料来源：中华人民共和国卫生和计划生育委员会. http://wsb. moh. gov. cn/mohwsjdj/s9159/200910/44181. shtml）

思考：关于中国的食品安全监管，谈谈你的想法。

一、新资源食品的概念

新资源食品是指在中国新研制、新发现、新引进的无食用习惯的、符合食品基本要求、对人体无毒无害的食品。

新资源食品应当符合《食品卫生法》及有关法规、规章、标准的规定，对人体不得产生任何急性、亚急性、慢性或其他潜在性健康危害。

简单说，以下四类食品属于新资源食品。

（1）以前中国居民没有食用习惯的动物、植物和微生物，如蝎子、金花茶、仙人掌、芦荟、螺旋藻等。

（2）以前中国居民没有食用习惯的动物、植物、微生物中提取的食品原料，如从柞蚕蛹中提取的氨基酸、从莼菜中提取的多糖等。

（3）食品加工中使用的微生物新品种，如双歧杆菌、嗜酸乳杆菌等。

（4）采用新工艺生产导致原有成分或者结构发生改变的食品原料。

二、关于新资源食品的法律法规和评估方法

(一)法律法规

由于新资源食品不同于传统食品,是一种新兴事物,为保障人体健康,2007 年 12 月 1 日起施行了《新资源食品管理办法》。根据该管理办法,在中国,新资源食品必须要经过严格评估,通过国家卫生部的审核批准,确认对人体健康无害后才能进入市场,对于未经卫生部批准并公布作为新资源食品的,不得作为食品或者食品原料生产经营和使用。

国家鼓励对新资源食品的科学研究和开发。卫生部主管全国新资源食品卫生监督管理工作。县级以上地方人民政府卫生行政部门负责本行政区域内新资源食品卫生监督管理工作。

转基因食品和食品添加剂的管理依照国家有关法规执行。

(二)评估方法

中国对新资源食品安全性评价采用国际通用的、具有很高的公认度的危险性评估和实质等同原则;在评估内容方面,不仅包括新资源食品申报时对技术资料和生产现场进行审查,还包括产品上市后对人群食用安全性进行再评价;在评估专家方面,卫生部组织食品卫生、毒理、营养、微生物、工艺和化学等领域的专家组成评估委员会,负责新资源食品安全性评价工作,从而保证了评价结果的客观性、科学性。

三、新资源食品与保健食品的区别

新资源食品和保健食品最大的区别在于,保健食品是指具有特定保健功能的食品,而且申请审批时也必须明确指出具有哪一种保健功能,而新资源食品则不得宣称或者暗示其具有疗效及特定保健功能。

此外,新资源食品和保健食品的适用人群不同,前者适用于任何人群,而后者适宜于特定人群食用。

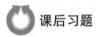 课后习题

一、选择题

1.(　　)是人体能量的主要食物来源。

　　A.谷类　　　　　　B.肉类　　　　　　C.奶类　　　　　　D.蛋类

2.绿叶蔬菜和橙色蔬菜等较浅色蔬菜富含(　　　)。

　　A.碳水化合物　　B.胡萝卜素　　　　C.纤维素　　　　　D.蛋白质

3.水果和蔬菜一样,主要提供(　　　)。

　　A.碳水化合物　　B.脂肪　　　　　　C.维生素和矿物质　D.蛋白质

4.豆类中维生素以(　　)最多,比谷类含量高。

    A.B 族维生素　　　　B.维生素 A　　　　C.维生素 C　　　　　　D.维生素 K

5.鸡蛋含有丰富的蛋白质,蛋黄中蛋白质的含量(　　)蛋清。

    A.略低于　　　　　　B.大大低于　　　　C.等于　　　　　　　　D.高于

二、判断题

1.谷类是中国居民膳食中维生素 B_1 的主要来源。　　　　　　　　　　(　　)

2.谷类的维生素主要存在于胚乳中。　　　　　　　　　　　　　　　　(　　)

3.由于大豆富含饱和脂肪酸,所以是高血压、动脉粥样硬化等疾病患者的理想食物。　　　　　　　　　　　　　　　　　　　　　　　　　　　　　　(　　)

4.大豆发芽前几乎不含维生素 C。　　　　　　　　　　　　　　　　　(　　)

5.水果中的碳水化合物主要以多糖的形式存在,食之甘甜。　　　　　　(　　)

三、简答题

1.说出植物性食物的分类。

2.说出动物性食物的分类。

3.简述食用菌的营养价值。

4.强化食品的强化方法有哪些?

5.保健食品的特征有哪些?

第五章

储存加工对食品营养价值的影响

引　言

常见的食物贮藏方法有常温贮藏、冷冻贮藏、罐装贮藏、辐照贮藏等,不同贮藏方法对食品中的营养素都会产生不同的影响,要根据食物特点选择贮藏方法。食品加工方法很多,大致可归纳为加热、冷冻、发酵、盐渍、糖渍等,在这些物理、化学和生物因素的作用下,食品中原有的营养价值发生了积极或消极的变化。

学习目标

- 知道常见的食物贮藏方法。
- 知道常见的食品加工方法。

第一节　储存对食品营养价值的影响

☞课前导入

冰箱里的食物能存多久? 教你食物储存法

你家的冰箱里面是不是有很多存货呢? 你以为放进冰箱它们就能留住营养吗? 事实上,冰箱中绿叶菜和苹果放在一起,叶子会很快变黄、变烂;果汁开封后放回冰箱,即使瓶盖已拧紧,一周内也会损失一半维生素 C。

一、牛奶一定要躲光

光线不仅能杀菌,也会"杀死"牛奶中的营养素。研究发现,牛奶直接暴露在阳光下四分钟就会酸化、变质。牛奶中的维生素 B_2 对光线非常敏感,在灯光下会急速流失。光线还会让牛奶中的脂质氧化,导致维生素 A、D、B_6、B_{12} 等其他营养素慢慢受损。其中,尤以玻璃罐或塑料罐装的牛奶最易受影响。即使在超市冷藏柜的灯光下,牛奶的"最佳保鲜期"也只有四小时左右。

二、绿茶应存于冰箱中

绿茶对健康的好处多多,已证实有助预防心脏病、癌症、阿尔兹海默症等,主要是因为其中含儿茶素。刊登在美国《食物科学》杂志上的一项研究指出,绿茶在常温下放置六个月后,儿茶素含量便减少了,因此绿茶最好存放于冰箱中,而红茶可在常温下存放。

三、果蔬同放易变质"传染"

蔬菜和水果同放在一起,容易变质并"传染"。记住,不仅人会得传染病,蔬果间的变质也会"传染"。美国宾州州立大学的研究提醒,苹果、杏仁、红椒、桃子、哈密瓜、西红柿等,同其他蔬果放在一起时,会释放乙烯气体,让后者快速成熟、变质。另外,以上蔬果与十字花科蔬菜及绿色叶菜放在一起,也会让后者的叶子很快变黄变烂。

四、"娇气"的绿叶蔬菜最好在冰箱里保存,并尽快吃完

萝卜、胡萝卜、白菜、土豆、洋葱、苹果、梨等都属于耐储食物,适合放到阳台。马铃薯等根茎类蔬菜个头越小,维生素 C 含量越高,可用纸袋储存,防止过度的光与氧气损伤其中的维生素 C。

思考:低温储存能留住食品营养吗?

一、常温贮藏对食品中营养素的影响

新鲜食品在贮藏期间,营养成分很容易发生变化。蒸腾作用失去水分过程对其营养价值影响不大,但呼吸作用可损失相当一部分可被利用的碳水化合物,而且粗纤维含量有所增加。

谷物贮藏温度应在15℃以下。如果贮藏温度高于20℃,呼吸热会使谷物温度升高,导致霉变、腐败。蔬菜中维生素 C 的损失,与存放温度和时间有关。牛奶在室内光线条件下,保存一天,维生素 B_2 损失30%,维生素 B_6 损失20%。蛋类在室温下,只能贮存 20～30 天。

食物储藏的时间越长,接触空气和光照的面积就越大,一些抗氧化的维生素损失就越严重。以菠菜为例,刚刚采摘的菠菜在20℃室温条件下存放四天后,叶酸的水平可下降50%,即便是将菠菜放入4℃左右的冰箱内,八天后叶酸同样会下降50%。

二、冷冻贮藏对食品中营养素的影响

冷冻过程包括预冷处理、冷冻、冷冻贮藏和解冻。从感官性能和营养素的保存率

来看,这种长期保存食品的方法一般被认为优于罐藏和干制。冷冻过程中营养素的损失起因于物理分离(如预冷过程中的去皮和修整或解冻时的流失)、化学降解。

1. 预冷处理对食品营养素的影响

在冷冻之前,大多数蔬菜需要热烫以钝化酶类,否则在冻结贮藏的过程中感官特性和营养成分将发生很大变化。热烫时,水溶性维生素会有很大损失。

2. 冷冻过程对食品营养素的影响

除了猪肉和抱子甘蓝以外,冷冻对蔬菜、水果和动物组织中的维生素含量一般没有明显的影响。

3. 冷冻贮藏对食品营养素的影响

食品在冷冻贮藏过程中维生素会大量损失,损失的多少取决于产品种类、预冷处理(尤其是热烫)、包装材料、包装方法(如是否加糖)以及贮藏的条件等。

4. 解冻过程对食品营养素的影响

解冻对蔬菜、水果和动物组织中维生素含量影响很小,但解冻时流出液中含有水溶性的维生素和矿物质,若解冻流出液被废弃,这类营养素的损失将与解冻流出物的量成比例地增减。

三、罐装贮藏对食品营养素的影响

罐头食品在贮藏中营养素的保存率,主要与温度和保存时间有关。

罐藏加工对维生素 C 和维生素 B_1 影响最大,蛋白质、碳水化合物和脂肪的保存率一般不受罐藏影响。除了铁以外,矿物质也不受罐藏的影响。

罐头食品的种类很多,分类方法也各不相同。按国家质检总局和国家标准化管理委员会颁布的《罐头食品分类标准》(GB 10784－2006),首先将罐头食品按原料分成六大类,再将各大类按加工或调味方法的不同分成若干类。

(1)肉类:清蒸、调味、腌制、烟熏、香肠、内脏。

(2)禽类:白烧、去骨、调味。

(3)水产类:油浸(熏制)、调味、清蒸。

(4)水果类:糖水、糖浆、果酱、果汁。

(5)蔬菜类:清渍、醋渍、调味、盐渍(酱渍)。

(6)其他类:坚干果类、汤类。

罐装贮藏的特点:

(1)必须有一个能够密闭的容器(包括复合薄膜制成的软袋);

(2)必须经过排气、密封、杀菌、冷却这四个工序;

(3)从理论上讲必须杀死致病菌、腐败菌、中毒菌,在生产叫作"商业无菌",并使酶失活。

四、辐照贮藏对食品营养素的影响

辐射过的食品蛋白质会发生变性、降解和聚合作用,游离氨基酸类和肽类经辐射后会产生脱氨基作用和脱羧基作用,有些氨基酸的混合物经辐射后会损失谷氨酸和丝氨酸。另外,碳水化合物中己糖类物质经辐射会发生脱氢降解,复杂的多糖类物质的配糖键会被破坏。维生素是受电离辐射影响最大的成分。

辐射的方法不完全适用于所有的食品,要有选择性地应用,这需要大力开展食品辐射保藏的研究工作,总结出其规律性及独特效应。

第二节 加工对食品营养价值的影响

☞ 课前导入

当心加工烹调损失食物中的营养素

任何一种加热方式都会破坏营养素。破坏的程度取决于加工时间以及烹调器具能否均匀地传热,不过最重要的还是烹饪温度。叶菜一般在烹饪过程中会损失20%～70%的营养素含量。

一、油炸

油炸的温度高于200℃,会使脂肪氧化,并把必需脂肪酸转化为反式脂肪酸,而反式脂肪酸对人体毫无益处,进食这种油脂会引起动脉硬化程度升高。在超市货架上,由于完全没有避光,精制油里的脂肪也已遭到破坏。由于这些油会加剧食物中以及人体内抗氧化剂维生素 A、维生素 C 和维生素 E 的破坏程度,所以不能够用来油炸。

二、水煮

在水里烹饪时,矿物质和水溶性的维生素会溶于水中而流失掉。用的水越多、烹饪的时间越长,溶出的可能性就越大。如果温度高于50℃,细胞结构则被破坏,细胞中的营养素成分会渗漏出来。高温还会破坏部分维生素,但不会破坏矿物质。如果你仅仅蒸或煮很短的时间,食物中心部分的温度则比外面部分的温度要低得多,如此,食物完整烹调或者以大块烹调时营养素可以得到较好地保护。在炖煮食物时,营养素的损失率大概在20%～50%。用煮过食物之后的(矿物质含量高)的水做汤或制作调味汁,是个不错的主意。

三、微波处理

对蔬菜等水性食物进行微波处理,通过食物中水分子的振动产生热量,维生素和矿物质的损失则很少。然而,就必需脂肪而言,微波产生的能量会快速地破坏它们。所以,千万不要用微波炉加热油脂、坚果或者种子。如果一定要用,那么人要站得远一点,大约站在三米以外才能避免受到电磁辐射。

四、饮食建议

(1)尽量吃新鲜、未经加工的食物。

(2)把新鲜食物放在密闭的盒子当中,保存在避光、低温的冰箱里。

(3)尽量完整地烹调食物,在吃之前再切片或者混合。

(4)蒸或煮食物的时候,时间尽可能地缩短;蒸煮之后的水留下来做汤。

(5)尽量不要煎炸食物,不要加热过度,让食物焦煳或变褐色。

思考:油炸食物会破坏哪些营养素?

无论是动物性食品还是植物性食品,一般都需要经过加工才可食用。食品加工方法很多,大致可归纳为加热、冷冻、发酵、盐渍、糖渍等,在这些物理、化学和生物因素的作用下,食品中原有的营养价值发生了积极或消极的变化。

一、食品加工前处理对食品营养素的影响

食品在加工前,通常需要进行修整、清洗等处理。植物性食品在进行修整时,营养素的损失一般要高于其重量损失。切片之后,其暴露在空气当中,维生素也会有一定的损失;在清洗浸泡过程中,某些水溶性的物质也会随水流失。

例如,有些人认为米不淘洗三五遍是洗不干净的。然而,淘洗次数越多,营养素损失的也就越多,尤其是 B 族维生素和无机盐,因此大米经清水淘洗两次即可,不能用力揉搓。择菜时只要菜心,丢弃菜叶(如葱叶、芹菜叶、油菜叶)几乎成了一些人的习惯。其实,蔬菜的叶子和外皮所含的营养素往往高于菜心。另外,蔬菜应坚持先洗后切的原则,以新鲜绿叶蔬菜为例,先洗后切其维生素 C 仅损失 1%,而切后浸泡 10 分钟,维 C 损失达 16% ~ 18.5%,且浸泡时间越长,维生素损失越多。肉类存在解冻的问题,为了加快解冻速度,一些人往往喜欢用热水解冻,且大块肉解冻之后,仍旧放回冰箱冷冻。殊不知这样做都是错误的,它会使肉中的营养物质损失且影响口感。一般肉类应坚持快速解冻、低温缓慢化冻(4℃左右)的原则。

二、热处理对食品营养素的影响

热处理是食品防腐最普通和最有效的方法之一,可以单独用,也可以与其他防腐方法联合使用。热处理对食品中营养素的影响随处理时间、温度和 pH 等条件的不同而异。

热处理对食品有利方面：

(1)改进产品的风味和增强可口性。

(2)破坏有害微生物(经巴氏杀菌和杀菌)。

(3)灭酶(如过氧化酶、抗坏血酸酶和硫胺素酶等)。

(4)改进营养素的利用率(如淀粉糊化和提高蛋白质的消化率)。

(5)破坏食物中的有害因素(如蛋中的卵白素和豆类中的胰蛋白酶抑制素)。

同时,用于食品加工的热处理包括热烫、巴氏灭菌、商业灭菌等也使食物中的营养素发生了不同程度的损失。

食品中的蛋白在热处理过程中与糖共存时,其中的氨基酸(包括游离氨基酸和肽)与还原糖反应发生美拉德反应,引起某些氨基酸的破坏,食品的风味和色泽变差,营养价值降低。碳水化合物不易受加热的影响,但淀粉的糊化增加了消化率。脂肪经高温加热后,不但不易被人体吸收,并且会降低人体对其他食物的吸收率。水溶性维生素对热的敏感性要比脂溶性维生素强。

蔬菜在烫漂中维生素要受到影响(主要是破坏影响食品在加工和贮藏中的色泽、风味和营养性质的酶)。用热水烫漂要比蒸汽烫漂损失得多,维生素 C 在热水烫漂中损失 16% ~58%,蒸汽烫漂中损失 16% ~34%。罐藏蔬菜中维生素 C 损失 26% ~90%,叶酸损失 35% ~84%,烟酸损失 33% ~75%,泛酸损失 30% ~85%。

牛奶经巴氏杀菌后蛋白质和脂肪几乎不受损害,维生素 C 损失 10% ~25%,维生素 B 和叶酸各损失 10% 以下;高温短时法使维生素 C 损失 5% ~30%,维生素 B 损失 0 ~20%,叶酸损失 5% ~20%;煮沸法使维生素 C 损失 15% ~30%,维生素 B 损失 10% ~20%,叶酸损失 15%;高温杀菌法使维生素 C 损失 30% ~100%,维生素 B 损失 20% ~50%,维生素 B_1 损失 20% ~50%,维生素 B_{12} 损失 20% ~100%,叶酸损失 30% ~50%。

生大豆中的抗胰蛋白酶以 100℃蒸汽处理 20 分钟,活性下降 21%;120℃蒸汽处理 30 分钟,全部失活。豆浆在 93℃下煮 15 分钟,抗胰蛋白酶 34% 失活,煮 240 分钟全部失活,在 121℃下煮 32 分钟 95% 失活。卵白素在 80℃下煮 5 分钟即可除去。

与传统的杀菌法相比,高温短时杀菌对硫胺素与泛酸的影响较小。在灌装前进行热烫处理,可钝化某些酶、稳定色泽、改善风味,并排除组织中空气,便于灌装。但热烫时某些水溶性维生素由于沥滤会造成一定的损失。

三、脱水干燥对食品中营养素的影响

脱水可以很好地延长食品的货架期。常采用的脱水方式有加热干燥、晒干、冷冻干燥、谷物的烤焙与膨化、肉类的腌制和熏制等。它们不同程度地脱去原料中的

一定量水分,使其在适当条件下贮藏,防止细菌性变质。但是在脱水过程中,食品的一些营养物质也在随之流走,尤其是造成维生素的损失。

高温长时间的脱水干燥导致糖分损耗;高温加热碳水化合物含量较高的食品极易焦化;缓慢晒干过程中初期的呼吸作用也会导致糖分分解;还原糖会和氨基酸反应而产生褐变;高温脱水时脂肪氧化就比低温氧化严重得多。如利用阳光或自然风,使食物脱水时,由于长时间与空气接触,某些易氧化的维生素损失较大。例如杏用晒干、阴干、人工脱水法制成杏干,维生素 C 的损失率分别为 29%、19% 和 12%。面包在焙烤过程中,赖氨酸损失 10% ~ 15%。饼干 170℃焙烤 5 分钟,蛋氨酸、色氨酸、赖氨酸分别损失 18%、10% 和 32%。冷冻干燥食品的营养价值损失最少,但成本较高。

四、生物发酵加工对食品营养素的影响

发酵是日常可见的"生物工程",在食品加工中占有重要的地位。从广义上讲,发酵可看作是微生物(细菌、酵母和霉菌)在称作培养基的营养物质中的增殖过程,微生物消耗一部分碳水化合物,产生乙醇、酸和维生素。

除酸奶、奶酪是乳酸发酵产物之外,馒头、面包、酸菜、酱豆腐等都是发酵食品。

1. 发酵对酸乳营养价值的影响

在生产酸牛乳的发酵过程中,精氨酸、丙氨酸、异亮氨酸、亮氨酸和酪氨酸的活性升高,也就是说,酸乳的营养价值比未经发酵的牛乳营养价值高。

2. 发酵对大豆和其他粮食制品营养价值的影响

发酵过的大豆提高了大豆蛋白的生物学价值,发酵的结果使维生素 B_1 含量降低了,但维生素 B_2、维生素 B_6 和烟酸的含量增加 4 ~ 8 倍。

五、食品膨化技术对食品营养素的影响

膨化食品是指凡是利用油炸、挤压、沙炒、焙烤、微波等技术作为熟化工艺,在熟化工艺前后体积有明显增加现象的食品。

膨化食品特点:营养损失少,利于消化;食品品质改变易于储存;工艺简单成本低。

不同种类的食品,需要采用的加工方法不同,而不同的食品加工方法对食品营养价值产生的影响也不同,有的加工方法可提高食品的消化率和生物学价值,而有的加工方法则会使食品营养成分受到损失。

课后习题

一、选择题

1.冷冻保藏食品的原理主要是低温可以(　　　)。

　　A.抑制食品中微生物生长繁殖　　　　B.破坏食品中的酶

　　C.降低食品中的水分含量　　　　　　D.杀灭食品中大部分细菌

2.水溶性维生素对热的敏感性要比脂溶性维生素(　　　)。

　　A.弱　　　　　　　B.强　　　　　　C.一样　　　　　　D.不一定

二、判断题

1.冷冻保藏能杀灭微生物。　　　　　　　　　　　　　　　　　(　　　)

2.制作酸奶用的是酶处理技术。　　　　　　　　　　　　　　　(　　　)

3.牛奶经巴氏杀菌后蛋白质和脂肪几乎不受损害。　　　　　　　(　　　)

膳食营养与疾病

营养缺乏或者过剩都会引起多种疾病，对健康不利。常见的营养素缺乏有很多，如蛋白质和能量缺乏，维生素 A 缺乏，维生素 B 缺乏，维生素 C 缺乏，维生素 D 缺乏，钙、铁、锌、碘、硒缺乏等。营养过剩引起的疾病有肥胖、高血压、高血脂等。营养代谢引起的疾病有糖尿病、痛风、乳糖不耐症等。另外，膳食也和癌症和亚健康有密切关系。本章需要学习这些营养素缺乏或过剩引起的疾病的表现和膳食防治措施。

学习目标

- 理解膳食营养素摄入正常的重要性。
- 知道并了解常见的营养素缺乏引起的疾病。
- 知道并了解常见的营养素过剩引起的疾病。
- 知道并了解常见的营养代谢引起的疾病。
- 了解膳食营养和癌症、亚健康之间的关系。

第一节　营养缺乏引起的常见疾病

☞课前导入

2012 年十大饥饿问题

世界上有多少饥饿人口呢？他们都居住在哪里？饥饿对他们的身心产生了怎样的影响？而应该如何帮助他们呢？通过下面的内容，将会说明为什么饥饿问题是当今世界面临的最大但是可以解决的问题。

1.全世界约有9.25亿人无法获得足够的粮食以保证身体健康。这意味着,全球有1/7的人晚上要饿着肚子入睡。

2.饥饿人口还在不断增多,但随着世界人口数量的增加,饥饿人口所占比重由1969年的37%下降至2010年的16%。

3.全世界的饥饿人口中,有超过半数——约5.78亿人——居住在亚洲和太平洋地区。非洲的饥饿人口则占世界总数的1/4还多。

4.饥饿问题居于世界十大危害健康的问题之首。每年死于饥饿的人数高于艾滋病、疟疾、肺结核加起来致死的人数。

5.发展中国家1/3五岁以下儿童的死亡与营养不足有关。

6.从怀孕到两岁,婴儿生命最初的1000天是我们解决营养不足问题的关键时段。通过该段时间内的适当饮食,我们可以保护儿童不因营养不良而智力或身体发育迟缓。

7.每天只需花费0.25美元,就能让一个孩子获得健康成长所需的所有维生素和营养物。

8.营养不良的母亲生下的婴儿常常体重过轻,这些婴儿五岁以前的死亡率要比正常情况高出20%。每年有近1700万新生婴儿体重过轻。

9.截至2050年,气候变化和不稳定的天气模式将会使2400万儿童陷入饥饿境地中,其中近半数的儿童生活在撒哈拉以南的非洲地区。

10.饥饿问题是当今世界面临的最大但是可以解决的问题。

(资料来源:联合国世界粮食计划署网站新闻. http://cn. wfp. org/stories/2012)

思考:营养不良会对婴幼儿产生什么影响?

一、蛋白质能量营养不良

(一)病因

蛋白质能量营养不良(protein – energy malnutrition,PEM)是膳食中蛋白质和热能摄入不足引起的营养缺乏病,是世界范围内最常见的营养缺乏病之一,主要发生于五岁以下的儿童。

根据营养不良的原因可分为原发性和继发性两种。

原发性PEM由食物不足引起。饥荒、战争或经济落后造成食品匮乏或不平衡造成的营养不良,主要见于经济落后的国家和地区的婴儿和儿童,是发展中国家最重要的健康问题之一。

继发性 PEM 由各种疾病造成营养物质耗损增加,能量和蛋白质摄入减少,或对营养物的需要量增加而引起。主要病因有:

1. 消化吸收障碍

见于各种胃肠道疾病,如各种慢性腹泻、小肠吸收不良综合征、胃肠道手术后、慢性胰腺炎等。

2. 分解代谢加速

发热、感染、创伤、恶性肿瘤、白血病、艾滋病、重度甲状腺功能亢进症、糖尿病等。

3. 蛋白质合成障碍

主要见于弥漫性肝病如肝硬化。

4. 蛋白质丢失过多

肾病综合征、大面积烧伤、蛋白质损耗性胃病、大出血、长期血液或腹膜透析、胃肠道抽吸减压,均可丢失大量蛋白质。

5. 进食障碍或不足

精神失常、神经性厌食和上消化道梗阻等疾病,病人不能像常人正常摄食,因此导致了营养不良。

(二)临床表现

1. 消瘦型营养不良,严重能量摄入不足(marasmus)

(1)临床表现

①因近乎饥饿,蛋白质和非蛋白质营养素缺乏所致。干瘦小儿几乎不吃食物,常常是因为其母亲不能母乳喂养,小儿肌肉和体脂丢失,十分消瘦。体重不但不增反而减轻是消瘦型营养不良的最初表现。病程久了,身长也会低于正常。皮下脂肪层不丰满或完全缺乏。皮下脂肪消减的顺序先在腹部,其次为胸、背部,然后是上下肢、臀部,最后是额、颈及面颊部。当面部皮肤脂肪层消失时,额部形成皱纹,颧骨突出,形成老人外貌。在营养不良的早期,若仅看面部而不做全身检查,则不易发现消瘦。皮下脂肪大量消失时,皮肤干燥、松弛、失去弹性。小儿营养不良初期往往多哭而烦躁,继而变为迟钝。初期食欲尚佳,继而低下以至消失,常有呕吐及腹泻等急性消化功能紊乱的症状。

②有研究者根据与同年龄正常体重儿童比较不足的程度,将蛋白质与能量营养不良分为三种程度。

a. 轻度营养不良:体重为同年龄、同性别正常体重的75% ~90%。

b. 中度营养不良:体重为同年龄、同性别正常体重的60% ~75%。

c. 重度营养不良:体重为同年龄、同性别正常体重的60%以下。

（2）预防

鼓励母乳喂养,合理给予辅助食品。如果母乳不足,应补充代乳食品,还应按计划免疫做预防接种,防止传染病的发生,及时诊治疾病或先天畸形,以减少营养素的消耗。患消化系统以外的疾病时,同样要注意营养,提高肠道功能,使抵抗力增加,疾病得以早日痊愈,不致因久病而消瘦。

（3）治疗

及时补充蛋白质和足够能量是治疗本病的主要手段。但由于患儿长期营养不足,严重者消化器官萎缩,消化道运动和消化液分泌量降低,因此营养不良的治疗应采取循序渐进、逐步充实的原则。营养素的供给要由少到多,由简到繁,切忌贪多求快。

2.水肿型营养不良,严重蛋白质缺乏（kwashiorkor）

（1）临床表现

①kwashiorkor 一词来自非洲,意思是"第一个孩子－第二个孩子",即当第二个孩子出生后取代第一个孩子吃乳时,第一个孩子即发生蛋白质能量营养不良（PEM）。断乳的小儿喂食营养质量差（与母乳相比）的稀粥,不能生长。

②通常蛋白质缺乏症比能量缺乏症更明显,水肿是本病的主要特征:两侧对称,先见于下肢,尤以足背为显著。病程较久者,腹部、腰骶部、外生殖器甚至手背及臂,均可见显著的凹陷性水肿。严重病例,可见腹壁、颜面、眼睑以及结膜等处发生水肿。面部水肿大都有凹陷现象,腹水或胸腔积液仅见于极重病例。实验室检查,可发现血浆白蛋白显著下降,水肿严重时,能降到20g/L以下。此外,患儿常表现虚弱和精神抑制,皮肤干燥发凉,毛发干燥变黄易脱落,指甲生长迟缓。

（2）预防

平时应注意合理喂养,特别在断乳后,必须供给一些蛋白质含量丰富的食物,如豆粉、豆腐、鸡蛋等。在慢性感染或消化系统疾病的治疗中,应注意蛋白质和能量的供给,不能只要见大便次数较多就无止境禁食。

（3）治疗

以补充蛋白质为主要措施。

①如未合并胃肠道疾患,则可迅速加量,于数日内达到蛋白质每日 2~4g/kg 体重;如有腹泻,则缓慢增加,使消化能力逐渐适应。

②蛋白质食品,在婴儿时期,常用牛乳、鸡蛋、豆制品代乳粉;较大的儿童可加豆腐、肉类、肝类等;若遇腹泻,可喝脱脂牛乳及蛋白质乳等。严重水肿病例,应暂时限制食盐。

3.复合型营养不良

又称为 marasmic kwashiorkor,介于以上两种病症之间,患此型 PEM 的儿童有点水肿,比 marasmus(消瘦型营养不良)儿童的体脂多。

二、维生素 A 缺乏病

(一)病因

维生素 A 是维持一切上皮组织健全所必需的物质,其中以眼、呼吸道、消化组、尿道及生殖系统等上皮影响最显著。

1. 原发性因素

四岁以下儿童维生素 A 缺乏的发生率远高于成人,其主要原因是维生素 A 和胡萝卜素都很难通过胎盘进入胎儿内,因此新生儿血清和肝脏维生素 A 水平明显低于母体。如在出生后不能得到充足的维生素 A 补充则极易出现维生素 A 缺乏病。

2. 消化吸收影响因素

维生素 A 为脂溶性维生素,它和胡萝卜素在小肠的消化吸收都依靠胆盐的帮助,膳食中脂肪含量与它们的吸收有密切联系。膳食中脂肪含量过低,胰腺炎或胆石症因胆汁和胰腺酶分泌减少,一些消化道疾病如急性肠炎、粥样泻等造成胃肠功能紊乱都可影响维生素 A 和胡萝卜素的消化吸收。

3. 储存利用影响因素

任何影响肝脏功能的疾病都会影响维生素 A 体内储存量,造成维生素 A 缺乏。一些消化性传染病,尤其是麻疹、猩红热、肺炎和结核病都会使体内的维生素 A 存储消耗尽,摄入则往往因食欲不振或消化功能紊乱而明显减少,两者的综合结果势必导致维生素 A 缺乏病发生。

(二)主要病症及临床表现

1. 眼部表现

眼部的症状和体征是维生素 A 缺乏病的早期表现。夜盲或暗光中视物不清最早出现,暗适应力减退的现象持续数周后开始出现干眼症的症状:眼结膜和角膜干燥,失去光泽,自觉痒感,泪减少;眼部检查可见结膜近角膜边缘处干燥起褶皱,角化上皮堆积形成泡沫状白斑,称结膜干燥斑或毕脱斑;继而角膜发生干燥、浑浊、软化,自觉畏光、眼痛,常用手揉搓眼部易导致感染,严重时可发生角膜溃疡、坏死以致引起穿孔,虹膜、晶状体脱出,导致失明。这些表现多见于年龄较小儿童患消耗性感染性疾病,如麻疹、疟疾等之后,多数为双侧同时发病。

2. 皮肤表现

开始时仅感皮肤干燥,易脱屑,有痒感渐至上皮角化增生,汗液减少,角化物充塞毛囊形成毛囊丘疹。检查触摸皮肤时有粗砂样感觉,以四肢伸面、肩部为多,进可发展至颈、背甚至面部,毛囊角化引起毛发干燥,失去光泽,易脱落,指趾甲变脆易折、多纹等。

3. 生长发育障碍

严重维生素 A 缺乏会影响儿童的生长发育,主要是骨骼系统的生长发育。其表现为长骨增长迟滞,同时齿龈发生增生和角化,影响成釉质细胞发育。临床表现为身高落后,牙齿釉质易剥落、失去光泽。

4. 易发生感染性疾病

在维生素 A 缺乏早期甚或亚临床状态缺乏时,免疫功能低下就已经可能存在,表现为消化道和呼吸道感染性疾病发生率增高,且易迁延不愈。

5. 其他

维生素 A 有促进肝脏中储存铁释放入血后的转运功能,使铁能正常地被红细胞摄入利用。因此维生素 A 缺乏时会出现贫血,其表现类似缺铁性贫血,血红蛋白、红细胞压积和血清铁水平降低,血清铁蛋白正常,肝脏和骨髓储存铁反而增加。维生素 A 缺乏能使泌尿器官的上皮发生角化脱屑,并形成一个中心病灶,钙化物以此为中心不断沉淀而形成泌尿系统的结石。

(三)预防和治疗

多食用富有维生素 A 的食物,如猪肝、鸡肝、羊肝、牛奶、蛋黄、胡萝卜、鱼卵、牛奶、豌豆苗、金针菜、苜蓿、红心红薯、辣椒、河蟹、黄鳝、菠菜、韭菜、荠菜、莴苣叶等,或果类如杏、杧果和柿等。

给予大剂量维生素 A,每日口服 20 万 ~ 30 万 IUC(国际单位),若口服吸收不良,可改肌肉注射,一般一个月左右好转,3 ~ 4 个月后痊愈,使用时应注意长期大量应用维生素 A 可产生维生素 A 过多症。如有合并其他维生素缺乏,应做相应补充。

三、维生素 B_1 缺乏病

(一)病因

1. 摄入不足

全麦、糙米、豆类、新鲜蔬菜、肉类和动物肝肾等食物中富含维生素 B_1。食物是人体维生素 B_1 的主要来源,肠道内的细菌可合成少量维生素 B_1,但其量甚微不能满足需要。

2. 需要量增加

儿童处于生长发育旺盛期,对维生素 B_1 的需要量相对增加,0 ~ 12 岁是本病容易发生的年龄阶段。患有代谢率增加的疾病,如甲状腺功能亢进、长期发热和一些慢性消耗性疾病等,都会使维生素 B_1 的需要量增加,如不给予适当补充,可造成相对缺乏。

3. 吸收利用障碍

长期腹泻或经常服用泻药以及胃肠道梗阻都可造成吸收不良。

4. 分解排泄增加

某些食物中含有可使维生素 B_1 结构改变、活力降低的因子,如在淡水鱼和贝类中的硫胺素酶以及在咖啡、茶叶等植物中的耐热因子。

(二)主要病症及临床表现

维生素 B_1 是参与体内糖及能量代谢的重要维生素,维生素 B_1 缺乏病会导致消化、神经和心血管诸系统的功能紊乱,严重的维生素 B_1 缺乏会引起脚气病,临床有三种类型。

1. 干性脚气病

以神经型为主的脚气病称为干性脚气病,最初表现下肢软弱无力,常有沉重感、肌肉酸痛等,可有厌食、腹胀、消化不良、便秘等症状,也可有头痛、失眠、不安、易怒、健忘等症状。随着病情的发展,出现运动和感觉障碍,踝及足麻木和有灼痛感,肌肉有明显的压痛。

2. 湿性脚气病

以水肿和心脏症状为主的脚气病称为湿性脚气病,最显著的症状是全身水肿及浆膜腔积液。水肿始发于下肢,可遍及全身。浆膜腔积液可发生于心包腔、胸腔和腹腔。

3. 婴儿型脚气病

婴儿型脚气病多数发生于出生数月的婴儿,一般病情急,多为突然发病,若不及时诊断,可因诊治失误死亡。起初婴儿表现为食欲不振、呕吐、兴奋、啼哭、腹痛、便秘、水肿、心跳快、呼吸急促和困难,心血管症状较明显,与成人急性心脏型脚气病相似。

(三)预防和治疗

较少对精米的需求,多食用粗粮可以有效抑制脚气病的发生。此外,动物性肉类食物含维生素 B_1(又称核黄素)较丰富,故可多选食这些食物。患者每天蛋白质摄入量可达 $100 \sim 150g$,但碳水化合物的量应适当限制,以免增加维生素 B_1 的消耗。低盐饮食则有利于水肿的控制及心衰的纠正。

四、维生素 B_2 缺乏病

(一)病因

(1)饮食中维生素 B_2 供给量不足。

(2)饮食习惯突然改变或烹调和食用方法不当。

(3)妊娠、重体力劳动等,消耗量增大,而核黄素的摄入量并未相应增加。

（4）胃肠疾病、甲状腺功能亢进、晚期癌症、慢性乙醇中毒、发热和慢性消耗病等影响维生素 B_2 的吸收或需要量增大。

（5）口服避孕药和其他药物，特别是吩嗪类、三环类抗抑郁药、硼酸等可影响维生素 B_2 的代谢，或与维生素 B_2 交互作用致维生素 B_2 缺乏。

（二）主要病症及临床表现

主要症状表现为口腔、唇、皮肤、生殖器的炎症和机能障碍，导致脂溢性皮炎和嘴唇发红、口腔炎、口唇炎、口角炎、舌炎；会使眼睛充血、易流泪；易有倦怠感、头晕现象，易发口腔溃疡、结膜炎。

（三）预防和治疗

多吃维生素 B_2 含量丰富的食物，如肝、蛋、肉、乳等食品。绿叶蔬菜中维生素 B_2 含量较丰富；豆类含量亦很丰富。同时补充定量维生素 B_2，直至痊愈为止。一般每日口服 10mg，分 3 次服，并加复合维生素 B，纠正可能并发的其他 B 族维生素的不足。

五、癞皮病

（一）病因

癞皮病即烟酸（维生素 B_3）缺乏症，是由烟酸和色氨酸联合缺乏引起的营养素缺乏症，见于以玉米为主食者。由于玉米所含的烟酸大部分为结合型，不经分解，是不能为机体利用的，加之玉米蛋白质中缺乏色氨酸，故容易发生烟酸缺乏症。

（二）主要病症及临床表现

患者在早期表现可不明显，往往有食欲减退、倦怠乏力、体重下降、腹痛不适、消化不良、容易兴奋、注意力不集中、失眠等非特异性病症。

1. 皮肤皮炎为本病最典型症状

常在肢体暴露部位对称出现皮炎，以手背、足背、腕、前臂、手指、踝部等最多，其次则为肢体受摩擦处。

2. 消化系统以舌炎及腹泻最为显著

（1）舌炎：全舌、口腔黏膜、咽部及食管均可呈红肿，上皮脱落，并有表浅溃疡，引起舌痛及进食下咽困难，唾液分泌增多。患病较久时舌乳头萎缩、全舌光滑干燥，常伴维生素 B_2 缺乏的口角炎。

（2）腹泻：早期多患便秘，其后因肠壁、消化腺体、肠壁及黏膜、绒毛的萎缩和肠炎的发生常有腹泻。腹泻往往严重和难治，可合并吸收障碍。

3. 神经精神系统

早期症状较轻，可有头昏、眼花、烦躁、焦虑、抑郁、健忘、失眠及感觉异常等表现。但本病与脚气病有所不同，本病多影响中枢神经系统，而后者以周围神经为主。本病常与脚气病、维生素 B_2 缺乏症及其他营养缺乏症同时存在。

烟酸缺乏的临床表现可用四个英文字母 D 来描述：皮炎(dermatitis)、腹泻(diarrhea)、痴呆(dementia)和死亡(death)。

（三）预防和治疗

膳食中增加肝脏、瘦肉、家禽、乳类、蛋类及豆制品类、花生、酵母、绿叶蔬菜等食品。出现烟酸缺乏症后，口服或注射烟酸或烟酰胺可治疗癞皮病。烟酸缺乏若为其他疾病所引起，应同时治疗原发性疾病。

六、巨幼红细胞性贫血

（一）病因

巨幼红细胞性贫血简称巨幼贫，因缺乏维生素 B_{12} 或（和）叶酸所致。病因有营养不良、偏食和长期素食导致的维生素 B_{12} 摄入不足；怀孕、生长发育及感染等导致的维生素 B_{12} 需要量增加；还有胃肠功能紊乱引起的吸收不良等。

其中，叶酸缺乏引起的巨幼红细胞性贫血者常见；摄入维生素 B_{12} 不足所致者少见，主要见于严格限制动物性食物的素食者，胃肠道疾病患者（如老年人萎缩性胃炎、胃切除等）和因胃酸分泌过少引起维生素 B_{12} 的吸收不良等。

（二）主要病症及临床表现

1. 血液系统表现

起病缓慢，常有面色苍白、乏力、活动耐力下降、头晕、心悸等贫血症状。

2. 消化系统表现

口腔黏膜萎缩，舌乳头萎缩、色红，舌面呈"牛肉样舌"或镜面舌，可伴食欲不振、恶心、腹胀、腹泻或便秘症状。

3. 神经系统表现和精神症状

对称性远端肢体麻木，记忆力及智力下降。

（三）预防和治疗

提供富含叶酸、维生素 B_{12} 的食物，绿叶蔬菜、水果、谷类、动物的肝肾均含叶酸，但叶酸不耐热，故不宜烹调过度，避免破坏叶酸。维生素 B_{12} 缺乏者多食动物的肝肾、禽蛋、肉类以及海产品。注意营养，不可偏食或素食，因植物性食物一般不含维生素 B_{12}，长期素食者可造成维生素 B_{12} 缺乏。婴幼儿及妊娠妇女对叶酸需要量增加，特别需要注意补充。

七、维生素 C 缺乏病

（一）病因

维生素 C 缺乏是由以下因素所致。

1. 维生素 C 摄入不足

食物中缺乏新鲜蔬菜、水果,或者食物加工处理不当等都可造成维生素 C 摄入不足。人乳中维生素 C 的含量为 40~70mg/L,可以满足一般婴儿的需要,而人工喂养儿却容易缺乏维生素 C,因此,用牛奶、奶粉、乳儿糕、米面糊等喂养的婴儿,如不及时补充新鲜蔬菜、水果或偏食,可造成维生素 C 摄入不足。

2. 消化、吸收障碍

消化不良和慢性腹泻时维生素 C 的吸收减少,胃酸缺乏时,维生素 C 容易在胃肠道内受到破坏。

3. 消耗增加

感染、发热、外科手术、代谢增高和患病时,维生素 C 的需要量增加。

(二)主要病症及临床表现

维生素 C 可促进铁的吸收。严重缺乏可引起坏血病,这是一种急性或慢性疾病,特征为出血,类骨质及牙本质形成异常。

维生素 C 缺乏后数月,患者感到倦怠、全身乏力、精神抑郁、多疑、虚弱、厌食、营养不良、面色苍白、轻度贫血、牙龈肿胀、出血,并可因牙龈及齿槽坏死而致牙齿松动、脱落,骨关节肌肉疼痛,皮肤瘀点、瘀斑,毛囊过度角化、周围出血。小儿可因骨膜下出血而致下肢假性瘫痪、肿胀、压痛明显,髋关节外展,膝关节半屈,足外旋呈蛙样姿势。

(三)预防和治疗

(1)供应富含维生素 C 的食品,如新鲜水果和蔬菜。改进烹调方法,因为在烹调过程中切碎、腌制、挤水和加碱等都会破坏维生素 C。有感染、外伤、手术时,应增加维生素 C 的供给。

(2)鼓励母乳喂养,改善乳母营养,保证乳液中有丰富的维生素 C。及时添加含维生素 C 的辅助食品,特别是人工喂养婴儿,应及早添加菜汤、果汁等食品。

八、维生素 D 缺乏病

(一)病因

1. 日光照射不足

维生素 D 由皮肤经日照产生,如日照不足,尤其在冬季,需定期通过膳食补充。对于婴儿及儿童来说,日光浴是使机体合成维生素 D_3 的重要途径。

2. 维生素 D 摄入不足

动物性食品是天然维生素 D 的主要来源,海水鱼如鲱鱼、沙丁鱼,动物肝脏、鱼肝油等都是维生素 D_2 的良好来源。从鸡蛋、牛肉、黄油和植物油中也可获得少量的维生素 D_2,而植物性食物中含维生素 D 较少。

3. 需要量增多

早产儿因生长速度快和体内储钙不足而易患佝偻病;婴儿生长发育快对维生素 D 和钙的需要量增多,故易引起佝偻病;两岁后因生长速度减慢且户外活动增多,佝偻病的发病率逐渐减少。

4. 疾病和药物影响

肝、肾疾病及胃肠道疾病影响维生素 D、钙、磷的吸收和利用。长期使用苯妥英钠、苯巴比妥钠等药物,可加速维生素 D 的分解和代谢而引起佝偻病。

(二)主要病症及临床表现

维生素 D 缺乏症可以引发骨矿化受损以及多种与骨骼相关的疾病,儿童可能会出现佝偻病,成人可能会出现骨软化病和骨质疏松症。

1. 佝偻病

佝偻病是处于婴幼儿和儿童时期的患者缺乏维生素 D 所表现出的主要病症。精神、神经症状见于佝偻病的活动初期和极期,小儿易激惹、烦躁、睡眠不安、夜惊、夜哭、多汗、枕秃。随着病情进展,出现骨骼改变,多见于佝偻病活动极期,骨骼的改变与年龄、生长速度与维生素 D 缺乏程度等因素有关。严重的佝偻病胸骨前突形成鸡胸,胸骨剑突部内陷形成漏斗胸,以上畸形多见于 6 个月 ~ 1 岁婴儿。早期轻型佝偻病如能及时治疗,可以完全恢复,不留下骨骼畸形,重型至恢复期可遗留轻重不等的骨骼畸形,如方颅、鸡胸,"O"形或"X"形腿,大多见于三岁以后。

2. 骨软化病

此病常见的症状是骨痛、肌无力、肌痉挛和骨压痛,早期症状不明显,常见背部及腰腿疼痛,活动时加剧。肌无力是维生素 D 缺乏的一个重要表现,开始患者上楼梯或从座位起立时很吃力,骨痛与肌无力同时存在,患者步态特殊,被称为"鸭步",最后走路困难,迫使病人卧床不起,不少病人发生病理性骨折。

3. 骨质疏松症

此症以骨量减少、骨的微观结构退化为特征,是致使骨的脆性增加和易于发生骨折的一种全身性骨骼疾病。可出现骨痛、身高缩短、驼背等症状,并随着年龄的增加而加重,女性发病率高于男性,绝经期的女性尤为多见。

(三)预防和治疗

经常晒太阳是人体廉价获得维生素 D 的最好来源。新生儿要提倡母乳喂养,并增加户外活动。成年人只要经常接触阳光,在普通膳食情况下一般不会发生维生素 D 的缺乏。

鱼肝油中维生素 D 含量极多,虽非日常饮食部分,但可供婴幼儿作补充维生素 D 使用,在防治佝偻病上有重要意义。目前多采用在牛乳和婴幼儿食品中强化维生素 D,作为预防维生素 D 缺乏的措施之一。适当的日光浴对婴幼儿、特殊工种人群及老年人非常重要。

九、钙缺乏病

(一)病因

对人体而言,无论肌肉、神经、体液和骨骼中,都有用 Ca^{2+} 结合的蛋白质。钙是人类骨、齿的主要无机成分,也是神经传递、肌肉收缩、血液凝结、激素释放和乳汁分泌等所必需的元素。人体中钙含量不足或过剩都会影响生长发育和健康。

(二)主要病症及临床表现

钙缺乏主要影响骨骼与牙齿的发育,可导致婴幼儿佝偻病、成人骨软化症与骨质疏松症的发生。血清钙含量不足,可使神经肌肉的兴奋性提高,引起抽搐;血清钙含量过高,则可抑制神经、肌肉的兴奋性。

(三)预防和治疗

1. 合理安排膳食

适当选择富含钙的乳类及制品、豆类及制品、藻类、芝麻酱及绿叶蔬菜等,并进行适当的户外活动,接受日晒,以合成维生素 D,帮助钙的吸收。

2. 调整膳食结构

适当降低植物性食物所占比例,适量摄入膳食纤维和蛋白质,并采用适当烹调加工方法降低食物中的植酸和草酸等,可使钙的吸收率增加。此外,体育锻炼也有利于钙的吸收。

3. 合理使用钙制剂

钙缺乏症要根据不同病情,合理使用钙制剂及维生素 D 制剂予以治疗。

十、锌缺乏病

(一)病因

1. 摄入量不足

谷类等植物性食物含锌量较肉、蛋奶等动物性食物少,故素食者易缺锌。生长发育期和营养不良恢复期相对锌需要量增多,孕妇与乳母需锌亦较多,如摄入不足,可导致母亲与胎儿、乳儿缺锌。感染、发热时锌需要量增加,同时食欲下降,锌摄入量减少,易致缺锌。

2. 吸收不良

各种原因所致腹泻皆可减少锌的吸收。谷类食物中含植酸盐与粗纤维多,妨碍锌的吸收。牛乳中含锌量与母乳相似,但牛乳中锌的吸收利用不及母乳中的锌。

3.丢失过多

如反复失血、溶血、外伤、烧伤皆可使大量锌随体液丢失。

(二)主要病症及临床表现

1.厌食

缺锌时味蕾功能减退,味觉敏锐度降低,食欲不振,摄食量减少。消化酶如羧基肽酶 A 的活力降低,消化能力也减弱。

2.生长发育落后

缺锌妨碍核酸和蛋白质合成并导致纳食减少,影响小儿生长发育。缺锌小儿身高体重常低于正常同龄儿,严重者有侏儒症。缺锌可影响小儿智能发育,严重者有精神障碍。

3.异食癖

缺锌小儿有喜食泥土、墙皮、纸张、煤渣或其他异物等现象。

4.易感染

缺锌小儿细胞免疫及体液免疫功能皆可能降低,易患各种感染,包括腹泻。

5.胎儿生长发育落后,多发畸形

严重缺锌可致胎儿生长发育落后及各种畸形,包括神经管畸形等。产妇因子宫收缩乏力而产程延长、出血过多。

6.其他

如精神障碍或思睡及因维生素 A 代谢障碍而致血清维生素 A 降低、暗适应时间延长、夜盲等。

(三)预防和治疗

人初乳含锌量较高,人乳中的锌吸收利用率也较高,故婴儿母乳喂养对预防缺锌有利。但随年龄增长要按时加辅食,如蛋黄、瘦肉、鱼、动物内脏、豆类及坚果类含锌较丰富的食物,要每日适当安排进食。无母乳的人工喂养儿最好哺以强化了适量锌的婴儿配方奶或奶粉。

青少年的生长发育十分迅速,各个器官逐渐发育成熟,是一生中长身体、长知识的重要时期,故营养一定要供应充足。随着我国经济发展,人们生活水平已经有了很大改善,矿物质元素中的铁、钙等已经引起人们的重视,但对于锌缺乏还没有足够的认识。

第二节　营养过剩引起的常见疾病

肥胖问题成世界问题,30 年肥胖率几近翻番

英国的三份研究报告显示,过去 30 年间,人类的平均血压水平和胆固醇含量都有所下降,但肥胖率却几近翻番,这一趋势在西方国家尤为明显。

发表在新一期医学杂志《柳叶刀》上的这三份报告显示,发达国家采取的如控制食盐和反式脂肪摄入量等措施在降低人口血压和胆固醇水平上取得了较大成绩,但肥胖问题却日益严重,并且成为世界性难题。

报告称,在 1980 年全球约有 5% 的男性和 8% 的女性面临肥胖的困扰,而到 2008 年,这一数据分别上升到 10% 和 14%,这意味着全球目前约有 2.05 亿男性和 2.97 亿女性肥胖,而另有 15 亿成年人体重超重。

其中一份报告的作者伦敦帝国学院公共卫生学院教授马吉德·埃扎提说,肥胖问题已经不单是西方国家的问题,在拉丁美洲、中东、非洲西部和南部,人们的肥胖速度都在加速。

肥胖是心脑血管疾病的重要诱因,也与众多疾病如癌症、糖尿病等有密切关联。据估计,每年全球因肥胖引起并发症而死亡的人数约达 300 万。

埃扎提说:"我们不知道人类的肥胖问题会带来多么糟糕的结果。尽管我们可以用药物控制人类的血压和胆固醇水平,但遏制肥胖比这些困难得多。"

身体质量指数(BMI,用体重公斤数除以身高米数平方)是目前国际上常用的衡量人体胖瘦程度和是否健康的标准。一般认为 BMI 指数在 18 至 24 是健康,25 至 29 为超重,30 以上为肥胖。报告公布的结果显示,美国人的平均身体质量指数最高,为 28;日本人最低,女性为 22,男性为 24。

(资料来源:新华网. http://news. xinhuanet. com/world/2011 – 02/04/c_121050907. htm)

思考:你如何看待世界上饥饿和肥胖并存的现象?

1980 年全球约有 5% 的男性和 8% 的女性面临肥胖的困扰,而到 2008 年,这一数据分别上升到 10% 和 14%,这意味着全球目前约有 2.05 亿男性和 2.97 亿女性肥胖,而另有 15 亿成年人体重超重。据预测,2015 年世界超重的成人数量将达到 23 亿,肥胖人数将达到 7 亿。

一、营养与肥胖

(一)肥胖的定义和分类

肥胖(obesity)是指人体进食热量多于消耗热量,多余热量以脂肪形式储存于体内,表现为脂肪细胞增多和细胞体积增大,即全身脂肪组织块增大,与其他组织失去正常比例的一种状态。正常男性成人脂肪组织重量占体重的15%~18%,女性占20%~25%。一般成年女性身体中脂肪组织超过30%,成年男性超过20%,即为肥胖。

肥胖有多种不同的分类方式,通俗的方法是将其分为单纯性肥胖、继发性肥胖和药物性肥胖。

1.单纯性肥胖

单纯性肥胖是各类肥胖中最常见的一种,占肥胖人群的95%左右。这类病人全身脂肪分布比较均匀,没有内分泌性疾病,也无代谢障碍性疾病。这种主要由遗传因素及营养过度引起的肥胖,称为单纯性肥胖。

2.继发性肥胖

继发性肥胖是由内分泌疾病或代谢障碍性疾病引起的一类肥胖,占肥胖病的2%~5%。肥胖只是这类患者的重要症状之一,同时还会有其他各种各样的临床表现,多表现在:

①皮质醇增多症;②甲状腺功能减退症;③胰岛β细胞瘤;④性腺功能减退;⑤多囊卵巢综合征;⑥颅骨内板增生症等多种病变。治疗时主要治疗原发病,运动及控制饮食的减肥方法均不宜采用。

3.药物引起的肥胖

有些药物在有效地治疗某种疾病的同时,还有使患者身体肥胖的作用,如应用肾上腺皮质激素类药物、治疗精神病的吩噻嗪类药物,一般情况而言,只要停止使用这些药物后,肥胖情况可自行改善。遗憾的是,有些患者从此成为"顽固性肥胖"患者。

(二)肥胖的衡量标准

目前用于衡量人体肥胖程度的方法有BMI指数、身高标准体重法和腰围、腰臀比及皮褶厚度等。其中,BMI是目前应用最广的成人肥胖诊断方法。

1.BMI指数

BMI指数(即身体质量指数,简称体质指数又称体重指数,英文为Body Mass Index,简称BMI),是用体重公斤数除以身高米数平方得出的数字,是目前国际上常用的衡量人体胖瘦程度以及是否健康的一个标准。BMI考虑了身高和体重两个因素,是对成人胖瘦程度进行判定的国际通用方法。世界各地判断超重和肥胖的

界限值稍有差异,其数值可根据各国的国情而定(见表6-1)。其公式为:
$$体重指数(BMI) = 体重(kg)/[身高(m)]^2$$

表6-1　成人超重和肥胖的BMI判定标准

BMI	WTO标准	亚洲标准	中国参考标准	相关疾病发病的危险
体重过低	<18.5	<18.5	<18.5	低(但其他疾病危险性增加)
正常范围	18.5~24.9	18.5~22.9	18.5~23.9	平均水平
超重	≥25	≥23	≥24	增加
肥胖前期	25.0~29.9	23.0~24.9	24.0~26.9	增加
Ⅰ度肥胖	30.0~34.9	25.0~29.9	27.0~29.9	中度增加
Ⅱ度肥胖	35.0~39.9	≥30.0	≥30.0	严重增加
Ⅲ度肥胖	≥40.0	≥40.0	≥40.0	非常严重增加

2. 身高标准体重法

身高标准体重法计算公式为:
$$标准体重(kg) = 身高(cm) - 105$$
或
$$标准体重(kg) = [身高(cm) - 100] \times 0.9$$
$$肥胖程度(\%) = \frac{实际体重 - 标准体重}{标准体重} \times 100\%$$

肥胖程度的诊断标准见表6-2。

表6-2　肥胖程度的诊断标准

肥胖程度	诊断
±10%	正常范围
10%~20%	超重
20%~30%	轻度肥胖
30%~50%	中度肥胖
>50%	重度肥胖
>100%	病态肥胖

（三）肥胖的病因

1．饮食因素

热量摄入多于热量消耗，使脂肪合成增加是肥胖的物质基础。随着生活水平的提高，人们对高能量、高脂肪食品的消费量增大。研究表明，高脂肪饮食摄入量的增加与肥胖症发病率的升高显著相关。

2．遗传因素

大多认定为多因素遗传。父母的体质遗传给子女时，并不是由一个遗传因子，而是由多种遗传因子来决定子女的体质，所以称为多因子遗传，例如非胰岛素依赖型糖尿病、肥胖，就属于这类遗传。父母中有一人肥胖，则子女有 35%～45% 肥胖的概率；如果父母双方皆肥胖，子女可能肥胖的概率升至 70%～80%。

3．心理的因素

为了解除心情上的烦恼、情绪上的不稳定，不少人也是用吃来作发泄。这都是引起饮食过量而导致肥胖的原因。

4．社会环境的因素

运动有助消耗脂肪，在日常生活之中，交通工具的发达，生产自动化和机械化程度的提高，家务量减轻等，使得人体消耗热量的机会更少。另一方面因为摄取的能量并未减少，而形成肥胖。肥胖导致日常的活动越趋缓慢、慵懒，并再次减低热量的消耗，导致恶性循环，助长肥胖的发生。

（四）肥胖的危害

轻至中度原发性肥胖可无任何自觉症状，重度肥胖者则多有怕热、活动能力降低，甚至活动时有轻度气促、睡眠时打鼾等现象。可有高血压病、糖尿病、痛风等临床表现。

1．增加心血管系统疾病的风险

肥胖症患者并发冠心病、高血压的概率明显高于非肥胖者，尤其腰臀比值高的中心型肥胖患者更容易发病，其发生率一般是非肥胖者的 5～10 倍。

2．呼吸功能改变

肥胖患者肺活量降低且肺的顺应性下降，可导致多种肺功能异常，如肥胖性低换气综合征，临床以嗜睡、肥胖、肺泡性低换气症为特征，常伴有阻塞性睡眠呼吸困难。此外，重度肥胖者，尚可引起睡眠窒息，偶见猝死的报道。

3．增加脂代谢疾病的风险

进食过多的热量促进三酰甘油的合成和分解代谢，肥胖症的脂代谢表现得更加活跃。肥胖症脂代谢活跃的同时多伴有代谢的紊乱，会出现高三酰甘油血症、高胆固醇血症和低高密度脂蛋白胆固醇血症等。

4．促进骨骼、肌肉病变

（1）关节炎：最常见的是骨关节炎，由于长期负重，使关节软骨面结构发生改变,膝关节的病变最多见。

(2)痛风:肥胖者嘌呤代谢异常,肥胖患者中大约有 10% 合并有高尿酸血症,容易发生痛风。

5.肥胖的内分泌系统改变

(1)生长激素:肥胖者生长激素释放是降低的,特别是对刺激生长激素释放的因素不敏感。

(2)垂体-肾上腺轴:肥胖者肾上腺皮质激素分泌是增加的,分泌节律正常,但峰值增高。

(3)下丘脑-垂体-性腺轴:肥胖者多伴有性腺功能减退,垂体促性腺激素减少,睾酮对促性腺激素的反应降低。肥胖女孩,月经初潮提前。成年女性肥胖者常有月经紊乱,闭经提前。男性伴有性欲降低和女性化。与雌激素相关肿瘤的发病率明显增高。

6.肥胖症与胰岛素抵抗

体脂堆积可引起胰岛素抵抗,胰岛素能力下降,造成高胰岛素血症,出现高血糖而发展为糖尿病。

(五)肥胖的防治措施

治疗的两个主要环节是减少热量摄取及增加热量消耗,强调以行为、饮食、运动为主的综合治疗,必要时辅以药物或手术治疗。继发性肥胖症应针对病因进行治疗。各种并发症及伴随病应给予相应的处理。

1.合理膳食

合理营养是预防肥胖的关键,应安排好一日三餐,防治营养过剩。尽量不吃或少吃高能高脂食物。膳食疗法的原则是合理控制饮食,使机体能量代谢处于适度负平衡,即能量摄入量低于消耗量。

(1)低能低脂膳食

每日总能量摄入控制在推荐摄入量(RNI)的 50% ~70%,直至体重接近标准。脂肪摄入的热能比应低于 20%,并且严格控制动物性脂肪的摄入。

(2)高蛋白膳食

适当提高蛋白质摄入量(占总能量的 16% ~25%),以优质蛋白摄入为主,如瘦肉、鱼、虾、脱脂奶、大豆制品等。

(3)适度控制糖类的摄入

多选择由淀粉等提供热量,尽可能减少蔗糖、果糖等简单糖类在膳食中的比例;每日应摄入糖类 100 ~200g,但不宜少于 50g,因为一定量的糖类是维持脂肪代谢所必需的。

（4）充足的维生素、矿物质和膳食纤维

保证机体处于最佳生理状态，必须注意食盐的摄入量（5～6g/d为宜）。膳食纤维几乎不提供能量，对控制体重有益。

2. 增加运动和体力劳动

在膳食疗法的基础上辅以运动疗法是治疗肥胖的最好方法。一般而言，在膳食疗法开始后的1～2月，可减重3～4kg，此后可与运动疗法并用，保持每月减重1～2kg，这样可获得比较理想的治疗效果。每日应有30min以上的快速步行或相当的体力活动。

3. 药物治疗

对严重肥胖患者可应用药物减轻体重，然后继续维持。但临床上如何更好地应用这类药物仍有待探讨，用药可能产生药物副作用及耐药性，因而选择药物治疗必须十分慎重，要根据患者的个体情况衡量可能得到的益处和潜在的危险（利弊得失）做出决定。

4. 外科治疗

外科治疗有空回肠短路手术、胆管胰腺短路手术、胃短路手术、胃成形术、迷走神经切断术及胃气囊术等可供选择。术前要对患者的全身情况做出充分估计，特别是糖尿病、高血压和心肺功能等，给予相应的监测和处理。

二、营养与高血压

（一）高血压的定义和分类

高血压（hypertension）是指以体循环动脉血压升高为主要表现的临床综合征。最新中国心血管病年报显示，目前我国高血压人群已超过2.6亿，高血压在成人中的发病率为20%。

依据其病因不同分为原发性高血压和继发性高血压。

原发性高血压是一种以血压升高为主要临床表现而病因尚未明确的独立疾病，以动脉压升高为主，最终可出现心、脑、肾等重要脏器功能损害，甚至发生功能衰竭的心血管疾病，此类病症占高血压的95%以上，又称为高血压病。

继发性高血压是指病因明确、由原发病引起的血压升高，高血压为该原发病的临床表现，多见于原发性肾小球疾病、内分泌疾病等，约占高血压的5%。

（二）高血压的危害

高血压病是冠心病、脑血管疾病的主要危险因素，因为在血压升高的早期多无特异性症状，甚至无自我不适感，往往未引起重视而延误诊断与治疗，直至发生临床危急情况或出现严重并发症，因而被称为"无声杀手"。因此，高血压病的早发现、早诊断、正规治疗，以及对高血压患者的长期综合性管理，是改善社区居民健康状况、提高身体素质的重要方面。

（三）高血压病的发病因素

高血压的病因及发病机制至今尚未完全明了，已证实其发病为多种因素共同作用的结果。

1. 遗传因素

高血压病有明显的家族性倾向，双亲血压均正常的子女，患病概率为3%；双亲血压升高的子女，患病概率为45%。目前，基因学研究已证实，原发性高血压相关基因的存在是高血压病的基本病因。

2. 环境因素

（1）体重因素：人的体重与基础血压呈正相关，超重与血压升高密切相关，单纯控制体重即可以明显降低血压，同时超重者交感神经活力亦明显升高。

（2）膳食因素：高钠饮食、低钙低镁饮食与高血压相关。另外，食物中饱和脂肪酸过高、不饱和脂肪酸与脂肪酸比值降低，均可引起血压升高。

（3）吸烟：烟草中的烟碱、镉可导致血压升高。

（4）饮酒：我国有关高血压的流行因素研究证实，在我国，长期大量饮酒为高血压病的易患因素。

（5）社会、精神、心理因素：包括职业特点、经济状况、文化程度、人际关系等社会因素，通过饮食、精神、心理等因素产生对血压的影响。精神紧张、情绪波动、环境刺激等也可影响血压水平。

（四）高血压的饮食预防

饮食对于高血压的控制非常重要。

1. 要控制能量的摄入

提倡吃复合糖类，如淀粉、玉米，少吃葡萄糖、果糖及蔗糖，这些糖类易引起血脂升高。

2. 限制脂肪的摄入

烹调时选用植物油。可多吃海鱼，海鱼含有不饱和脂肪酸，能使胆固醇氧化，从而降低血浆胆固醇，还可延长血小板的凝聚，抑制血栓形成，防止中风的发生。海鱼还含有较多的亚油酸，对增加微血管的弹性、防止血管破裂、防止高血压并发症有一定的作用。

3. 适量摄入蛋白质

高血压病人每日蛋白质的摄入量为每公斤体重1g为宜。每周吃2～3次鱼类蛋白质，可改善血管弹性和通透性，增加尿钠排出，从而降低血压。如高血压合并肾功能不全时，应限制蛋白质的摄入。

4. 多吃含钾、钙高而含钠低的食品

如土豆、茄子、海带、莴笋。含钙高的食品有牛奶、酸牛奶、虾皮。少喝肉汤，因

为肉汤中含氮浸出物增加,能够促进体内尿酸增加,加重心、肝、肾脏的负担。

5. 限制盐的摄入量

盐每日应逐渐减至 6g 以下。这里的食盐摄入量包括烹调用盐及其他食物中所含钠折合成食盐的总量。适当的减少钠盐的摄入有助于降低血压,减少体内的钠水潴留。

6. 多吃新鲜蔬菜、水果,以补充各种维生素

尤其是维生素 C 和叶酸等,有利于降血压。每天吃新鲜蔬菜不少于 400g,水果 100g 至 200g。

7. 适当增加海产品摄入

如海带,紫菜,海产鱼等。

8. 限制饮酒

酒精是高血压和脑卒中的独立危险因素,建议高血压患者不宜饮酒,应限制酒量在 25g/d 以下,必要时完全戒酒。

三、营养与高血脂

(一)高血脂的定义

所谓高血脂症,就是一般人常说的"高血脂",医学上的定义是指由于脂肪代谢异常使血浆中一种或多种脂质高于正常的疾病。脂质不溶或微溶于水,必须与蛋白质结合以脂蛋白形式存在才能在血液中循环,因此"高血脂"是通过高脂蛋白血症表现出来的。

血脂系指血浆或血清中所含的脂类物质,有外源和内源之不同。外源来自食物,特别是动物性食物;内源主要由肝脏、小肠黏膜等组织合成。血脂仅占全身脂质的一小部分,血脂水平的变化极大,一般在餐后 3~6 小时渐趋稳定。血脂主要包括:

(1)胆固醇(简写为 Ch),约占血浆总脂的 1/3。

(2)甘油三酯,又称中性脂肪(简写为 TG),约占血浆总脂的 1/4。

(3)磷脂(简写为 PL),约占血浆总脂的 1/3。

(4)游离脂肪酸(简写 FFA),又称非酯化脂肪酸,占血浆总脂的 5%~10%,它是机体能量的主要来源。

脂类本身不溶于水,必须与蛋白质结合形成脂蛋白才能以溶解的形式存在于血浆中,并随血流到达全身各处。在正常情况下,超速离心法可将血浆脂蛋白分为乳糜微粒(CM)、极低密度脂蛋白(VLDL)、低密度脂蛋白(LDL)及高密度脂蛋白(HDL)四种。

(二)高血脂症的分类

高血脂症是指血浆中某一类或几类脂蛋白水平升高的现象。诊断指标包括血清总胆固醇(TC)、甘油三酯(TG)和高密度脂蛋白－胆固醇(HDL－C)等(见表6－3)。

表6－3　高血脂症的分型

分型	血清总胆固醇(TC)	甘油三酯(TG)	高密度脂蛋白－胆固醇(HDL－C)
高胆固醇血症	升高(＞5.72mmol/L)	正常(＜1.70mmol/L)	—
高甘油三酯血症	正常(＜5.72mmol/L)	升高(＞1.70mmol/L)	—
混合型高脂血症	升高(＞5.72mmol/L)	升高(＞1.70mmol/L)	—
低高密度脂蛋白血症	—	—	下降(＜9.0mmol/L)

（三）高血脂症的症状与危害

1. 高血脂症的症状

高血脂症的临床表现主要是脂质在真皮内沉积所引起的黄色瘤和脂质在血管内皮沉积所引起的动脉硬化。尽管高脂血症可引起黄色瘤,但其发生率并不很高,而动脉粥样硬化的发生和发展又是一种缓慢渐进的过程。因此在通常情况下,轻度高血脂患者没有任何不舒服的感觉,并无明显症状和异常体征。不少人是由于其他原因进行血液生化检验时才发现有血浆脂蛋白水平升高。

高血脂症出现的主要表现是并发症,较重的会出现头晕目眩、头痛、胸闷、气短、心慌、胸痛、乏力、口角歪斜、不能说话、肢体麻木等症状,最终会导致冠心病、脑中风等严重疾病,并出现相应症状。

2. 高血脂与冠心病

冠状动脉粥样硬化性心脏病是冠状动脉血管发生动脉粥样硬化病变而引起血管腔狭窄或阻塞,造成心肌缺血、缺氧或坏死而导致的心脏病,常常被称为"冠心病"。世界卫生组织将冠心病分为五大类:无症状心肌缺血(隐匿性冠心病)、心绞痛、心肌梗死、缺血性心力衰竭(缺血性心脏病)和猝死五种临床类型。临床中常常分为稳定性冠心病和急性冠状动脉综合征。

冠心病的危险因素包括可改变的危险因素和不可改变的危险因素。了解并干预危险因素有助于冠心病的防治。

可改变的危险因素有高血压、血脂异常(总胆固醇过高或低密度脂蛋白胆固醇过高、甘油三酯过高、高密度脂蛋白胆固醇过低)、超重/肥胖、高血糖/糖尿病,不良生活方式包括吸烟、不合理膳食(高脂肪、高胆固醇、高热量等)、缺少体力活动、过量饮酒以及社会心理因素。

不可改变的危险因素有性别、年龄、家族史。此外,与感染有关,如巨细胞病毒、肺炎衣原体、幽门螺杆菌等。

调节血脂是防治冠心病最基本的疗法。血清总胆固醇水平下降1%,则冠心病的发生率下降2%。只要有冠心病,不论血脂高不高,均应长期服用调脂药,可以减少冠心病心绞痛、心肌梗死的发生率和死亡率。

3. 高血脂与脑梗死

当血液中胆固醇增高时,容易形成动脉硬化斑块,这些斑块在动脉壁内堆积,造成动脉管腔狭窄,阻塞血液流入相应部位,引起动能缺损。它发生在脑血管时引起脑梗死。

医学证明:长期调脂治疗能预防和治疗脑梗塞;长期调脂治疗能明显降低脑中风的发生率和致残率。

(四)膳食营养因素与高血脂症

1. 合理控制热能和糖类

糖类对血脂的影响与其种类有关。简单的糖,如蔗糖、果糖等可使血清甘油三酯含量增高,特别是肥胖或已有甘油三酯增高的个体更为明显。所以限制热量摄入或增加消耗而使体重降低时,血脂异常的情况可以得到改善。主食应以谷类为主,粗细搭配,粗粮中可适量增加玉米、筱面、燕麦等成分,保持碳水化合物供热量占总热量的55%以上。

2. 适当限制脂肪

膳食中应减少动物脂肪,如猪油、肥猪肉、黄油、肥羊肉、肥牛肉、肥鹅肉、肥鸭肉等,这类食物饱和脂肪酸过多,脂肪容易沉积在血管壁上,增加血液的黏稠度。饱和脂肪酸长期摄入过多,可使甘油三酯升高,并有加速血液凝固、促进血栓形成的作用。应增加和补充不饱和脂肪酸,特别是补充 $\omega-3$ 多不饱和脂肪酸,$\omega-3$ 多不饱和脂肪酸被称为"血管清道夫",它具有降低血液甘油三酯、胆固醇含量,抗血栓、抗血凝、降低血液黏稠度、改善血管弹性、有效防治心脑血管疾病等功效。尽量少吃煎、炸食物,尽量在烹调过程中少放油,尽量用低脂或不含脂肪的食物代替脂肪含量高的食物。

3. 控制胆固醇

胆固醇是人体必不可少的物质,但摄入过多的确害处不少,如超过需要量则过多的胆固醇会在血液中流动,从而使血液中的胆固醇量过高堵塞血管,容易发生心脏病或脑猝死。膳食中的胆固醇不超过300mg/d,忌食含胆固醇高的食物,如动物的内脏、蛋黄、鱼子、鱿鱼等食物。植物固醇存在于稻谷、小麦、玉米、菜籽等植物中,植物固醇在植物油中呈现游离状态,确有降低胆固醇的作用,如大豆中的豆固醇有明显降低血脂的作用,应提倡多吃豆制品。

4. 增加新鲜的蔬菜和水果

保证每人每天摄入的新鲜蔬菜和水果达到400g以上,并注意增加深色或绿色蔬菜比例,新鲜蔬菜和水果提供的维生素C、矿物质和纤维素较多。维生素C能降低 β-脂蛋白,增加脂蛋白酶的活性,从而使甘油三酯降低。新鲜的蔬菜和水果含纤维素较多,可促使胆固醇代谢。矿物质对血管有保护作用。可选用的降脂食物有酸奶、大蒜、绿茶、山楂、绿豆、洋葱、香菇、蘑菇、平菇、金针菇、木耳等。

5. 少饮酒,最好不饮

烟酒作用于人体不利于高脂血症患者的康复。

6. 坚持少盐饮食

每日控制在食盐量为6g以下。因为食盐量超过正常人需要量的水平时,易引起体内钠的潴留,体液增多,血液循环量增加而使心肾负担过重,对高血压、高血脂患者极为不利。

7. 不宜饮咖啡

咖啡既香浓又能提神解乏,一般含有蛋白质、脂肪、粗纤维、蔗糖、咖啡碱等多种营养成分。咖啡的主要成分是咖啡因,它可刺激血脂及血糖增高;另外咖啡可帮助消化,促使体重升高,这些对心血管病患者都是不利的。因此,高血脂患者最好不饮咖啡,特别是浓咖啡。

第三节　营养代谢引起的常见疾病

☞ 课前导入

防治痛风,植物性食物是首选

有高尿酸血症的患者,营养医生都建议其食物应该偏素一些,尤其是在痛风症状发作时,应尽量吃素,有利于减轻关节疼痛。素食食物(包括蔬菜、水果)有减缓痛风症状的作用,所以有人认为,素食中一定不含嘌呤(尿酸)。

其实素食食物中也含有嘌呤,有的含量也不低,但相对动物性食物来说其含量还是不算高的。素食食物中嘌呤含量多低于50mg/100g食物,豆类高一些,接近于肉类。因此,在防治痛风时,植物性食物是首选,其嘌呤含量不足以加重血中嘌呤含量。

植物性食物在防治痛风的过程中,还有另一个重要的作用,那就是植物性食物为碱性食物,通过人体代谢最终以碱性物质从尿中排出,从而使尿液碱化,促进尿酸排出。注意不是使身体碱化,食物的酸碱性还不足以使人体体液发生变化。

(资料来源:大洋网–信息时报,搜狐健康转载. http://health. sohu. com/20100511/n272018215. shtml)

思考:痛风患者在膳食方面的注意事项是什么?

一、糖尿病

（一）糖尿病概述

糖尿病是由于体内胰岛素绝对或相对分泌不足，引起糖类、脂质、蛋白质、水及电解质等代谢紊乱的一种慢性和全身性疾病，其主要特征是高血糖和糖尿，导致各种组织特别是眼、肾、心脏、血管、神经的慢性损害、功能障碍。

糖尿病分为以下几种类型。

1. Ⅰ型糖尿病

原名胰岛素依赖型糖尿病，多发生在儿童和青少年，也可发生于各种年龄。起病比较急剧，体内胰岛素绝对不足，容易发生酮症酸中毒，必须用胰岛素治疗才能获得满意疗效，否则将危及生命。严重高血糖时出现典型的"三多一少"症状，即多饮、多尿、多食以及乏力消瘦。发生酮症或酮症酸中毒时，"三多一少"症状更为明显。

2. Ⅱ型糖尿病

原名叫成人发病型糖尿病，多在35~40岁之后发病，占糖尿病患者90%以上。Ⅱ型糖尿病患者体内产生胰岛素的能力并非完全丧失，有的患者体内胰岛素甚至产生过多，但胰岛素的作用效果较差，因此患者体内的胰岛素是一种相对缺乏状态，可以通过某些口服药物刺激体内胰岛素的分泌。但到后期仍有一些病人需要使用胰岛素治疗。Ⅱ型糖尿病起病缓慢隐匿，患者体态常肥胖，尤以腹型肥胖或超重多见。

3. 妊娠期糖尿病

一般在妊娠后期发生，占妊娠妇女的2%~3%。发病与妊娠期进食过多及胎盘分泌的激素抵抗胰岛素的作用有关，一般分娩后可恢复正常，但可能成为今后发生糖尿病的高危人群。

4. 其他型糖尿病

指某些内分泌疾病、药物和化学制剂、感染及其他少见的遗传、免疫综合征所致的糖尿病。

（二）糖尿病的危害

糖尿病早期无症状，中晚期多合并有眼、肾、脑和心脏等重要器官及神经等组织的并发症，外科常合并化脓感染，且难以控制。糖尿病致残、病死率仅次于癌症和心血管疾病，已成为危害人类健康的第三大顽症。

1. 糖尿病足

主要以下肢动脉粥样硬化为主，糖尿病患者由于血糖升高，可引起周围血管病变，导致局部组织对损伤因素的敏感性降低和血流灌注不足，在外界因素损伤局部组织或局部感染时较一般人更容易发生局部组织溃疡,这种危险最常见的部位就是足部,故称为糖尿病足。

2.糖尿病对心脑血管的危害

心脑血管并发症是糖尿病致命性并发症,主要表现于主动脉、冠状动脉、脑动脉粥样硬化,以及广泛小血管内皮增生及毛细血管基膜增厚的微血管糖尿病病变。糖尿病人心、脑血管病并发率和病死率为非糖尿病人的 3.5 倍,是 II 型糖尿病最主要的死亡原因。

3.糖尿病肾病

由于高血糖、高血压及高血脂,肾小球微循环滤过压异常升高,促进糖尿肾病发生和发展。

4.糖尿病眼病

糖尿病患者除动脉硬化、高血压视网膜病变及老年性白内障外,糖尿病视网膜病与糖尿病性白内障为糖尿病危害眼球的主要表现。轻者视力下降,重者可引起失明。

5.糖尿病对神经的危害

糖尿病神经病变是糖尿病最常见的慢性并发症之一,是糖尿病致死和致残的主要原因。糖尿病神经病变以周围神经病变和植物神经病变最常见。

(三)糖尿病的病因

1.遗传因素

I 型或 II 型糖尿病均存在明显的遗传异质性。糖尿病存在家族发病倾向,1/4 ~ 1/2 患者有糖尿病家族史。临床上至少有 60 种以上的遗传综合征可伴有糖尿病。

2.免疫因素

I 型糖尿病患者存在免疫系统异常,在某些病毒如柯萨奇病毒、风疹病毒、腮腺病毒等感染后导致自身免疫反应,破坏胰岛素 β 细胞。

3.社会环境因素

导致 II 型糖尿病的主要诱因包括肥胖、体力活动过少和应激。

摄入高热量及结构不合理(高脂肪、高蛋白、低碳水化合物)膳食会导致肥胖,随着体重的增加及缺乏体育运动,胰岛素抵抗会进行性加重,进而导致胰岛素分泌缺陷和 II 型糖尿病的发生。

应激包括紧张、劳累、精神刺激、外伤、手术、分娩和其他重大疾病,以及使用升高血糖的激素等。由于上述诱因,患者的胰岛素分泌能力及身体对胰岛素的敏感性逐渐降低,血糖升高,导致糖尿病。

(四)糖尿病的膳食治疗

目前尚无根治糖尿病的方法,但通过多种治疗手段可以控制好糖尿病。主要包括五个方面:糖尿病患者的教育,自我监测血糖,饮食治疗,运动治疗和药物治疗。

饮食治疗是各种类型糖尿病治疗的基础,一部分轻型糖尿病患者单用饮食治疗就可控制病情。

1. 总热量

总热量的需要量要根据患者的年龄、性别、身高、体重、体力活动量、病情等综合因素来确定,也可根据年龄、性别、身高查表获得,算出标准体重后再依据每个人日常体力活动情况来估算出每千克标准体重热量需要量。

根据标准体重计算出每日所需要热量后,还要根据病人的其他情况作相应调整。儿童、青春期、哺乳期、营养不良、消瘦及有慢性消耗性疾病应酌情增加总热量。肥胖者要严格限制总热量和脂肪含量,给予低热量饮食,每天总热量不超过1500kcal,一般以每月降低0.5~1.0kg体重为宜。

2. 碳水化合物

碳水化合物每克产热4kcal,是热量的主要来源,现认为碳水化合物应占饮食总热量的55%~65%。根据我国人民生活习惯,每天可进主食(米或面)250~400g,可作如下初步估计,休息者每天主食200~250g,轻度体力劳动者250~300g,中度体力劳动者300~400g,重体力劳动者400g以上。

3. 蛋白质

蛋白质每克产热量4kcal,占总热量的12%~15%。蛋白质的需要量成人每千克体重约1g。儿童、孕妇、哺乳期妇女、营养不良、消瘦、有消耗性疾病者宜增加至每千克体重1.5~2.0g。糖尿病肾病者应减少蛋白质摄入量,每千克体重0.8g,若已有肾功能不全的患者应摄入高质量蛋白质,摄入量应进一步减至每千克体重0.6g。

4. 脂肪

脂肪的能量较高,每克产热量9kcal。脂肪约占总热量25%,一般不超过30%,每日每千克体重0.8~1g。动物脂肪主要含饱和脂肪酸,植物油中含不饱和脂肪酸多,糖尿病患者易患动脉粥样硬化,应以植物油为主。

5. 维生素及矿物质

矿物质及维生素对人体很重要,必须补足,多食富钙的食物。由于人体胰岛β细胞需要在钙离子作用下才能分泌胰岛素,缺钙就势必促使糖尿病患者病情加重。且由于糖尿病患者多尿,钙的排出量增多,体内缺钙现象更趋于严重。在感染、并发其他疾病或控制不良的情况下,更要多补充些维生素及矿物质。新鲜蔬菜、水果、海带及蘑菇中维生素及矿物质含量最多,每天都应适量选用。饮食疗法必须持之以恒,因此必须结合患者的爱好、饮食习惯、经济条件、生活方式及劳动强度等,制定切实可行的食谱。

6.高纤维食物

多吃高纤维食物,因为富含纤维素的食物能促进胃肠道蠕动,防止便秘,并能改善糖尿病人细胞的糖代谢,增加胰岛素受体对胰岛素的敏感性,促使血糖下降,还能预防高血压冠心病和结肠癌。故患者在日常饮食中应多选用粗粮及豆类、果蔬等富含纤维素的食物。

7.食物多样化

食物多样化,每天膳食尽可能覆盖粮谷类、蔬菜、水果、豆类、奶类、肉类、水产、蛋类八类食物,每类食物选用1~3个品种。

二、痛风

(一)痛风的概述及其病因

痛风(gout)是一组由多种原因引起的以高尿酸血症所致的组织损伤为特征的嘌呤代谢紊乱综合征。其临床特点为高尿酸血症、急性关节炎反复发作、痛风石形成、慢性关节炎和关节畸形以及病程后期的痛风性肾损伤。人体尿酸来源有两个途径:外源性占20%,来自富含嘌呤或核蛋白食物在体内的消化代谢;内源性占80%,是由体内氨基酸、磷酸核糖和其他小分子化合物合成的核酸所分解而来。从食物摄取或体内合成的嘌呤最终代谢产物是尿酸。高尿酸血症主要是内源性嘌呤代谢紊乱、尿酸排出减少与生成增多所致。

痛风可分为原发性和继发性两大类。原发性痛风除少数由于嘌呤代谢的一些酶的缺陷引起外,大多病因尚未明确,属遗传性疾病,患者常伴有高脂血症、肥胖、原发性高血压、糖尿病和动脉粥样硬化等。在原发性痛风中,80%~90%的发病直接机制是肾小管对尿酸的清除率下降。继发性痛风可由肾病、血液病、药物、高嘌呤食物等多种因素引起。[3]

(二)痛风的症状

痛风在不同的时期会有不同的表现症状。

1.早期的痛风病症状

检测血尿酸浓度是早期发现痛风最简单而有效的方法。对人群进行大规模的血尿酸普查可及时发现高尿酸血症,这对早期发现及早期防治痛风有十分重要的意义。至少应每年健康检查一次。

2.急性发作期的痛风病症状

发作时间通常是下半夜。该阶段的痛风症状表现为脚踝关节或脚趾、手臂或手指关节处疼痛、肿胀、发红,伴有剧烈疼痛,这就是尿酸盐沉淀引起的剧烈疼痛。发病期的血尿酸由于已经生成沉淀,所以尿酸值比平时最高值低。

3. 间歇期的痛风病症状

该阶段的痛风症状主要表现是血尿酸浓度偏高。所谓的间歇期是指痛风两次发病的间隔期，一般为几个月至一年。如果没有采用降尿酸的方法，发作会频繁，痛感加重，病程延长。

4. 慢性期的痛风病症状

该阶段的痛风症状主要表现是存在痛风石，慢性关节炎、尿酸结石和痛风性肾炎及并发症。此时痛风频繁发作，身体部位开始出现痛风石，随着时间的延长痛风石逐步变大。

（三）痛风的膳食防治

痛风目前尚不能根治，除药物治疗外，自我保健也非常重要。除避免劳累、紧张、受冷、关节受伤等诱发因素外，饮食控制也是预防和治疗痛风、防止其发作的有效方法。

1. 保持理想体重

超重或肥胖者应该减轻体重。不过，减轻体重应循序渐进，否则容易导致酮症或痛风急性发作。

2. 食用富含碳水化合物的食品

碳水化合物可促进尿酸排出，患者可食用富含碳水化合物的米饭、馒头、面食等。

3. 多饮水

心肾功能正常的患者应多喝水，每日饮水量大于 2000mL，以保证尿量，促进尿酸排出。

4. 多食碱性食物

蔬菜、水果是弱碱性食物并含有丰富的维生素 C，可促进体内的尿酸盐溶解和排出，应多食，特别是冬瓜、西瓜有利尿作用。

5. 戒酸性食物

戒咖啡、煎炸食物、高脂食物等酸性食物。酸碱不平衡，会影响身体机能，加重肝肾负担。

6. 低盐饮食

痛风患者多伴有高血压、高血脂症，应限制钠盐摄入量。

7. 低脂肪饮食

脂肪可阻止尿酸盐的正常排泄，痛风患者急性期尤应控制。

8. 合理烹调

辣椒、咖喱、胡椒、花椒、芥末、生姜等食品调料均能兴奋植物神经，诱发痛风，应尽量避免使用。

9. 禁酒

酒精可使体内乳酸和酮体堆积,抑制尿酸排泄,易诱发痛风,特别是啤酒含有大量的嘌呤,可使血中尿酸增高,最好不喝。

10. 禁食低嘌呤食物

嘌呤是细胞核中的一种成分,只要含有细胞的食物就含有嘌呤,动物性食品中嘌呤含量较高(见表6-4)。尿酸是嘌呤代谢后的产物,多食嘌呤含量高的食物可导致血尿酸升高甚至痛风发作。患者应禁食内脏、骨髓、海味、发酵食物、豆类、肉汤、花生、豆类等高嘌呤食物。

表6-4 常见食物嘌呤含量表(每100g食物中嘌呤的含量)

种类/名称	嘌呤含量(mg)	种类/名称	嘌呤含量(mg)
水果类		**硬果、干果类**	
柠檬	3.4	栗子	34.6
桃子	1.3	莲子	40.9
西瓜	1.1	红枣	6.0
哈密瓜	4.0	黑枣	8.3
橙子	3.0	葡萄干	5.4
橘子	3.0	龙眼干	8.6
葡萄	0.9	瓜子	24.2
石榴	0.8	杏仁	31.7
凤梨	0.9	花生	96.3
鸭梨	1.1	腰果	80.5
枇杷	1.3	白芝麻	89.5
		黑芝麻	57.0

续表

种类/名称	嘌呤含量（mg）	种类/名称	嘌呤含量（mg）
蔬菜类		大葱	13.0
白菜	12.6	姜	5.3
菠菜	13.3	**蛋奶类**	
包菜	12.4	鸡蛋白	3.7
空心菜	17.5	鸡蛋黄	2.6
蒿子	16.3	鸭蛋白	3.4
芥菜	12.4	鸭蛋黄	3.2
榨菜	10.2	皮蛋白	2.0
芹菜	12.4	皮蛋黄	6.6
苋菜	8.7	奶粉	15.7
芥蓝菜	18.5	**水产、海鲜**	
雪里蕻	24.4	鳝鱼	92.8
盐酸菜	8.6	草鱼	140.3
韭菜	25.0	鲤鱼	137.1
芫荽	20.2	鲢鱼	202.4
葫芦	7.2	海参	4.2
苦瓜	11.3	海蜇皮	9.3
冬瓜	2.8	螃蟹	81.6
丝瓜	11.4	乌贼	89.8
小黄瓜	14.6	鱼丸	63.2
茄子	14.3	虾	137.7
青椒	8.7	白鲳鱼	238.1
萝卜	7.5	白带鱼	391.6
胡萝卜	8.9	鲨鱼	166.8
洋葱	3.5	乌鱼	183.2
菜花	24.9	海鳗	159.5
菜豆	29.7	牡蛎	239.0
蘑菇	28.4	蚌蛤	436.3

续表

种类/名称	嘌呤含量（mg）	种类/名称	嘌呤含量（mg）
肉类		**禽类**	
猪血	11.8	鸡心	125.0
猪皮	29.8	鸡胸肉	137.4
猪脑	66.3	鸡肝	293.5
猪肝	169.5	鸭肠	121.0
猪大肠	262.2	鸭肝	301.5
猪肾	132.6	鸭心	146.9
猪肚	132.4	**谷薯类及其制品**	
猪肺	138.7	白米	18.1
猪肉	83.7	糙米	22.4
牛肚	79.0	糯米	17.7
牛肝	169.5	米糠	54.0
羊肉	111.5	小米	7.3
兔肉	107.6	小麦	12.1
豆类及豆制品		面粉	17.1
豆芽菜	14.6	面条	19.8
绿豆	75.1	高粱	9.7
红豆	53.2	玉米	9.4
豌豆	75.7	米粉	11.1
杂豆	57.0	麦片	24.4
黄豆	116.5	甘薯	2.4
豆干	66.5	芋头	10.1
黑豆	137.4	马铃薯	3.6
熏干	63.6	荸荠	2.6

注：1. 嘌呤含量超过150mg/100g的食物，不宜选用。

2. 嘌呤含量50～150mg/100g的食物，急性期不宜选用。

3. 嘌呤含量小于50mg/100g的食物，适宜选用。

总之，痛风患者建立良好的生活习惯和饮食习惯，可大大减少痛风的发作。

三、乳糖不耐症

（一）乳糖不耐症的概述

乳糖不耐症（Lactose intolerance）是指人体不能分解并代谢乳糖（一种糖类，常见于牛奶及其他奶制品中），这是由于肠道内缺乏所需的乳糖酶，或者是由于乳糖酶的活性已减弱而造成的。据估计，全球约75%的成年人体内乳糖酶的活性有减弱的迹象。该症状发生的概率在北欧约5%，而在一些亚洲及非洲国家则超过90%。简单地说，乳糖不耐症是由于缺乏乳糖酶或其活性不足所造成的症状，这种酶是用来消化乳糖的。

（二）乳糖不耐症的病因

乳糖酶缺乏的原因有以下几种。

1. 先天性乳糖酶缺乏

指自出生时机体乳糖酶活性即低下或缺乏，这一类型是机体常染色体上隐性基因所致，很少见。

2. 原发性乳糖酶缺乏

又称成人型乳糖酶缺乏，是由于人类世代饮食习惯导致基因改变，发病率与年龄和种族有关，大部分人属于这种类型。

3. 继发性乳糖酶缺乏

指由于各种原因致使小肠上皮损伤而导致的暂时性乳糖酶活性低下，常见病因如感染性腹泻，机体疾病康复后可恢复正常。

对于小儿来说，秋季多发性腹泻、细菌性腹泻会引起肠胃功能的暂时低下，乳糖酶分泌减少或活性降低，持续饮奶会引起继发性乳糖不耐受。

此外，大剂量服用头孢类、内酰胺类抗生素后也会引起继发性乳糖不耐受。

（三）乳糖不耐症的症状

乳糖是奶类含有的一种糖类，在小肠中必须经乳糖酶的水解变为两个单糖，即葡萄糖和半乳糖后才能被吸收。乳糖酶存在于人体小肠黏膜上皮细胞中，其活性即使在哺乳期也有一定限度，而在断乳后则逐渐下降甚至消失。乳糖酶活性下降过大或缺乏的人，在食入奶或奶制品后，奶中乳糖不能完全被消化吸收而滞留在肠腔内，使肠内容物渗透压增高、体积增加，肠排空加快，使乳糖很快排到大肠并在大肠吸收水分，受细菌的作用发酵产气，轻者症状不明显，较重者可出现腹胀、肠鸣、排气、腹痛、腹泻等症状。

（四）乳糖不耐症的膳食防治

1. 少量多次

每个人的乳糖不耐症程度是不同的，有些人减少牛奶饮用量后就不会有不舒服的感觉,对这部分人群来说每天多喝几次,一段时间后再增加食用量,使胃肠慢慢地适应后,症状会有所减轻或完全不会发生任何症状。

2. 避免空腹喝牛奶

与其他食物一起进食,可延缓消化过程,减轻不适感。一般来讲,乳糖不耐症者空腹喝奶会有较重症状,但与其他谷物类食物共同进食时,牛奶中的乳糖浓度在特定环境中得到相应的"稀释",使乳糖不耐症程度降低。喝奶前吃些饼干、面包会减少排气和不舒服的感觉。

3. 喝酸奶

对于大多数乳糖不耐症的人来说,喝酸奶应该是一个最有效的办法。酸奶是在牛奶中加入一定乳酸菌经发酵后制成的,发酵过程使得原奶中的20%～30%的乳糖被分解,蛋白质和脂肪也分解成为较小的组分,因此更有利于胃肠的消化吸收。同时,酸奶中的乳酸菌对于正常人群也具有助消化的功能。所以酸奶对饮用牛奶后常有腹胀、腹泻者的乳糖不耐症的人群最为适宜。

4. 食用干酪

干酪是乳制品中的最佳食品,也是乳糖不耐症人群的理想奶制品,因为牛奶在加工干酪的过程中95%以上的乳糖都已经随乳清排除。干酪的主要成分是酪蛋白和脂肪,并经对人体有益的菌种发酵使得其中的蛋白质和脂肪更容易消化吸收。

5. 以其他乳制品代替(冰激凌、奶昔等)代替鲜奶

这些食物仍有乳糖,但绝大多数人对这些食物的耐受程度较高,可以找出适合的种类及可耐受量来代替鲜奶。

第四节 膳食营养与癌症

☞ 课前导入

谨记! 夏天一定要远离的致癌食物

俗话说"病从口入",癌亦如此。"癌从口入"可分为两大类:一是直接摄入致癌物;二是饮食结构不合理,某些营养成分要么过多要么过少。如主食吃得精细,缺乏纤维素,即粗粮、杂粮等摄入少,导致大肠癌发病率升高;约75%的头颈部癌是由饮酒和吸烟造成的。

夏季天气炎热、高温、潮湿,病原微生物生长旺盛,极易附着于各种瓜果、蔬菜之中;而变质的食品更是它们大量存在的场所。如果此时不注意饮食卫生,长期下去,极易埋下隐患。本期我们采访了中国医学科学院肿瘤医院防癌科昌盛博士和

中国首席健康教育专家洪昭光教授,请他们列出了夏季饮食应避开的"致癌物"和"致癌吃法"。

一、吃的不干净增加患肝癌的风险

如烂掉的水果、霉变的食物和不洁净的水。真菌毒素是致癌的重要物质之一。夏季天气炎热,食物极其容易发霉,比如发霉的大米、花生,还有一些腌制食品和熟食,都容易滋生真菌,如黄曲霉素是目前世界上公认的强致癌物质,容易引起肝癌和食道癌。有人以为,多洗几次或高温消毒就能去除有毒物质,其实黄曲霉素一旦污染食物,是很难彻底清除的。水果腐烂后,微生物在代谢过程中会产生各种有害物质,还会加快真菌的繁殖速度,而有些就会致癌。真菌毒素还能从腐烂部分通过果汁,向未腐烂的部分扩散。所以,即使去除了腐烂部分,剩下的水果仍然不能吃。

二、剩饭菜、烧烤、熏炸食品易引发胃癌

亚硝酸盐能在胃内和蛋白质新陈代谢中产生的胺发生亚硝基反应,合成具有强致癌活性的亚硝胺,从而引发癌变。夏季的剩饭剩菜不仅含亚硝酸盐较多,而且容易被细菌污染,最好不要食用;所有的烧烤食品中,都容易出现一种致癌能力相当强的物质——苯并芘,而且鱼和肉里的脂肪不完全燃烧,会产生大量的 V-氨甲基衍生物,这是一种强度超过了黄曲霉素的致癌物。

三、骤冷骤热警惕诱发食管癌

偏硬、过热和过烫、刺激性食物,可诱发食管癌。夏季很多人在大排档吃烤串喝冰镇啤酒、吃滚烫的火锅喝冰饮,这种温差对食管的伤害非常大。

四、大量饮酒当心患胰腺癌

夏季很多人会喝大量啤酒,过量饮酒不仅会给肠胃、肝脏等造成代谢负担,还会引发急性胰腺炎,久而久之有胰腺癌的风险。

所以,夏季饮食应以清淡、绿色果蔬为主。多吃含维生素 C 的水果能降低食管癌和胃癌的风险,使体内的致癌物质失活,还能在胃中阻断硝酸盐类物质向有致癌作用的亚硝胺转化。

(资料来源:生命时报. http://www. weather. com. cn/life/2014/06/gdt/2141680. shtml)

思考:你觉得哪些膳食因素可能致癌呢?

一、肿瘤概述

肿瘤(tumor)是机体在各种致癌因素作用下,局部组织的某一个细胞在基因水平上失去对其生长的正常调控,导致其克隆性异常增生而形成的异常病变。根据细胞生长速度和分化程度、是否具有浸润和转移以及对人体健康的威胁程度,可将肿瘤分为良性和恶性肿瘤。那些可浸润到周围组织,并获得新生血管供应养分,能够快速生长和发生转移的肿瘤称为恶性肿瘤(malignant tumor),又叫癌症(cancer)。

肿瘤的发生是环境(外因)和遗传(内因)等多因素共同作用的结果。世界卫生组织专家估计,所有肿瘤90%以上由生活环境引起,饮食营养是最直接的环境因素,目前营养因素和肿瘤病因间关系尚未完全阐明,但膳食成分能够诱导肿瘤易感基因的表达,促进癌症的发生和发展。

一般认为癌肿发病分为两个阶段。第一个阶段为致癌阶段:各种因素引起基因调控失常,在较强烈致癌因素作用下,较短时间内完成致癌过程,完成后宿主并不一定会发生肿瘤。第二个阶段为促癌阶段:强度低,作用时间长,大多营养因素作为促癌因素参与癌肿发病过程。

二、营养与癌症

人体内营养缺乏、营养过剩和营养失调都会造成人体营养障碍,因而可能引发肿瘤。目前认为人及实验动物与肿瘤发生有关的营养素有脂肪、维生素、微量元素、蛋白质、热量、纤维等。可能受营养素影响的肿瘤主要有食道癌、胃癌、肝癌、结肠癌、乳腺癌及肺癌等。我国24个省市抽样调查表明:血浆中硒、维生素C、胡萝卜素等含量高,则癌症死亡率低;血中总胆固醇、尿中亚硝胺含量高,则癌症的死亡率高。这些都说明了饮食与癌症关系密切。大量调查资料也表明,胃癌多发于以糖类为主食的人群,肠癌多发于以高蛋白、低纤维为主食的人群,乳腺癌与高脂肪饮食有关等,种种现象说明,营养与癌症关系密切。

(一)能量

体重超重或肥胖的人比体重正常的人更易有患肿瘤的危险,但是如果成年人热能摄入不足,同时蛋白质、脂肪、碳水化合物的量也不能满足需要,导致消瘦,会使抵抗力下降,会使胃癌的发病率增加。因此,能量供给应以能维持理想体重或略轻于理想体重为标准。

(二)脂肪

脂肪与肿瘤的关系十分密切,流行病学资料表明,高脂肪膳食可使结肠癌、乳腺癌的发病率增加,脂肪在其中的作用机理尚在研究中。

(三)糖类

糖类是癌细胞的生活能源,主要依靠糖酵解作用而生。血液中的血糖有57%被肿瘤消耗掉,因此,有人断言"癌细胞最喜欢糖"。糖类还会对机体免疫系统产生有害的影响,会使白细胞吞噬能力降低。尤其是精白糖,不但缺乏维生素和矿物质,而且会消耗掉体内矿物质和B族维生素。食糖过多,可削弱人体内白细胞抵御病毒进攻的能力,使人体免疫功能减弱。有调查资料分析,食糖过多者的癌症发病率比吃糖少者高 4 ~ 5 倍。

（四）蛋白质

蛋白质（特别是动物蛋白质）摄入过高，可诱发结肠癌、乳腺癌和胰腺癌等。但摄入过低，人体免疫功能下降，可增加机体对致癌物的敏感性，易发生食管癌和胃癌。

（五）维生素

维生素 A 可维护上皮组织的健康，增强对疾病的抵抗力，能阻止、延缓或使癌变消退，抑制肿瘤细胞的生长和分化。维生素 C 与维生素 E 都是抗氧化剂，可清除过氧化的有害物质——自由基，保护组织细胞。另外，叶酸缺乏也可能升高患癌症的危险性，叶酸的摄入量与结肠和直肠的远端腺瘤性息肉发生呈负相关。

（六）膳食纤维

膳食中含有丰富的膳食纤维，能减少结肠癌的发生，非溶性的膳食纤维可增加肠道内粪便的体积，加快粪便排出，缩短粪便在肠道停留的时间，于是减少了致癌物质与肠壁接触的时间。

（七）微量元素

硒、锌、碘、钼具有防癌、抗癌作用。硒是人体内生物氧化过程中重要的酶——谷胱甘肽过氧化酶的重要组成成分，可清除自由基，保护细胞结构，硒还能增强与抗肿瘤有关的免疫反应。钼缺乏可增加食道癌的发病率。地方性甲状腺肿与缺碘有密切关系，在地方性甲状腺肿的流行区，甲状腺癌的发病率较高。

（八）钠盐

随着钠盐摄入量增加，胃癌、食道癌、膀胱癌的发病率都会增加。我国研究人员指出，高钠低钾的膳食结构是发生胃癌的重要原因。食盐是胃癌的"催化剂"。

三、食物中的致癌物质

食物中存在的致癌物质主要有以下几种。

（一）N－亚硝基化合物

这种化合物主要存在于酸菜、隔夜菜、腌制的肉与鱼中，加工的肉制品如火腿、烤肉、香肠中。另外，香烟、啤酒中也含有亚硝胺。N－亚硝基化合物与胃癌、食管癌、肝癌、结直肠癌、膀胱癌等癌症的发生有密切关系。

（二）黄曲霉毒素

黄曲霉毒素主要污染粮油及其制品，如花生、花生油、玉米、大米、棉籽等。黄曲霉毒素可诱发肝癌、胃癌、肾癌、直肠癌、乳腺癌及卵巢癌。

（三）多环芳烃族化合物

这种化合物主要存在于熏烤食品、油炸类及烤焦的食品中，易导致皮肤癌、肺癌和上消化道肿瘤。

（四）杂环胺类

杂环胺类主要是各种肉类经油炸和烧烤形成的,常存在于高温烹调烟雾和烤焦的肉、鱼中。杂环胺类可诱导肝癌、结肠癌和血管内皮肉瘤。

（五）其他

另外,残留于食品中的农药、激素及抗生素也有一定的致癌作用。

四、食物中的抗癌成分

大量研究证实,许多食物和饮料中都含有抗癌营养素和化学物质,这些物质可以降低致癌物的作用,同时也可以在促癌阶段将受损细胞恢复成正常细胞。目前已知的具有抗癌功效的食物有 500 余种,其中常见的已有 100 余种,包括豆类、新鲜的黄绿色蔬菜和水果、茶叶、食用真菌等植物性食物。

（一）有机硫化物

植物中的有机硫化物主要包括异硫氰酸盐、二硫醇硫酮和葱属蔬菜中的硫化合物,均广泛存在于十字花科蔬菜(菜花、芥菜、萝卜等)及大蒜、大葱、韭菜等中。动物实验证明异硫氰酸盐能减少大鼠肺癌、乳腺癌、食管癌、肝癌、肠癌和膀胱癌的发生。含有硫化合物较多的食物有卷心菜、甘蓝、西蓝花、菜花等。

（二）多酚化合物

可食植物中多酚类化合物主要包括酚酸、类黄酮、木酚素、香豆素和单宁等。多酚类化合物是一类抗氧化剂,可以影响多种酶的活性,清除自由基,有抗氧化、抗诱变发生的作用。许多酚类化合物存在于大蒜、黄豆、绿茶、甘草、亚麻籽中。柑橘类水果、洋葱、苹果和甘蓝中含有许多黄酮、类黄酮物质。例如,绿茶能够降低消化道癌、乳腺癌和泌尿道癌的发生。

（三）萜类化合物

食物中萜类化合物主要包括柠檬烯和皂苷,胆固醇、胡萝卜素、维生素 A、维生素 E 等也属于萜类化合物。这类化合物能够诱导人体内的代谢酶,阻断致癌物的作用,抑制癌细胞的生长和分化。动物实验表明萜类化合物能够使大鼠乳腺癌细胞生长数目减少、癌肿消退。黄豆皂苷和甘草皂苷都有消除自由基、抗病毒和抑癌的作用。萜类化合物主要存在于大蒜、柑橘、食物调料、香料、精油、葡萄酒、黄豆及甘草等中。

（四）类黄酮及异黄酮类化合物

类黄酮及异黄酮类化合物是一类抗氧化剂,可以阻断致癌物到达细胞,抑制细胞的癌变。这类物质广泛存在于大豆、蔬菜、水果、葡萄酒和绿茶中。例如,近期流行病学研究表明,大豆摄入量与乳腺癌、胰腺癌、结肠癌、肺癌和胃癌等许多癌症的发病率呈负相关。动物实验和人体癌细胞组织培养的研究结果已经证明大豆中天然存在的异黄酮、染料木黄酮和黄豆苷元等化合物,具有防癌作用。大豆中异黄酮的含量很高,这种较弱的植物雌激素能抑制雌激素促进的癌及其他与激素不相关的癌。

(五)类胡萝卜素

目前发现番茄红素是类胡萝卜素中最有效的、具有生物活性的单线态氧淬灭剂。近年来流行病学调查研究显示富含番茄红素的蔬菜摄入量与癌症发生率呈负相关。摄入番茄红素能降低人群中肺癌、乳腺癌、宫颈癌、胃癌、前列腺癌的发生率。

上述几类植物化学物存在相互渗透的抗癌作用机制。除此之外,特殊食物中还存在一些其他的抗癌成分,例如,香菇中含有葡萄糖苷酶,具有杀死癌细胞的作用。银耳中含有抗肿瘤多糖,能促进机体淋巴细胞的转化,提高免疫功能,抑制癌细胞扩散。金针菇中含有的朴菇素能有效地抑制肿瘤细胞的生长。

五、癌症的膳食调控

癌症的发病原因是多方面的,至今也没有圆满的解释。国内外许多流行病学调查资料认为,饮食不合理是引起癌症的重要原因,占癌症发病原因的40% ~ 60%。受饮食营养影响的癌症主要有食道癌、胃癌、肝癌、结肠癌、乳腺癌、肺癌、膀胱癌、直肠癌、口腔癌等。因此,科学合理的饮食营养是预防癌症的重要措施。

(一)保持营养平衡、控制热量摄入

要保持人体健康,从营养学角度讲,既不能营养不足或缺乏,也不能营养过剩,而且各种营养素之间要保持适当的比例,这就是营养全面、平衡。为了预防癌症,在营养平衡中要着重防止摄入热量过多,控制高脂肪,供应充足的维生素、无机盐和微量元素,适当增加食物纤维,尤其膳食中要有足够的优质蛋白、维生素 A、维生素 C、维生素 E 和 B 族维生素与微量元素硒等。

(二)控制红肉的摄入

红肉(指牛、羊、猪肉及其制品)的摄入量应低于总能量的10%,每日应少于80g,最好选择鱼、禽类或非人工养殖动物的肉类为好。

(三)多吃抗癌食品

在粮食上应为粗细搭配,少吃细粮、多吃粗粮、杂粮,如燕麦、荞麦、小米和豆类等;多吃新鲜蔬菜、水果,特别是含有丰富的食物纤维、胡萝卜素、维生素 C、维生素 E 及 B 族维生素的蔬菜,每天进食蔬菜量为 400 ~ 500g,水果 200g。大量吃蔬菜、水果的人比少吃的人患癌症的机会要少 50%。现在营养学家对蔬菜、水果中所含的各类抗癌、治癌的物质,不仅是注意其中各类营养素,而且研究发现了很多有抗

癌作用的植物化学物质,如异鹰爪豆碱、萝卜硫素等。这些物质比维生素、纤维素防癌、抗癌效果更好,而且比维生素稳定,在烹饪过程中不易被破坏。

(四)多吃高纤维食物

多吃含高纤维的蔬菜、水果和各种粗粮、杂粮。肠内如果有适量的食物纤维,一是排便加快,减少了致癌物质在体内停留在时间,且由于食物纤维增多,肠内含有致癌物质密度因而降低;二是食物纤维能促进肠内的细菌增生,其中有益的细菌对致癌物质有抑制作用。粪便(内含致癌物和诱变剂)停留在肠道的时间愈短,发生肠癌的机会就愈少,从而降低了结肠癌的发病率。所以人们称纤维素为肠道内的"防癌卫士"。

(五)不吃或少吃可能引起癌症的食品

这主要包括高脂食品,如动物性脂肪、油炸食品和含油脂多的糕、饼、点心等尽量少吃;低纤维食物,如精米、精面尽量少吃;烧烤烟熏食品,如烤鸡、烤鸭、烤羊肉串等烧烤食品,煎炸焦煳的食品尽量少吃或不吃;腌制食品尽量少吃或不吃;含有添加剂和防腐剂的食品尽量少吃;污染不洁、发霉、腐烂、变质的食品不能吃。

(六)忌烟酒

大量饮酒是导致喉癌、食道癌、胃癌、乳腺癌、肝癌的重要原因,尤其是大量饮高度酒、酗酒,更易引发癌症。吸烟可致癌,如果饮酒的同时吸烟,则烟草与酒精有协同效应,对口腔癌、食道癌和上呼吸道癌有协同致癌作用。

(七)养成良好的饮食习惯

按平衡膳食的原则,食物要多品种搭配,主食以谷类为主,粗细搭配;副食以素食为主,荤素搭配;不偏食、不挑食、不专吃同一种食物,不暴饮暴食、不过饥过饱;食物宜现做现吃,多吃新鲜食品,少吃贮存过久的食品;不要常吃夜宵,消夜食物长时间地停留在胃内,可促进胃液的大量分泌,对胃黏膜造成刺激,久而久之,导致胃的抵抗力减弱,进而引发胃癌。

六、预防癌症的膳食原则

癌症是全球性的重点防治疾病,世界卫生组织呼吁世界各国要重视癌症的防治工作。世界癌症研究基金会曾邀请了八国(包括我国)许多著名专家,研究了全球最新饮食与癌症预防方面的科研成果,提出了预防癌症的饮食原则。1999 年美国癌症研究协会按照这一饮食原则,公布了《国际防癌守则十五条》,这是全世界第一份防癌指南。内容如下。

1.食物以植物食品为中心

多样摄取每天的食物中蔬菜、水果、谷类、豆类应占食物总量的2/3 以上。

2.保持适当体重

体重避免过轻过重。

3. 经常适当锻炼

最好每天应快走一小时或类似运动。每星期要进行游泳或慢跑一小时。

4. 多吃蔬菜、水果

黄绿色蔬菜及水果中含大量维生素 A、维生素 C、维生素 E 及 β－胡萝卜素,可防癌。

5. 多吃谷类、豆类、根菜类食物

这类食物每天至少摄取 600 至 800g。

6. 最好不饮酒或限制饮酒

男性每天两杯为限,女性每天一杯为限。

7. 限制肉类食品

牛、羊、猪肉每天摄取 80g 以下,多吃鱼和鸡肉。

8. 控制动物脂肪摄取量

适当摄取植物脂肪。

9. 少吃盐

成人每天摄取食盐 6g 以下,调味料以香料为主。

10. 多吃生鲜食品,少吃罐头食品

食物贮藏要防霉,不要在常温下存放时间过长。

11. 食物要保证新鲜

食品应冷冻、冷藏保存,食品不可藏放过久。

12. 注意食品安全

只有食品中的添加剂、污染物及其他残留物含量低于国家所规定的限量时,才是安全的。

13. 烹调方法要科学

不吃烧焦的食品。烧焦的鱼、肉都可产生致癌物质。

14. 少吃营养剂、补品

15. 戒烟

吸烟者患喉癌的为不吸烟者的 30 倍以上,肺癌约 4.5 倍,吸烟年龄越低,吸烟越久,患癌症的概率越高。

 课后习题

一、选择题

1. 评价人体内贮存铁营养状况常用的实验室检测指标是(　　)。

　　A. 血清白蛋白　　　　　　　　B. 血清铁蛋白

　　C. 血红蛋白　　　　　　　　　D. 血浆视黄醇结合蛋白

2. 维生素 A 缺乏会引起(　　　)。

  A. 角膜周围血管增生　　　　　　B. 脂溢性皮炎

  C. 干眼病　　　　　　　　　　　D. 青光眼

3. 关于纠正蛋白质—能量营养不良治疗原则,不正确的是(　　　)。

  A. 水肿型应多补充能量　　　　　B. 蛋白质和能量补充应逐步增加

  C. 蛋白质和能量同时补充　　　　D. 尽量保证母乳喂养

4. 维生素 B_2 缺乏的典型症状包括(　　　)。

  A. 神经管畸形　　　　　　　　　B. 皮肤和牙龈出血

  C. 皮肤干燥　　　　　　　　　　D. 唇炎和口角炎

5. 根据世界卫生组织建议标准,BMI≥30 应判断为(　　　)。

  A. 消瘦　　　　　　　　　　　　B. 超重

  C. 肥胖　　　　　　　　　　　　D. 正常

二、判断题

1. 营养缺乏病的病因可分为原发性和继发性两种。　　　　　　　　　(　　　)

2. 维生素 A 缺乏病是以眼、皮肤改变为主的全身性疾病。　　　　　(　　　)

3. 标准体重(kg) = 身高(cm) – 105。　　　　　　　　　　　　　(　　　)

4. 维生素 D 严重缺乏可引起坏血病。　　　　　　　　　　　　　　(　　　)

5. 欧洲国家中患乳糖不耐症的人数高于亚洲。　　　　　　　　　　(　　　)

三、简答题

1. 简述蛋白质—能量营养不良的分类及其表现。

2. 如何治疗碘缺乏病?

3. 癌症的膳食调控方法有哪些?

第七章 公共营养

（第七章标题）

公共营养

引言

公共营养旨在阐述人群基础上的膳食及营养问题，并解释这些问题的程度、影响因素、结果以及如何制定政策、采取措施予以解决。膳食结构是指膳食中各类食物的数量及其在膳食中所占的比重，一般可以根据各类食物所提供的能量及各种营养素的数量和比例来衡量膳食结构的组成是否合理。当前中国居民的膳食结构仍以植物性食物为主，动物性食物为辅。《中国居民膳食指南》以最新的科学证据为基础，论述了当前我国居民的营养需要及膳食中存在的主要问题，建议了实践平衡膳食、获取合理营养的行动方案，对广大居民具有普遍指导意义。

学习目标

- 理解公共营养和社区营养的概念。
- 理解营养调查和营养评价的意义。
- 掌握膳食结构的含义及其分类。
- 理解膳食指南的意义。
- 熟知《中国居民平衡膳食宝塔》的内容。

第一节 公共营养概述

☞课前导入

美国和日本的营养保健机构和营养教育

一、营养保健机构

（一）美国

美国农业部下设人类营养情报学院、营养研究所等部门，负责全国食物摄入量的调查,进行国民营养的宣传教育及营养人才的培养,并向国民提供营养补助物资。总统的顾问团中有营养学家,可向总统提出政策性的建议。

卫生部下设健康统计中心、疾病控制中心、食品药品管理局等部门,管理与营养有关的疾病资料、生长发育资料,负责营养素的调查及营养补助食品的发放、强化食品的审批等。

美国各州以州立农学院为中心开展国民营养宣传教育及培训工作,州政府中设有营养部门,开展营养监测工作及从事国民营养状况的工作;县有保健站,负责全县居民的保健工作。

(二)日本

中央一级的国民营养工作由厚生省及文部省负责。厚生省负责成年人的保健,文部省负责学生的营养。

厚生省负责一年一度的国民营养调查并编写调查报告书。各地方的卫生部门,如都、道、府、县都有国家任命的营养调查员。基层的保健所直接负责居民的保健和营养调查,保健所设有营养士,每个营养士负责20户居民。

国民营养调查的经费每年为6000万日元,厚生省与地方政府各出一半。

文部省系统在都、道、府、县各级地方政府机构中都设有供餐科,指导学校供餐事宜,向中小学生下达标准食谱等。

二、营养教育

美国及日本都十分重视营养教育,既有基础雄厚的正规学校培养专业人才,也广泛开展群众性的普及教育,使每个人都懂得保健知识。

美国每个州立农学院设有营养专业。其他如公共卫生学院、师范学院及一些综合大学也设有营养系。

日本对营养专业人才的培养更为重视,设高级营养管理专业的大学达31所。据1983年统计,全国有营养士40万人,管理营养士24 000人,全国每300人中就有一名营养士。由于营养士必须经厚生省考试合格才能录用,因而他们的工作被认为是神圣的,受人尊敬的。

美国的营养宣传教育是以州立农学院或医学院为中心,宣传营养知识,负责编写小学生、中学生用的营养教材,托幼人员、食品加工人员、运动员、食堂经理用的营养教材及其他科普宣传材料。农业部每年拨给每个州立农学院7万美元营养宣传费。

日本的营养普及及教育由文部省抓,学生从小学五年到高中都要学习营养知识。

思考:谈谈你对我国公共营养现状的认识。

一、公共营养和社区营养的概念

（一）公共营养

公共营养（public nutrition）又叫社会营养（society nutrition），1997 年第 16 届国际营养大会为公共营养确定的定义："公共营养是以人群营养状况为基础，有针对性地提出解决营养问题的措施，它阐述人群或社区的营养问题，以及造成和决定这些营养问题的条件。与临床营养相比，其工作重点从个体水平转向群体水平，从微观营养研究转向范围广泛的宏观营养研究，如营养不良的消除策略、政策与措施等。"

（二）社区营养

社区营养（community nutrition）属于公共营养的一部分，其研究范围比公共营养小，主要是在社区内运用营养科学理论、技术和社会性措施解决社区营养问题，主要包括食物生产、供给、膳食结构、饮食文化、营养教育以及营养性疾病的预防等内容。

二、公共营养的特点

（一）实践性

营养学是实践性很强的一门学问，公共营养工作者要真正使人民受益，就不能停留在营养状况的分析评价上，而必须在社会实践中寻找改善居民营养状况的措施并分析其效果。

（二）宏观性

公共营养研究以整个国家、省或地区的各种人群为对象，不限于给个别人或个别人群一个营养素失衡的总结，也不限于给人一个改善食谱的建议，需要进一步分析营养与购买力、食品经济结构、经济发展趋势、国家或地区的营养政策、食品经济政策之间的关系。

（三）社会性

公共营养对人群营养问题的思考、研究涉及政治、经济发展和农业政策、环境、人道援助以及营养改善法律规章的制定、修订与执行。解决营养问题的方法更是考虑到卫生领域之外（贸易、农业等）与食物相关的公共政策等。

（四）多学科性

公共营养是营养学的一个部分，它在研究中部分地结合预防医学、临床医学、基因学、农学及社会科学如人类学、社会学、经济学和政治学。当前，公共营养专业人员所从事的食品与家庭安全、食品和营养政策等工作，正是应用了上述的多种学科理论。

三、公共营养的工作目的

公共营养是一个新的领域,新近国际上提出的公共营养的目的:"公共营养旨在阐述人群基础上的膳食及营养问题,并解释这些问题的程度、影响因素、结果以及如何制定政策、采取措施予以解决。"

发展公共营养的目标是为了更好地改善营养状况,尤其是那些受到营养不良严重影响的人群。实现这个目标需要有效地运用现有的知识、方法和制定有关营养的政策及项目措施。另外,它侧重于因地制宜地解决营养问题,并依据其改善营养条件的有效性衡量公共营养工作成效。

四、公共营养的工作内容

公共营养发展至今,其工作内容、范围日益扩大。公共营养的工作内容主要包括以下几方面:膳食营养素参考摄入量和居民膳食指南的制定;营养配餐与食谱编制;营养调查与评价;营养教育;食物与营养的政策和法规。

(一)膳食营养素参考摄入量

制定、修订与执行膳食营养素参考摄入量是公共营养工作的基础。营养学家根据有关营养素需要量的知识,提出了适用于各年龄、性别及劳动、生理状态人群的膳食营养素参考摄入量,并随着科学知识的积累及社会经济的发展予以更新。我国于 2000 年 10 月制定并出版了《中国居民膳食营养素参考摄入量 Chinese DRIs》,成为公共营养工作不可或缺的工作基础。

(二)膳食指南

膳食结构是指膳食中各类食物的数量及其在膳食中所占的比重。既反映了人们的饮食习惯、生活水平高低,也反映出一个国家的经济发展水平和农业发展状况,是社会经济发展的重要特征。中国营养学会先后出版第一版和第二版《中国居民膳食指南》,在第二版中对指南进行了量化,并设计了"中国居民平衡膳食宝塔",以简明扼要、通俗易懂的宝塔图形方式提出了每日食物指导方案,以便于群众理解和方便实行。

(三)营养配餐与食谱编制

营养配餐就是按人们身体的需要,根据食物中各种营养物质的含量,为公共食堂和餐厅设计一天、一周或一个月的食谱,使人体摄入的蛋白质、脂肪、碳水化合物、维生素和矿物质等几大营养素比例合理。营养配餐是均衡膳食的一种措施,膳食的原则通过食谱得以表达,充分体现其实际意义。

(四)营养调查与营养监测

营养调查与营养监测是公共营养的主要工作内容和方法之一,是营养工作者进行科学研究工作的依据,也是农业、食品工业制订发展计划的依据。营养调查是以个体为基础的人群膳食摄取情况和人体营养水平的调查。我国曾于 1959 年、1982 年、1992 年、2002 年分别进行四次全国性的营养调查,以全面了解我国不同经济发展时期人们的膳食组成变化、营养状况。作为公共营养的主要工作内容和方法,营养调查是横断面地调查人群的营养状况,而营养监测是不同于营养调查的另一种纵向了解人群宏观营养信息的方法。营养监测的内容包括数据的收集、数据分析、资料分析。

(五)营养教育

营养教育是健康教育的一个分支和组成,主要是通过营养信息交流和行为干预,帮助个人和群体掌握食物与营养知识和健康生活方式的教育活动与过程。其目的是消除或减轻影响健康的膳食营养因素,改善营养状况,预防与膳食相关的营养性疾病的发生。它以有计划、有组织、有系统和有评价的干预活动,提供人们改变不良膳食行为所必需的知识、技能和社会服务,普及营养知识,使人们养成良好的膳食行为与生活方式,并在面临营养方面的问题时有能力做出有益于健康的选择。常见的营养教育方式包括专题研讨会、普及培训班、大众传媒交流等。

(六)食物与营养的政策和法规

随着营养科学的发展及一些国家采取的营养政策不断取得成就,越来越多的营养学家及政策制定者认识到,不能使营养学的社会实践停留在说明人群营养现状上,必须分析社会人群营养制约因素和营养问题的形成条件,包括环境条件和社会经济条件,并制定相应改善营养的政策,落实营养措施,改善营养状态,促进人民健康。

国家食物与营养的政策、法规可对食物的生产、消费、人群营养与健康、增强综合国力提供强有力的法律保障。

五、公共营养的地位与作用

(一)公共营养是事关国家发展的战略性问题

中国已经在发展社会经济、减轻贫困方面迈出了一大步,在人均收入水平、食物供应、降低婴儿及儿童死亡率、提高文化水平和男女平等方面取得了巨大成就。但目前在世界范围内,就拥有营养不良人口的绝对数量来说,我国是最多的几个国家之一;就结构看,营养素摄入不足与营养结构失调两类问题同时存在,既存在着发展中国家由于贫困造成的问题,也存在一些发达国家由于富裕而带来的新问题。营养素摄入不足与营养结构失调这两类营养不良问题造成的双重负担,给社会进步和国民经济发展带来了不可低估的影响,对公共营养工作提出了挑战。

(二)保护社会生产力,提高人口素质

美国农业部的调查曾指出,采取正确的营养教育和营养措施能使许多疾病的

发病率和死亡率大幅降低。事实表明,近年来美国和日本儿童身高增长,主要是发展了公共营养改善项目的缘故。尽管中国社会经济发生了巨大变化,但这种发展给营养带来的收益在国家内部并不平衡,人们尚未很好地应用现有的营养学知识。为了促使人们改变不良的饮食习惯和食物结构,必须大力发展公共营养。

营养不良会导致人力资源多方面的问题,而且这些问题相互交织,构成错综复杂的关系,主要体现在以下几方面。

(1)营养不良导致体力不足,劳动能力降低。

(2)营养不良导致智力受损,受教育的能力低下,创新能力不足。

(3)营养不良与传染病互为因果。

(4)营养不良是许多慢性病的潜在原因。

(5)营养不良会世代相传,形成恶性循环。

(6)营养不良与贫困互为因果。

提高民族素质,改善人民营养状况,增强大众体质是一项推动我国社会进步与经济发展的基本国策,而在我国实现减少营养不良现象、提高整个人口素质的发展任务相当繁重,我国的公共营养工作还需大力推动,使其发挥更大的作用。

(三)为社会和经济发展提供决策依据

公共营养工作是一件涉及社会发展和经济发展两个领域、综合性很强、十分复杂的系统工程。由于营养对经济带来的效益或损失是潜在的、不可见的,统计者和决策者对其效益或损失的程度缺乏重视。许多营养学和经济学领域的学者正量化地阐明营养与经济发展的关系。公共营养工作者必须据此唤起全社会对营养不良问题的高度重视,并作为制定政策的科学依据。

六、公共营养的成就

多年来,我国的公共营养工作取得了显著的社会效果。1959 年的第一次全国营养调查开创了我国全国营养调查的先河,随后 1982 年、1992 年的营养调查和 2002 年的中国营养与健康调查都获得了我国人民营养状况的基本数据。完备的中国食物与营养监测系统、科学的食物计划与营养改善、中国居民营养与体质数据库的建立都为改善居民的膳食结构、提高国民身体素质提供了科学基础和政策依据。为保证食品安全、改善居民营养,我国还制定了一系列相关法规和政策。

我国公共营养研究成果已达到了国际上本研究领域的同等水平。通过开展全国性的营养教育、营养干预工作,人群营养不良率、贫血患病率明显下降。随着《中国居民膳食指南》的颁布与普及,中国居民的营养知识水平明显提高。

近几年,我国公共营养还广泛深入地研究了营养与精神发育;营养与社会经济发展的关系,包括公共营养改善计划与社会费用、收益的关系;国家发展政策规划对公共营养的影响;公共营养对社会生产力的影响;营养指导方针在社会发展中的地位与应用等。

我国公共营养社会实践的主要特点;密切结合国情,具有中国特色;注重并借鉴国外发展动态,取其所长为我所用。

七、公共营养的发展趋势

展望未来,随着社会各学科领域的不断发展,在人们物质、文化生活将有更高需求的形势下,公共营养的发展趋势表现如下。

(一)学科理论的研究

当前,世界范围内正展开对公共营养的定义、原则、目的、内容等的讨论与界定。公共营养还需要进一步研究有关的科学理论基础和方法。在现在及未来的公共营养工作中,营养经济和营养政策将成为必要的工具。

(二)发展必要的社会性措施

为了保障我国公共营养事业的进展,并将发展成果有效地应用于人民生活实践,急需大力发展必要的社会性措施,如公共营养的国家管理机制、机构、立法和工作程序方式等。

采取各种保障措施,如建立营养指导消费、消费带动生产的机制;利用市场机制引导和鼓励居民增加各种优质食物消费;通过价格机制,引导居民平衡膳食;加强食物与营养法规建设,完善食物营养标准体系;实施国家营养改善行动计划、国家大豆行动计划、国家学生饮用奶计划等;在经济落后、严重营养不良地区,如西部地区的营养干预行动与扶贫工作结合;加强城乡食物协调发展和不同地区居民营养水平的均衡改善;加强食物营养监测,建立食物安全防御系统。

(三)发展各项必需的基础性工作

完善食物成分表,研究并定期修订我国居民营养素参考摄入量;制定评价不同人群营养状况的标准。中国营养学会提出的《中国居民膳食指南》和《平衡膳食宝塔》为改善中国居民膳食营养状况提供了科学依据,但仍有待进一步推广应用。

此外,还应发展人员教育和培训。目前,我国迫切需要解决各类学校对公共营养专业人才的培养和课程设置问题,尤其是加强中、高级营养专业人才的培训。

(四)营养知识宣传教育

大力开展营养教育和宣传,普及科学知识,通过各种宣传媒介、中小学课本、卫生部门的咨询服务等各种渠道,提高人民的营养知识水平。

第二节　营养调查与营养监测

☞ 课前导入

中国健康与营养调查

中国健康与营养调查(China Health and Nutrition Survey, CHNS)是由北卡罗来纳大学人口研究中心(The Carolina Population Center at the University of North Carolina at Chapel Hill)、美国国家营养与食物安全研究所(The National Institute of Nutrition and Food Safety)和中国疾病与预防控制中心(The Chinese Center for Disease Control and Prevention)合作开展的调查项目。该调查旨在检验健康、营养和计划生育政策的影响以及研究中国社会经济的转变如何作用于整个人口健康和营养状况。到目前为止,该调查一共进行了七次,分别是1989年、1991年、1993年、1997年、2000年、2004年、2006年。该调查采用多阶段整群抽样的方法,其中有几年因为一些原因,调查的省份发生了变化,最新的2006年的调查范围涉及辽宁、黑龙江、江苏、山东、河南、湖北、湖南、广西和贵州九个省(自治区),调查内容涉及住户、营养、健康、成人、儿童、社区等。

(资料来源:中国疾病预防控制中心,公共卫生科学数据中心. http://www. ph-sciencedata. cn/Share/ky_sjml. jsp? id =15883803 – f005 –408e – b4c9 – f13697f5a19f)

一、营养调查与评价

营养调查(Nutritional survey)是运用科学手段来了解某一人群或个体的膳食和营养水平,以判断其膳食结构是否合理和营养状况是否良好的重要手段。营养调查是对人们的膳食组成变化、营养状况进行全面的了解,为研究各时期人群膳食结构和营养状况的变化提供基础资料,也为食物生产、加工、消费及政策干预提供依据。

营养评价(Nutritional assessment)是根据营养调查的结果,对被调查者的营养状况进行综合分析和评价,从而客观地对其所发现人群中的营养问题提出解决措施。

二、营养调查与评价的目的

(1)了解不同地区、不同年龄组人群的膳食结构和营养状况。

(2)了解与食物不足和过度消费有关的营养问题。

(3)发现与膳食营养素有关的营养问题,为进一步监测或进行原因探讨提供依据。

(4)评价居民膳食结构和营养状况的发展,并预测发展趋势。

(5)为某些与营养有关的综合性或专题性研究课题提供基础资料。

(6)为国家制定政策法规及社会发展规划提供科学依据。

我国于 1959 年、1982 年和 1992 年分别进行了三次全国性的营养调查;2002年进行了第四次全国性的营养调查,并与肥胖、高血压、糖尿病等慢性疾病调查一起进行,名为"中国居民营养与健康状况调查"。

三、营养调查的内容

全国的营养调查工作,一般由四部分内容组成,即膳食调查、体格检查、营养缺乏病症状与体征、实验室检查。这四部分调查检测工作是互相联系和互相验证的,一般同时进行。

(一)膳食调查

膳食调查是通过调查了解不同人群或个体在一定时间内所摄入的各种食物种类和数量、热能和各种营养素总量和比例、饮食习惯以及烹调等,为改进食物结构、合理安排膳食、合理营养提供科学依据。

膳食调查是营养调查的一个基本组成部分,它本身又是相对独立的内容。

1.调查方法

(1)称重法

称量法是指通过准确称量掌握调查对象在调查期间(4~7 天)每日每餐各种食物的消耗量,从而计算出每人每日的营养素的摄入量,如图 7-1 所示。

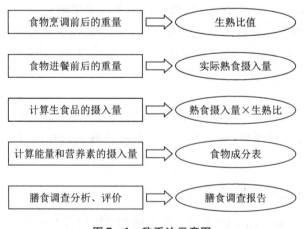

食物烹调前后的重量	⇨	生熟比值
食物进餐前后的重量	⇨	实际熟食摄入量
计算生食品的摄入量	⇨	熟食摄入量×生熟比
计算能量和营养素的摄入量	⇨	食物成分表
膳食调查分析、评价	⇨	膳食调查报告

图 7-1 称重法示意图

称重法的特点是与膳食加工和进餐过程同步进行,即对食物进行烹调加工的同时进行称量。称重法的优点是比较准确。缺点是环节多、工作量大,需要较多的人力和经费;忽略了烹调加工对营养素的损失或影响。称重法一般用于比较严格的调查研究中。

称重法的注意事项:

①准确称重和记录熟食的实际摄入量:进行称重记录时,调查者要在调查对象每餐食用前准确称量和记录各种食物,吃完后还要将剩余或废弃部分称重并加以扣除,得出每种食物的实际摄入量。

②零食也要称重并记录:三餐之外的水果、糖果和花生、瓜子等零食也要称重并记录。

③膳食调查的时间:不宜太长,但也不能太短,太长消耗人物力,太短又不能反映真实水平,一般定为4~7天。

④在不同季节分次调查:不同地区不同季节的人群膳食营养状况往往有明显差异,为了使调查结果具有良好的代表性和真实性,最好在不同季节分次调查。

(2)记账法

调查购入食物的票据和账目,得到各种食物的消耗总量,再除以进餐的总人日数,得出平均每人每日各类食物的进食量,按食物成分表计算出营养素的摄取量,如图7-2所示。此种方法主要用于集体单位,如幼儿园、部队、学校等。此法所费人力较少,易行,能够调查较长时间的膳食,例如调查一年四个季度,每季度一个月的膳食情况。

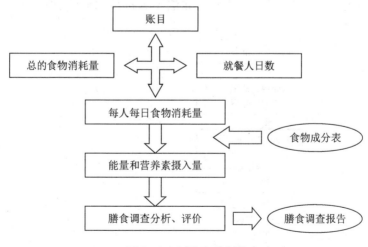

图7-2 记账法示意图

①食物消耗量的记录：

开始调查前需记录现存(库存)的食物量,调查过程中详细记录各种食物的采购量,在调查结束时记录剩余(库存)的食物量。计算公式为：

食物消耗量 = (调查前的库存量 + 采购量) − 调查结束时的库存量

②进餐人数登记：

集体调查要记录每日每餐进食人数,以计算总人日数。

按一日三餐能量分配比计算：

能量人日数 = 早餐人数×30% + 午餐人数×40% + 晚餐人数×30%

按一日三餐粮食消耗量的比例来计算：

$$粮食消耗量人日数 = 早餐人数×\frac{早餐粮食消耗量}{全天粮食消耗量} + 午餐人数×\frac{午餐粮食消耗量}{全天粮食消耗量}$$

$$+ 晚餐人数×\frac{晚餐粮食消耗量}{全天粮食消耗量}$$

记账法的优点是容易掌握、手续简便、节省人力和经费,可以调查较长的时间,减少时间和季节间的误差。缺点是只有平均数据,没有个人数据;不能反映某一个体的实际摄入水平和个体间的差异;不能对出现营养问题的个体进行评估和解释;不太准确。

(3)询问法

询问法又称为24小时回忆法,即通过询问并记录调查对象一天24小时内各种主副食品的摄入情况,一般调查三天以上,然后计算平均每天营养素的摄入量,并进行初步的评价,如图7-3所示。此法不太准确,但很方便,可用于家庭或个人。

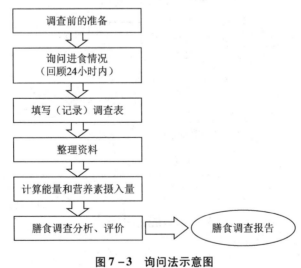

图7-3 询问法示意图

询问法产生的调查误差较大的原因有:对食物的量的判断不准确;回忆不清楚,存在误报、漏报、或少报;心理因素的影响,存在多报或少报;被调查者不配合。

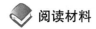 **阅读材料**

24 小时回顾法举例

姓名:×××,性别:×,年龄:××岁,职业:××××,身高:××cm,体重:××kg,家庭人数:××。请您用24小时回顾法对其进行膳食营养调查,并完成下列操作。

1.制作膳食营养调查表

姓名:×××,性别:×,年龄:××岁,职业:××××,身高:××cm,体重:××kg,联系电话:×××××××。

阅读材料表,见表7-1。

表7-1 膳食营养调查表

食物名称	原料名称	原料重量(g)	进餐时间	进餐地点
肉包	瘦肉			
	面粉			
……	……			

2.调查前的准备内容

(1)了解市场上主、副食供应品种和价格。

(2)食物生熟比值和体积之间的关系。

(3)能根据食物体积准确估计食物重量。

(4)准备调查表或记录工具。

(5)与调查对象预约调查时间和地点。

3.调查过程的步骤

(1)引导调查对象从最后一餐开始回顾前24小时进餐情况。

(2)详细询问进食时间、食物名称、原料名称、重量等,通过家用量具、食物模型或图谱进行估计,并填写在调查表内。

(3)每次入户调查时间控制在较短时间内。

4.注意事项及要求

(1)调查人员必须明确调查目的,语言表达能力强,具有熟练的技能及诚恳的态度。

(2)调查时应佩带携带有效证件,遵守预约时间并尊重调查对象的习俗。

(3)选用 24 小时回顾调查法应连续进行三天。

(4)对年龄太小的儿童或年龄太大老人不作为 24 小时回顾法的调查对象。

(5)引导调查对象准确描述进餐情况,力求不遗漏、不多报或少报。

(4)食物频率调查法

食物频率法是估计被调查者在指定的一段时期内吃某些食物的频率的一种方法。这些食物类型指在各种食物都比较充裕的条件下,以问卷形式进行膳食调查,以调查个体经常性的食物摄入种类。这种方法经常在膳食与健康关系的流行病学研究调查中使用。根据每日、每周、每月甚至每年所食各种食物的次数或食物的种类来评价膳食营养状况。

(5)化学分析法

留取与被调查者进食的食物种类、数量完全相同的一日膳食,通过化学分析,了解其中所含热能和营养素量。此法主要用于科学研究或严格限制营养的病人。方法繁复,但结果十分准确。

2. 膳食营养评价

根据上述任何一种膳食调查方法得出每人每日营养素摄入量后,将其与供给量比较,并计算热能及蛋白质主要来自哪些食物、优质蛋白质(豆类、动物性食品)所占比例等,就可对膳食做出评价。膳食调查结果可为全面营养状况调查提供背景材料。

(1)食物构成是否合理

①膳食结构合理:每日膳食包括五大类食物,15 种以上,参见表 7-2。

②膳食结构较合理:每日膳食包括四大类食物,10 种以上。

③膳食结构单调,不合理:每日膳食只包括 2~3 类食物,品种在 10 种以下。

表 7-2 不同种类的食物摄入量登记表

食物种类	米及制品	面及制品	其他谷类	薯类	干豆类	豆制品
质量(g)						
食物种类	深色蔬菜	浅色蔬菜	腌菜	水果	坚果	畜禽类
质量(g)						
食物种类	鱼虾类	乳类	蛋类	植物油	动物油	糖、淀粉盐、酱油
质量(g)						

（2）热能及各种营养素占供给量的百分比是否合理

①正常范围:热能及各种营养素的摄入量应占供给标准的 90% ~ 110%,参见表 7-3。

②低于 80% 的为供给不足。

③低于 60% 的是严重缺乏,对身体会造成严重影响。

④摄入量超过 100% 的,则长期营养素过剩也会引起"富贵病"。

表 7-3　热能和各种营养素来源分布分析表

项目	热能食物来源分布					营养素来源分布		
	谷类	薯类	豆类	其他植物	动物食品	蛋白质	碳水化合物	脂肪
摄入量(kJ/kcal)								
占总摄入量(%)								

（3）三大营养素产热百分比是否合理

①蛋白质:11% ~ 15%;

②脂肪:20% ~ 30%;

③碳水化合物:55% ~ 65%。

（4）蛋白质来源百分比是否合理

建议应主要来源于优质蛋白质(动物类;大豆类制品,包括豆腐、豆浆和酱油等)(见表 7-4),其供给量应占到蛋白质供给总量的 30% 或 1/3 以上,如果总量不足则优质蛋白质所占的比例应更高。

表 7-4　蛋白质来源分布分析表

项目	蛋白质来源分布			
	谷类	豆类	其他植物食品	动物食品
摄入量(g)				
占总摄入量(%)				

（5）三餐能量的分配情况

①早餐:30%;

②中餐:40%;

③晚餐:30%。

（二）体格检查

主要是检查体重、身高、胸围、头围、坐高、上臂围、下腿围、骨盆径等各项人体测量指标，并计算出各种人体测量系数，用来评价较长时期内营养状况好坏在这些指标上的反应。

1. 身高

身高是反映儿童、青少年发育水平的重要指标。若实测身高为同年龄组标准身高的 80% 以下为矮小，80% ~ 93% 为稍低，93% ~ 105% 为正常，高于 105% 为超高。

2. 体重

体重也是一项反映人体营养状况的直观指标，通常用以下几种公式进行测定：

$$标准体重 = （身高 - 100）× 0.9$$

在标准体重的 ±10% 以内为正常，±（10% ~ 20%）为瘦弱或过重，±20% 以上为极瘦或肥胖。

$$体质指数（body\ mass\ index，BMI）= 体重（kg）/ [身高（m）]^2$$

我国居民 ≥28 为肥胖，24.0 ~ 27.9 为超重，18.5 ~ 23.9 为正常体重，< 18.5 为体重过低。

3. 上臂围

与体重相关，"紧张围 - 松弛围"值越大，说明肌肉发育状况良好；此值越小，说明脂肪发育状况良好。

4. 头围

三岁以下儿童测量头围反映营养状况。

5. 皮褶厚度

此指标是衡量个体营养状况和肥胖程度较好的指标。以皮褶计的压力 $10g/cm^2$ 为准，测定上臂肱三头肌、肩胛骨下角部、腹部皮褶厚度可以代表肢体、躯干、腰腹等部位的皮下脂肪堆积情况。

（三）营养缺乏病症状与体征

由于机体营养素摄入不足、吸收障碍、机体代谢障碍和机体需要量增加等因素可以引起营养素缺乏病。常见的营养素缺乏病包括蛋白质 - 能量营养不良、维生素 A 缺乏、佝偻病、脚气病、坏血病、癞皮病、贫血、碘缺乏等。根据症状和体征，观察检查者的脸色、体重、精神状态以及对头发、眼、唇、口腔和皮肤等进行检查，可以初步判断营养缺乏病（见表 7 - 5）。

表 7 – 5　检查项目及症状、体征与营养素缺乏的关系

部位	体征症状	缺乏营养素
全身	消瘦、发育不良	热能、蛋白质、维生素、锌
	贫血	蛋白质、铁、叶酸、维生素 B_{12}、维生素 B_6、维生素 C
皮肤	毛囊角化症	维生素 A
	皮炎(红斑摩擦疹)	维生素 PP,其他
	溢脂性皮炎	维生素 B_2
	出血	维生素 C、维生素 K
眼	角膜干燥、夜盲	维生素 A
	角膜、边缘充血	维生素 B_2
	睑缘炎	维生素 B_2、维生素 A
	畏光	维生素 B_2、维生素 A
唇	口唇炎、口角炎、口角裂	维生素 B_2、维生素 PP
口腔	舌炎、舌猩红、舌肉红、地图舌	维生素 PP、维生素 B_2、维生素 B_{12}
	舌水肿(牙咬痕可见)	维生素 B_2、维生素 PP
	口内炎	维生素 PP、维生素 B_2、维生素 B_{12}
	牙龈炎、出血	维生素 C
骨	鸡胸、串珠胸、O 形腿、X 形腿、骨软化症	维生素 D、维生素 C
神经	多发性神经炎、球后神经炎	维生素 B_1
	精神病	维生素 B_1、维生素 PP
	中枢神经系统失调	维生素 B_{12}、维生素 B_6
循环	水肿	维生素 B_1、蛋白质
	右心肥大、舒张压下降	维生素 B_1
其他	甲状腺肿	碘

资料来源:葛可佑. 中国营养科学全书. 北京:人民卫生出版社,2006.

(四)营养状况的实验室检查

营养缺乏病在出现症状以前,往往先有生理和生物化学改变,应用适当的生

理、生化等实验室检查方法可以早期查出营养缺乏或过剩的情况。所用方法有:测血液中营养成分的浓度;测尿排出的营养成分或代谢产物;测血或尿中异常代谢产物;测头发中微量元素,如锌、铜、铁等;测与营养素摄入有关的血液成分或酶;进行负荷、饱和实验,如水溶性维生素 B 或维生素 C 等的负荷、饱和实验,放射性核素实验和暗适应、应激等生理功能实验等。经专门人员测定,将结果与正常值比较,进行评价。

借助生化、生理等实验手段(见表 7 - 6),以发现人体亚临床营养不足、营养储备水平低下或过度营养,从而及时采取纠正措施。

表 7 - 6　人体营养状况常用生化指标及参考数值

指标	年龄	缺乏	不足	正常
血清总蛋白(g/L)	0 ~ 11 月		< 50	≥50
	1 ~ 5 岁		< 55	≥55
	6 ~ 17 岁	< 60	< 60	≥60
	成年		60 ~ 64	≥65
血红蛋白(g/L)	6 月 ~ 5 岁	< 110		≥110
	6 月 ~ 14 岁	< 120		≥120
	成年男子	< 130		≥130
	成年女子	< 120		≥120
血清运铁蛋白(g/L)	1 ~ 5 岁			2.5
血浆维生素 A(μmol/L)	儿童	< 0.68	0.68 ~ 1.0	≥1.0
	成年	< 0.34	0.34 ~ 0.65	≥0.68
空腹尿硫胺素(μg/g 肌酐)	成年	< 27	27 ~ 69	≥70
空腹尿核黄素(μg/g 肌酐)	成年	< 27	27 ~ 79	≥80
空腹尿甲基烟酰胺(μg/g 肌酐)	成年	< 0.5	0.5 ~ 1.59	1.6 ~ 4.3
负荷尿硫胺素(μg)(口服 5mg4h)	成年	< 100	100 ~ 199	200 ~ 399
负荷尿核黄素(μg)(口服 5mg4h)	成年	< 400	400 ~ 799	800 ~ 1300
负荷尿总抗坏血酸(mg)(口服 500mg4h)	成人		< 5	5 ~ 13
还原型抗坏血酸	成人		< 3	3 ~ 10
血清钙(mg%)				9 ~ 11
血清胆固醇(mg%)				< 250
血清甘油三酯(mg%)				< 110

四、营养监测

(一)营养监测的定义

营养监测(nutrition surveillance)指长期动态监测人群的营养状况,同时搜集影响人群营养状况的有关社会经济等方面的资料,探讨从政策上、社会措施上改善营养状况和条件的途径。一次性调查或单项研究不能称为监测,资料的利用必须同制定和评价特定的公共卫生项目连接。

(二)营养调查与社会营养监测的区别

营养调查与社会营养监测是两个密切联系而又有区别的概念。

1.营养调查

营养调查主要是用自然科学手段调查研究在某一时间断面上以个体为基础的人群膳食摄取情况和人体营养水平,可以说是微观的对人群营养状况的了解分析。

2.社会营养监测

社会营养监测是侧重社会因素、社会条件方面,调查研究人群较长时期的营养状况动态变化,探讨从政策上、社会措施上改善人们营养状况和条件的途径,因而它是宏观的营养信息分析和社会性营养措施的制定与推行工作。

二者应该相互配合、交叉渗透,明确社会营养的突出问题和应予重点保护的人群,以收到预期的效果。

(三)营养监测的目的

任何监测的目的都是为政府有关部门决策、制定干预项目提供信息。营养监测的目的主要有以下几个方面。

(1)估计人群营养问题发生状况及人、时、地的分布。

(2)动态监测营养状况的变化趋势。

(3)从长期监测资料分析,通过人群中患病率、发病率的变化,评价干预措施的效果。

(4)找出营养状况不良的易感人群,为制定合理的干预措施提供依据。

(5)确定影响人群营养状况的有关因素。

(6)为确定预防策略确定优先突破点。

(7)为充分地社会服务,制定合理的干预措施和为社会服务机构提供信息。

(四)营养监测的分类

1.长期营养监测

对社会人群现状及制约因素如自然条件、经济条件、文化科技条件等进行动态观察、分析和预测,用于制定社会人群营养发展的各项政策和规划。

2.规划效果评价性监测

根据已制定的政策和规划,监测人群营养指标的变化。

3．及时报警和干预监测

本项监测的目的在于发现、预防和减轻重点人群的短期恶化现象。例如控制和缓解区域性、季节性和易发人群性某种营养失调的出现等。

（五）营养监测常用指标

主要指标有健康指标（见表7-7、表7-8）、社会经济指标、饮食行为与生化方式。

表7-7　营养监测的健康状况指标（WHO）

测量项目	设备	工作人员	临界值	指标	汇总次数
出生体重	人体秤	保健人员、接生员	低于2500g	<2500g的人数%	季度
按年龄体重	人体秤	保健人员社会工作者	小于参考值—2SD	低于或高于限值的人数%	季度
按身高的体重（2岁以后）	人体秤身高测量尺	保健人员社会工作者	小于参考值—2SD	低于或高于限值的人数%	季度
按年龄身高（入学时）	测量尺	学校保健人员	小于参考值—2SD	低于或高于限值的人数%	年度
特殊年龄（0~4）岁死亡数	死亡登记卡片	地方官员保健人员	—	均数和变化趋势	年度
哺乳/喂养方式（3月）	记录卡	保健人员	—	每种喂养方法的人数%	年度
某种营养缺病的新病例	体检记录	保健人员	—	新病例的人数%	必要时

表7-8　特殊情况下营养监测的附加指标（WHO）

测量项目	建议临界值	年龄组（岁）	指征
上臂围测量	参考数值的85%	1~5	蛋白质—能量营养不良
毕脱氏斑伴有结膜干燥症	2.0%的儿童	0~5	干眼病—活动期
角膜干燥＋角膜干燥伴有角膜溃疡＋角膜瘢痕	0.01%的儿童	0~5	干眼病—活动期

续表

测量项目	建议临界值	年龄组(岁)	指征
角膜瘢痕	0.1%的儿童	0～5	干眼病—陈旧
血清维生素 A＜100μg/L	5%的儿童	0～5	维生素 A 缺乏病
血红蛋白	轻度110g/L 中度90g/L	0.5～6 岁和妊娠妇女	贫血
血红蛋白	轻度120g/L 中度100g/L	6～14 和＞14 岁的妇女	贫血
血红蛋白	轻度130g/L 中度110g/L	＞14 岁男子	贫血
地方性甲状腺肿Ⅰ度和Ⅱ度以上	5%青春期和青春前期青少年	青少年	碘缺乏
Ob 度和以上	30%的成人		碘缺乏

第三节　膳食结构

☞ 课前导入

近四成中国城市白领膳食结构不合理

中国内地城市白领中有39%每天主食摄入量不足250克,未达到中国居民平衡膳食宝塔的建议标准;仅有22%常吃粗粮;22%的以肉类为主,荤素搭配不合理现象突出;77%不了解中国居民平衡膳食营养知识。这是13日发布的首部《2011中国白领膳食健康白皮书》披露的最新调查数据。

由全国健康教育事业项目推广办公室、真功夫餐饮管理有限公司与中国医师协会营养医师专业委员会联合开展的此次膳食营养调查,以北京、上海、广州、深圳、杭州五城市1500名25～40岁的白领人群为样本,采用不定点随机访问方式。

调查结果显示:四成被调查者有包括"喝水、用餐没规律"、"经常吃夜宵"、"很少或不吃早餐"三种以上的不良饮食习惯,男性比例明显高于女性。其中深圳的比例最高达58%;38%的人每天主食摄入量不足;虽有84%的人认为最不健康的烹调方式是"炸",可还有20%的人经常选择油炸食品,其中上海高达39%,杭州达31%。尽管如此,仍有79%的人自认为自己膳食"很健康或比较健康"。

中国医师协会营养医师专业委员会主任委员、北京协和医院临床营养科主任马方指出:近年脂肪肝、糖尿病等所谓"富贵病"呈现年轻化趋势,与不吃或少吃主食有直接关系。主食摄入不足会导致脂肪、蛋白质摄入过量,体内物质代谢紊乱,不仅会引发糖尿病,还会加重肝、肾负担,造成冠心病等诸多疾病。他建议,成人每天摄入250至400克主食为宜,且应粗细搭配,至少有50至100克粗粮。

据马方分析,约六成被调查者是因为"减肥,担心长胖"而减少主食摄入,其中女性明显高于男性。他解释说,肥胖的主要原因是总热量摄入超过了消耗量。如果增加碳水化合物摄入的同时减少脂肪摄入,总热量就不会超标;而长期主食摄入量不足会给身体造成危害。

(资料来源:中国新闻网. http://www.chinanews.com/jk/2011/01 – 13/2786903.shtml. 2011 –01 –13)

思考:你认为什么样的膳食结构比较合理? 你的膳食结构合理吗?

一、膳食结构的概念

膳食结构是指膳食中各类食物的数量及其在膳食中所占的比重。一般可以根据各类食物所提供的能量及各种营养素的数量和比例来衡量膳食结构的组成是否合理。由于影响膳食结构的这些因素是在逐渐变化的,所以膳食结构不是一成不变的,人们可以通过均衡调节各类食物所占的比重,充分利用食品中的各种营养,达到膳食平衡,促使其向更利于健康的方向发展。

二、膳食结构的类型

膳食结构类型的划分有许多方法,根据膳食中动植物性食物所占的比重,以及能量、蛋白质、脂肪和碳水化合物的供给量作为划分膳食结构的标准,可将不同地区的膳食结构分为四种类型。

(一)动植物食物平衡的膳食结构

该类型以日本为代表,也称营养型模式。日本膳食模式结合了东西方膳食结构的优点,膳食中动物性食物与植物性食物比例比较适当。其特点:谷类的消费量年人均为94kg;动物性食品消费量年人均为63kg,其中海产品所占比例达到50%,动物蛋白占总蛋白的42.8%;能量和脂肪的摄入量低于以动物性食物为主的欧美发达国家,每天能量摄入保持在2000kcal左右。宏量营养素供能比例为:碳水化合物 57.7%,脂肪 26.3%,蛋白质 16.0%。该类型的膳食能量能够满足人体需要,又不至于过剩。蛋白质、脂肪、碳水化合物的供能比例合理。来自于植物性食物的膳食纤维和来自于动物性食物的营养素如铁、钙等均比较充足,同时动物脂肪又不高,有利于避免营养缺乏病和营养过剩性疾病,促进健康。此类膳食结构已成为世界各国调整膳食结构的参考。

(二)以植物性食物为主的膳食结构

该类型也称温饱型模式。大多数发展中国家如印度、巴基斯坦、孟加拉和非洲一些国家等属此类型。膳食构成以植物性食物为主,动物性食物为辅。其膳食特点:谷物食品消费量大,年人均为 200kg;动物性食品消费量小,年人均仅 10 ~ 20kg,动物性蛋白质一般占蛋白质总量的 10% ~ 20%,低者不足 10%;植物性食物提供的能量占总能量近 90%。该类型的膳食能量基本可满足人体需要,但蛋白质、脂肪摄入量均低,来自于动物性食物的营养素如铁、钙、维生素 A 摄入不足。营养缺乏病是这些国家人群的主要营养问题,人的体质较弱、健康状况不良、劳动生产率较低。但从另一方面看,以植物性食物为主的膳食结构,膳食纤维充足,动物性脂肪较低,有利于冠心病和高脂血症的预防。

(三)以动物性食物为主的膳食结构

该类型也称富裕型模式,是大多数欧美发达国家如美国和西欧、北欧诸国的典型膳食结构。其膳食构成以动物性食物为主,属于营养过剩型的膳食。以提供高能量、高脂肪、高蛋白质、低纤维为主要特点,人均日摄入蛋白质 100g 以上,脂肪 130 ~ 150g,能量高达 3300 ~ 3500kcal。三大营养素供能比例约为碳水化合物 42%、脂肪 40%、蛋白质 18%。食物摄入特点是粮谷类食物消费量小,人均每年 60 ~ 75kg;动物性食物及食糖的消费量大,人均每年消费肉类 100kg 左右,奶和奶制品 100 ~ 150kg,蛋类 15kg,食糖 40 ~ 60kg。与植物性为主的膳食结构相比,高脂肪、高蛋白和高能量,膳食纤维摄入低,营养过剩是此类膳食结构国家人群所面临的主要健康问题。心脏病、脑血管病和恶性肿瘤已成为西方人的三大死亡原因,尤其是心脏病死亡率明显高于发展中国家。

(四)地中海膳食结构

该膳食结构以地中海命名是因为该膳食结构的特点是居住在地中海地区的居民所特有的,意大利、希腊可作为该种膳食结构的代表。膳食结构的主要特点有以下几点。

(1)膳食中富含植物性食物,包括水果、蔬菜、土豆、谷类、豆类、果仁等。

(2)食物的加工程度低,新鲜度较高,该地区居民以食用当季、当地产的食物为主。

(3)膳食含大量复合碳水化合物。

（4）橄榄油是主要的食用油,该油脂提供的饱和脂肪所占比例较低,为 7% ~ 8% ;脂肪提供能量占膳食总能量的 25% ~ 35% 。

（5）每天食用适量奶酪和酸奶。

（6）每周食用适量的鱼、禽、少量蛋;每月只食用几次红肉(猪、牛和羊肉及其产品)。

（7）以新鲜水果作为典型的每日餐后食品,甜食每周只食用几次。

（8）大部分成年人有饮用葡萄酒的习惯。

此膳食结构的突出特点是饱和脂肪摄入量低,膳食含大量复合碳水化合物,蔬菜、水果摄入量较高。地中海地区居民心脑血管疾病发生率很低,已引起了西方国家的注意,并纷纷参照这种膳食模式改进自己国家的膳食结构。

三、中国居民传统膳食结构特点

中国居民传统的膳食以植物性食物为主,谷类、薯类和蔬菜的摄入量较高,肉类的摄入量比较低,豆制品总量不高且随地区而不同,奶类消费在大多地区不多。此种膳食结构的特点如下。

（一）高碳水化合物

我国南方居民多以大米为主食,北方居民以小麦粉为主,谷类食物的供能比例占 70% 以上。

（二）高膳食纤维

谷类食物和蔬菜中所含的膳食纤维丰富,因此我国居民膳食纤维的摄入量也很高。这是我国传统膳食最具备优势之一。

（三）低动物脂肪

我国居民传统的膳食中动物性食物的摄入量很少,动物脂肪的供能比例一般在 10% 以下。由于动物性食物摄入量少,动物蛋白和脂肪摄入量偏低。

四、中国居民的膳食结构现状及变化趋势

当前中国城乡居民的膳食仍然以植物性食物为主,动物性食物为辅。但中国幅员辽阔,各地区、各民族以及城乡之间的膳食构成存在很大差别,富裕地区与贫困地区差别较大,而且随着社会经济发展,我国居民膳食结构向"富裕型"膳食结构的方向转变。

2002 年第四次全国营养调查资料表明,我国居民膳食质量明显提高,城乡居民能量及蛋白质摄入得到基本满足,肉、禽、蛋等动物性食物消费量明显增加,优质蛋白比例上升。

与 1992 年相比,农村居民膳食结构趋向合理,优质蛋白质占蛋白质总量的比

例从 17% 增加到 31%,脂肪供能比由 19% 增加到 28%,碳水化合物供能比由 70% 下降到 61%。

我国居民的膳食结构还存在许多不合理之处,居民营养与健康问题仍需予以高度关注。

城市居民膳食结构中,畜肉类及油脂消费过多,谷类食物消费偏低。2002 年城市居民每人每日油脂消费量由 1992 年的 37g 增加到 44g,脂肪供能比达到 35%,超过世界卫生组织推荐得 30% 的上限。城市居民谷类食物供能比仅为 47%,明显低于 55% ~65% 的合理范围。

此外,奶类、豆类制品摄入过低仍是全国普遍存在的问题。一些营养缺乏病依然存在。铁、维生素 A 等微量营养素缺乏是我国城乡居民普遍存在的问题。我国居民贫血患病率平均为 15.2%。维生素 A 边缘缺乏率为 45.1%。全国城乡钙摄入量仅为每标准人日 389mg,还不到适宜摄入量的半数。

综上所述,中国居民的膳食结构应保持以植物性食物为主的传统结构,增加蔬菜、水果、奶类和大豆及其制品的消费。在贫困地区还应努力提高肉、禽、蛋等动物性食品的消费。此外,中国居民的食盐摄入量普遍偏高,食盐的摄入量要降低到每人每日 6g 以下。对于特定人群应予以广泛的营养教育和分类指导,参照《中国居民膳食指南》所提供的膳食模式加以调整。

第四节　膳食指南

☞课前导入

卫生部新闻发布会介绍《中国居民膳食指南(2007)》

为给居民提供最根本、最准确的健康膳食信息,指导居民合理营养、促进健康,卫生部今日发布《中国居民膳食指南(2007)》(以下简称《指南》)。近年来我国城乡居民的膳食状况明显改善,儿童青少年平均身高增加,营养不良患病率下降,但在一些贫困地区,仍存在着营养不足的问题,同时我国居民膳食结构及生活方式发生了重要变化,与之相关的慢性非传染性疾病如肥胖、高血压、糖尿病、血脂异常等患病率增加,已成为威胁国民健康的突出问题。《指南》以最新的科学知识为基础,论述了当前我国居民的营养需要及膳食中存在的主要问题,结合我国居民膳食消费的营养状况的实际情况,特别是最近的全国居民营养与健康状况调查的数据及资料,建议了实践平衡膳食,获取合理营养的行动方案,对广大居民具有普遍的指导意义。

《指南》由一般人群膳食指南、特定人群膳食指南和平衡膳食宝塔三部分组成。一般人群膳食指南共有 10 条,适合于 6 岁以上的正常人群,每个题目下各有提要和说明。特定人群膳食指南是根据各人群的生理特点及其对膳食营养需要而制定的。特定人群包括孕妇、乳母、婴幼儿、学龄前儿童、儿童青少年和老年人群。

(资料来源:卫生部网站,中央政府门户网站转载. http://www. gov. cn/xwfb/2008 - 01/15/content_858517. htm,2008 - 01 - 15)

思考:膳食指南的意义是什么?

一、膳食指南的概念

膳食指南(dietaryguideline,DG)又称膳食指导方针或膳食目标,是根据营养学原则,结合本国或本地的实际情况,教育国民如何明智而可行地选择食物、调整膳食,以达到合理营养促进健康的指导性意见。

合理营养是保证健康的重要基础,而平衡膳食是合理营养的唯一途径。根据膳食指南的原则来安排日常饮食就可达到平衡膳食、促进健康的目标。

二、中国居民平衡膳食宝塔

(一)中国居民平衡膳食宝塔的内容

1.膳食宝塔的结构

膳食宝塔共分五层(见图 7 - 4),包含我们每天应吃的主要食物种类。膳食宝塔各层位置和面积不同,这在一定程度上反映出各类食物在膳食中的地位和应占的比重。

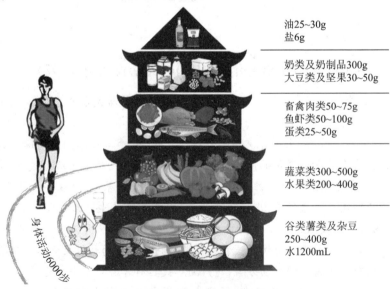

图 7 - 4　中国居民平衡膳食宝塔(2007)

（1）谷类食物位于底层，每人每天应该吃 250～400g。

（2）蔬菜和水果位于第二层，每天应分别吃 300～500g 和 200～400g。

（3）鱼、禽、肉、蛋等动物性食物位于第三层，每天应该吃 125～225g（鱼虾类 50～100g，畜、禽肉 50～75g，蛋类 25～50g）。

（4）奶类和豆类食物位于第四层，每天应吃相当于鲜奶 300g 的奶类及奶制品和相当于干豆 30～50g 的大豆及制品。

（5）第五层塔顶是烹调油和食盐，每天烹调油不超 25g 或 30g，食盐不超过 6g。

膳食宝塔没有建议食糖的摄入量，因为我国居民现在平均吃糖的量还不多，对健康的影响还不大。但多吃糖有增加龋齿的危险，尤其是儿童、青少年不应吃太多的糖和含糖高的食品及饮料。饮酒的问题《中国居民膳食指南》中已有说明。

新的膳食宝塔图增加了水和身体活动的形象，强调足量饮水和增加身体活动的重要性。水是膳食的重要组成部分，是一切生命必需的物质，其需要量主要受年龄、环境温度、身体活动等因素的影响。在温和气候条件下生活的轻体力活动的成年人每日至少饮水 1200mL（约 6 杯）。

目前我国大多数成年人身体活动不足或缺乏体育锻炼，应改变久坐少动的不良生活方式，养成天天运动的习惯，坚持每天多做一些消耗体力的活动。建议成年人每天进行累计相当于步行 6000 步以上的身体活动，如果身体条件允许，最好进行 30 分钟中等强度的运动。

2. 膳食宝塔建议的食物量

膳食宝塔建议的各类食物摄入量都是指食物可食部分的生重量。各类食物的重量不是指某一种具体食物的重量，而是一类食物的总量，因此在选择具体食物时，实际重量可以在互换表中查询。如建议每日 300g 蔬菜，可以选择 100g 油菜、50g 胡萝卜和 150g 圆白菜，也可以选择 150g 韭菜和 150g 黄瓜。

膳食宝塔中所标示的各类食物的建议量的下限为能量水平 7550kJ（1800kcal）的建议量，上限为能量水平 10 900kJ（2600kcal）的建议量。

（1）谷类、薯类及杂豆

①谷类、薯类及杂豆谷类包括小麦面粉、大米、玉米、高粱等及其制品，如米饭、馒头、烙饼、玉米面饼、面包、饼干、麦片等。

②薯类包括红薯、马铃薯等，可替代部分粮食。

③杂豆包括大豆以外的其他干豆类，如红小豆、绿豆、芸豆等。谷类、薯类及杂豆是膳食中能量的主要来源。建议量是以原料的生重计算，如面包、切面、馒头应折合成相当的面粉量来计算，而米饭、大米粥等应折合成相当的大米量来计算。

谷类、薯类及杂豆食物的选择应重视多样化，粗细搭配，适量选择一些全谷类制品、其他谷类、杂豆及薯类，每 100g 玉米粉或全麦粉所含的膳食纤维比精面粉分别多10g和6g,因此建议每次摄入50~100g粗粮或全谷类制品,每周5~7次。

（2）蔬菜

蔬菜包括嫩茎、叶、花菜类、根菜类、鲜豆类、茄果、瓜菜类、葱蒜类及菌藻类。深色蔬菜是指深绿色、深黄色、紫色、红色等颜色深的蔬菜,一般含维生素和植物化学物质比较丰富。因此在每日建议的300~500g新鲜蔬菜中,深色蔬菜最好占一半以上。

（3）水果

建议每天吃新鲜水果200~400g。在鲜果供应不足时可选择一些含糖量低的纯果汁或干果制品。蔬菜和水果各有优势,不能完全相互替代。

（4）肉类

肉类包括猪肉、牛肉、羊肉、禽肉及动物内脏类,建议每天摄入50~75g。目前我国居民的肉类摄入以猪肉为主,但猪肉含脂肪较高,应尽量选择瘦畜肉或禽肉。动物内脏有一定的营养价值,但因胆固醇含量较高,不宜过多食用。

（5）水产品类

水产品包括鱼类、甲壳类和软体类动物性食物。其特点是脂肪含量低,蛋白质丰富且易于消化,是优质蛋白质的良好来源。建议每天摄入量为50~100g,有条件可以多吃一些。

（6）蛋类

蛋类包括鸡蛋、鸭蛋、鹅蛋、鹌鹑蛋、鸽蛋及其加工制成的咸蛋、松花蛋等,蛋类的营养价值较高,建议每日摄入量为25~50g,相当于半个至一个鸡蛋。

（7）乳类

①乳类有牛奶、羊奶和马奶等,常见的为牛奶。乳制品包括奶粉、酸奶、奶酪等,不包括奶油、黄油。建议量相当于液态奶300g、酸奶360g、奶粉45g,有条件可以多吃一些。

②婴幼儿要尽可能选用符合国家标准的配方奶制品。饮奶多者、中老年人、超重者和肥胖者建议选择脱脂或低脂奶。乳糖不耐受的人群可以食用酸奶或低乳糖奶及奶制品。

（8）大豆及坚果类

①大豆包括黄豆、黑豆、青豆,其常见的制品包括豆腐、豆浆、豆腐干及千张等。推荐每日摄入30~50g大豆,以提供蛋白质的量计算,40g干豆相当于80g豆腐干、120g北豆腐、240g南豆腐、650g豆浆。

②坚果包括花生、瓜子、核桃、杏仁、榛子等,由于坚果的蛋白质与大豆蛋白质相媲美,有条件的居民可吃5~10g坚果替代相应量的大豆。

（9）烹调油

烹调油包括各种烹调用的动物油和植物油,植物油包括花生油、豆油、菜籽油、芝麻油、调和油等,动物油包括猪油、牛油、黄油等。每天烹调油的建议摄入量为不超过25g或30g,尽量少食用动物油。烹调油也应多样化,应经常更换种类,食用多种植物油。

（10）食盐

健康成年人一天食盐包括酱油和其他食物中的食盐。建议摄入量为不超过6g。一般20mL酱油中含3g食盐,10g黄酱中含盐1.5g,如果菜肴需要用酱油和酱类,应按比例减少食盐用量。

（二）中国居民平衡膳食宝塔的应用

1. 确定适合自己的能量水平

膳食宝塔中建议的每人每日各类食物适宜摄入量范围适用于一般健康成人,在实际应用时要根据个人年龄、性别、身高、体重、劳动强度、季节等情况适当调整。年轻人、身体活动强度大的人需要的能量高,应适当多吃些主食;年老、活动少的人需要的能量少,可少吃些主食。能量是决定食物摄入量的首要因素,一般说人们的进食量可自动调节,一个人的食欲得到满足时,对能量的需要也就会得到满足。但由于人们膳食中脂肪摄入量的增加和日常身体活动减少,许多人目前的能量摄入量超过了自身的实际需要。对于正常成人,体重是判定能量平衡的最好指标,每个人应根据自身的体重及变化适当调整食物的摄入量,主要应调整的是含能量较多的食物。

2. 根据自己的能量水平确定食物需要

膳食宝塔建议的每人每日各类食物适宜摄入量范围适用于一般健康成年人,按照七个能量水平分别建议了10类食物的摄入量,应用时要根据自身的能量需要进行选择(见表7-9)。建议量均为食物可食部分的生重量。

表7-9 按照七个不同能量水平建议的食物摄入量

单位:g/d

能量水平	6700kJ (1600kcal)	7500kJ (1800kcal)	8350kJ (2000kcal)	9200kJ (2200kcal)	10 050kJ (2400kcal)	10 900kJ (2600kcal)	11 700kJ (2800kcal)
谷类	225	250	300	300	350	400	450
大豆类	30	30	40	40	40	50	50
蔬菜	300	300	350	400	450	500	500
水果	200	200	300	300	400	400	400

续表

能量水平	6700kJ （1600kcal）	7500kJ （1800kcal）	8350kJ （2000kcal）	9200kJ （2200kcal）	10 050kJ （2400kcal）	10 900kJ （2600kcal）	11 700kJ （2800kcal）
肉类	50	50	50	75	75	75	75
乳类	300	300	300	30	300	300	300
蛋类	25	25	25	50	50	50	50
水产品	50	50	75	75	75	100	100
烹调油	20	25	25	25	30	30	30
食盐	6	6	6	6	6	6	6

膳食宝塔建议的各类食物摄入量是一个平均值。每日膳食中应尽量包含膳食宝塔中的各类食物，但无须每日都严格照着膳食宝塔建议的各类食物的量吃。例如烧鱼比较麻烦，就不一定每天都吃 50～100g 鱼，可以改成每周吃 2～3 次鱼、每次 150～200g 较为切实可行。实际上平日喜欢吃鱼的多吃些鱼、愿吃鸡的多吃些鸡都无妨碍，重要的是一定要经常遵循膳食宝塔各层中各类食物的大体比例。在一段时间内，比如一周，各类食物摄入量的平均值应当符合膳食宝塔的建议量。

3. 食物同类互换，调配丰富多彩的膳食

人们吃多种多样的食物不仅是为了获得均衡的营养，也是为了使饮食更加丰富多彩，以满足人们的口味享受。假如人们每天都吃同样的 50g 肉、40g 豆，难免久食生厌，那么合理营养也就无从谈起了。膳食宝塔包含的每一类食物中都有许多品种，虽然每种食物都与另一种不完全相同，但同一类中各种食物所含营养成分往往大体上近似，在膳食中可以互相替换。

应用膳食宝塔可把营养与美味结合起来，按照同类互换、多种多样的原则调配一日三餐。同类互换就是以粮换粮、以豆换豆、以肉换肉。例如大米可与面粉或杂粮互换，馒头可与相应量的面条、烙饼、面包等互换（见表 7-10）；大豆可与相当量的豆制品互换（见表 7-11）；瘦猪肉可与等量的鸡、鸭、牛、羊、兔肉互换（见表 7-12）；鱼可与虾、蟹等水产品互换（见表 7-13）；牛奶可与羊奶、酸奶、奶粉或奶酪等互换（见表 7-14）。蔬菜类、水果类食品互换如表 7-15、表 7-16 所示。多种多样就是选用品种、形态、颜色、口感多样的食物和变换烹调方法。例如每日吃 40g 豆类及豆制品，掌握了同类互换多种多样的原则就可以变换出多种吃法，可以全量互换，即全换成相当量的豆浆或豆干。今天喝豆浆、明天吃豆干，也可以分量互换，如 1/3 换豆浆、1/3 换腐竹、1/3 换豆腐。

表 7 – 10　谷类薯类食物互换表（能量相当于 50g 米、面的食物）

食物名称	市品重量（g）*	食物名称	市品重量（g）*
稻米或面粉	50	烙饼	70
面条（挂面）	50	烧饼	60
面条（切面）	60	油条	45
米饭	籼米 150，粳米 110	面包	55
米粥	375	饼干	40
馒头	50	鲜玉米（市品）	350
花卷	50	红薯、白薯（生）	190

* 成品按照与原料的能量比折算。

表 7 – 11　大豆类食物互换表（市品相当于 50g 大豆的豆类食物）

食物名称	市品重量（g）*	食物名称	市品重量（g）*
大豆（黄豆、青豆、黑豆）	50	豆腐丝	80
北豆腐	145	素鸡	105
南豆腐	280	腐竹	35
内酯豆腐	350	豆浆	730
豆腐干	110		

* 豆制品按照与黄豆的蛋白质比折算。

表 7 – 12　肉类食物互换表（市品相当于 50g 生鲜肉）

食物名称	市品重量（g）*	食物名称	市品重量（g）*
瘦猪肉（生）	50	羊肉（生）	50
猪排肉（生）	85	整鸡、鸭、鹅（生）	75
猪肉松	30	烧鸡、烧鸭、烧鹅	60
广式香肠	55	鸡肉（生）	50
肉肠（火腿肠）	85	鸡腿（生）	90
酱肘子	35	鸡翅（生）	80
瘦牛肉（生）	50	炸鸡	70
酱牛肉	35	鸭肉（生）	50
牛肉干	30	烤鸭	55

* 以可食部百分比及同类畜、禽生肉的蛋白折算，烤鸭、肉松、大排等食物能量密度较高，与瘦肉相比，提供等量蛋白质时，能量是其 2～3 倍，因此在选择这些食物时应注意总能量的控制。

表 7－13   鱼虾类食物互换表（市品相当于 50g 可食部重量）

食物名称	市品重量(g)*	食物名称	市品重量(g)*
草鱼	85	大黄鱼	75
鲤鱼	90	带鱼	65
鲢鱼	80	鲅鱼	60
鲫鱼	95	墨鱼	70
鲈鱼	85	蛤蜊	130
鳊鱼(武昌鱼)	85	虾	80
鳙鱼(胖头鱼、花鲢鱼)	80	蟹	105
鲳鱼(平鱼)	70		

＊按照市品可食部百分比折算。

表 7－14   乳类食物互换表（市品相当于 100g 鲜牛奶的乳类食物）

食物名称	市品重量(g)*
鲜牛奶(黄羊奶)	100
奶粉	15
酸奶	100
奶酪	10

＊奶制品按照与鲜奶的蛋白质比折算。

表 7－15   蔬菜类食物互换表（市品相当于 100g 可食部重量）

食物名称	市品重量(g)*	食物名称	市品重量(g)*
萝卜	105	菠菜、油菜、小白菜	120
樱桃西红柿	100	圆白菜	115
西红柿	100	大白菜	115
柿子椒	120	芹菜	150
黄瓜	110	蒜苗	120
茄子	110	菜花	120
冬瓜	125	莴笋	160
韭菜	110	藕	115

＊按照市品可食部百分比折算。

表 7 - 16　水果类食物互换表(市品相当于 100g 可食部重量)

食物名称	市品重量(g)*	食物名称	市品重量(g)*
苹果	130	柑橘、橙	130
梨	120	香蕉	170
桃	120	杧果	150
鲜枣	115	火龙果	145
葡萄	115	菠萝	150
草莓	105	猕猴桃	120
柿子	115	西瓜	180

*按照市品可食部百分比折算。

4.因地制宜,充分利用当地资源

我国幅员辽阔,各地的饮食习惯及物产不尽相同,只有因地制宜充分利用当地资源才能有效地应用膳食宝塔。例如牧区奶类资源丰富,可适当提高奶类摄入量;渔区可适当提高鱼及其他水产品摄入量;农村山区则可利用山羊奶以及花生、瓜子、核桃、榛子等资源。在某些情况下,由于地域、经济或物产所限无法采用同类互换时,也可以暂用豆类代替乳类、肉类,或用蛋类代替鱼、肉,不得已时也可用花生、瓜子、榛子、核桃等坚果代替大豆或肉、鱼、奶等动物性食物。

5.养成习惯,长期坚持

膳食对健康的影响是长期的结果。将膳食宝塔应用于平衡膳食,需要自幼养成习惯,并坚持不懈,才能充分体现其对健康的重大促进作用。

平衡膳食宝塔提出了一个营养上比较理想的膳食模式。它所建议的食物量,特别是奶类与豆类食物的量可能与大多数人当前的实际膳食还有一定距离,对某些贫困地区来讲可能距离还很远,但为了改善中国居民的膳食营养状况,这是不可缺的,应把它看作是一个奋斗目标,努力争取,逐步达到。

三、中国居民膳食营养素参考摄入量(DRIs)

人体每天都需要从膳食中获取各种营养物质来维持其生存、健康和社会生活。如果长期摄取某种营养素不足或过多就可能发生相应的营养缺乏或过剩的危害。为了帮助人们合理摄入各种营养素,从 20 世纪早期起营养学家就开始建议营养素的参考摄入量,从 20 世纪 40 年代到 80 年代,许多国家都制定了各自的推荐的营养素供给量。我国自 1955 年开始制定"每日膳食中营养素供给量(RDA)"作为设计和评价膳食的质量标准,并作为制订食物发展计划和指导食品加工的参考依据。

随着科学研究和社会实践的发展,特别是强化食品及营养补充剂的发展,国际

上自 20 世纪 90 年代初期逐渐开展关于 RDA 的性质和适用范围的讨论。欧美各国先后提出了一些新的概念或术语,逐步形成了比较系统的新概念——膳食营养素参考摄入量(Dietary reference intakes,简称 DRIs)。中国营养学会及时研究了这一领域的新进展,并结合我国的具体情况,于 2000 年 10 月提出了《中国居民膳食营养素参考摄入量(Chinese DRIs)》。

DRIs 是在 RDAs 基础上发展起来的一组每日平均膳食营养素摄入量的参考值,包括四项内容:平均需要量(EAR)、推荐摄入量(RNI)、适宜摄入量(AI)和可耐受最高摄入量(UL)。

(一)估计的平均需要量(Estimated Average Requirement,EAR)

EAR 是根据个体需要量的研究资料制定的,是根据某些指标判断可以满足某一特定性别、年龄及生理状况群体中 50% 个体需要量的摄入水平。这一摄入水平不能满足群体中另外 50% 个体对该营养素的需要。EAR 是制定 RDA 的基础。

(二)推荐摄入量(Recommended Nutrient Intake,RNI)

RNI 相当于传统使用的 RDA,是可以满足某一特定性别、年龄及生理状况群体中绝大多数(97% ~98%)个体需要量的摄入水平。长期摄入 RNI 水平,可以满足身体对该营养素的需要,并保持健康和维持组织中有适当的储备。

RNI 是以 EAR 为基础制定的。如果已知 EAR 的标准差 SD,则 RNI 定为 EAR 加两个标准差,即 RNI = EAR + 2SD。如果关于需要量变异的资料不够充分,不能计算 SD 时,一般设 EAR 的变异系数为 0.1,这样 RNI = 1.2 × EAR。

(三)适宜摄入量(Adequate Intakes,AI)

在个体需要量的研究资料不足不能计算 EAR,因而不能求得 RNI 时,可设定 AI(适宜摄入量)来代替 RNI。AI 是通过观察或实验获得的健康人群某种营养素的摄入量。例如,纯母乳喂养的足月产健康婴儿,从出生到 4 ~6 个月,他们的营养素全部来自母乳。母乳中供给的营养素量就是他们的 AI 值。

AI 与 RNI 相似之处是二者都用作个体摄入的目标,能满足目标人群中几乎所有个体的需要。AI 和 RNI 的区别在于 AI 的准确性远不如 RNI,可能显著高于 RNI,因此使用 AI 时要比使用 RNI 更加小心。

(四)可耐受最高摄入量(Tolerable Upper Intake Level,UL)

UL 是平均每日可以摄入某营养素的最高量。这个量对一般人群中的几乎所有个体都不至于损害健康。如果某营养素的毒副作用与摄入总量有关,则该营养素的 UL 是依据食物、饮水及补充剂提供的总量而定。如毒副作用仅与强化食物和补充剂有关,则 UL 依据这些来源来制定。许多营养素目前还没有足够的资料来制定其 UL 值,但这并不意味着过多摄入该营养素没有潜在的危害。

人体每天都需要从膳食中获得一定量的各种必须营养成分。一般情况下,当一个人群对某种营养素的平均摄入量达到 EAR 水平时,可以满足人群中 50% 个体的需要量;当摄入量达到 RNI 水平时,可以满足人群中绝大多数个体的需要量;摄入量在 RNI 和 UL 之间是一个安全摄入范围,一般不会发生缺乏也不会中毒;但当摄入量超过 UL 水平再继续增加,则产生毒副作用的可能性随之增加(见图 7 - 5)。

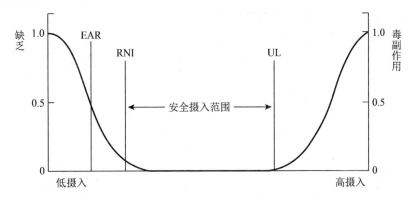

图 7 - 5 营养素摄入不足和过多的危险性图解

课后习题

一、选择题

1. 营养学中的膳食结构是指(　　)。
   A. 食物内部的组织结构　　　B. 食物的化学组成
   C. 组成膳食的食物种类　　　D. 居民消费的食物种类及其数量的相对组成

2. 平衡膳食宝塔推荐平均每人日畜禽肉类摄入量为(　　)。
   A. 25g　　　　B. 25~50g　　　　C. 50g　　　　D. 50~75g

3. 饮食结构类型的划分主要的依据是(　　)。
   A. 食物资源情况　　　　　　　B. 经济发展水平
   C. 动物性食物和植物性食物比例　　D. 蛋白质的摄入量

4. 每人每日食盐的摄入量以不超过(　　)为宜。
   A. 3g　　　　B. 4g　　　　C. 5g　　　　D. 6g

5. 可耐受最高摄入量为(　　)。
   A. AI　　　　B. UL　　　　C. RNI　　　　D. EAR

二、判断题

1. DRIs 是应用于健康人的膳食营养标准,也是为患有营养缺乏病的人设计的营养补充标准。　　　　　　　　　　　　　　　　　　　　　(　　)

2. 平衡膳食宝塔建议的各类食物的摄入量一般是指食物的熟重。　　(　　)

3. 成人每天摄入蔬菜 300~500g 是适宜的。　　　　　　　　　(　　)

4. 对许多营养素来说,没有 UL 值意味着过多摄入这些营养素没有潜在的危险。 （　　）

5. 烹调油也应多样化,应经常更换种类,食用多种植物油。 （　　）

三、简答题

1. 世界不同地区的膳食结构可以分为哪几类?

2. 比较一下公共营养和社区营养有什么不同。

3. 膳食营养素参考摄入量(DRIs)的应用有哪些?

第八章　营养配餐

引　言

　　我国从 20 世纪 90 年代前后开始进行营养配餐的试验。二十多年来,营养配餐越来越受到人们的重视。营养配餐的目的是促进人体健康,人体健康所指的不仅是没有疾病的存在,还包括具有良好的工作状态和身心健康,以及对各种环境的适应能力。营养配餐的过程中要注意多种平衡,如主、副食平衡,酸性和碱性食物平衡,颜色平衡等,还要注意多种搭配,如味道、形状、荤素的搭配等。营养配餐的准备工作包括市场调查、成本核算、卫生督导、烹饪原料的感官质量检验。

学习目标

- 理解营养配餐的概念。
- 理解营养配餐的原则。
- 了解营养配餐的十大平衡理论。
- 学会区分酸性食物和碱性食物。
- 掌握营养配餐的准备工作环节。

第一节　营养配餐的发展

课前导入

江苏针对中小学生膳食营养研发营养配餐指南系统

　　2014 年 5 月 13 日下午,记者在江苏省政府新闻发布会上获悉,针对中小学生膳食营养存在的主要问题,江苏省教育厅组织专家研发了"学生营养配餐指南"及其软件系统,可针对学生不同个体情况,快速、灵活地生成学生食谱。

据江苏省教育厅新闻发言人洪流介绍,调查对象来自全省 13 个市 7932 名中小学生及其家长,采集原始数据 100 多万个。结果显示,江苏中小学生个人卫生总体较好,学生膳食结构较为合理,食物选择呈现多样性。但半数学生蛋类、奶类摄入不足,多数学生蔬菜种类摄入不全;学校课间餐制度不够普及,部分学生上午常有饥饿感。

"学生营养配餐指南"及其软件系统较好地体现了食谱多样、搭配合理、营养均衡的特点,利用计算机软件系统可针对学生不同个体情况,快速、灵活地生成学生食谱,并可对食谱中的食物进行替换。

(资料来源:中国教育报,上海教育新闻网转载. http://www. shedunews. com/zixun/guonei/gedi/2014/05/14/642472. html)

思考:营养配餐的原则是什么? 要注意什么?

一、营养配餐的兴起和发展过程

营养配餐就是按照人们身体的需要,根据食品中各种营养物质的含量,设计一天、一周或一个月的食谱,使人体摄入的蛋白质、脂肪、碳水化合物、维生素和矿物质等几大营养素比例合理,即达到均衡膳食。简单地讲,就是要求膳食结构多种多样,谷、肉、果、菜无所不备。

餐饮业的营养配餐在国外(如美国、日本以及西欧等国)发展较早,它首先是从集体配餐开始的。例如在美国,由农业部统一制定营养配餐标准,建立集体食堂,统一餐具,国家给予财政补贴,供给平价原料,以中小学生、老年人等为主要对象,设有营养师配餐。日本颁布有中小学生午餐法,建立中心配餐工厂统一提供原料,学校设有营养配餐,保证学生的身体健康。事实上,学生营养餐的发展与餐饮业营养配餐的发展息息相关。

我国从 20 世纪 90 年代前后开始进行营养配餐的试验。二十多年来,营养配餐越来越受到人们的重视。目前已出现了不少专业的营养配餐公司,有的已经实现了营养配餐工厂化生产。虽然还存在一些问题,如还没有一整套完善的、科学的、摆脱传统手工操作的工艺流程和良好的操作规范标准,营养配餐的专业人员还很短缺等,但是随着人们对膳食质量要求的提高,相关法规规范的完善,餐饮业的营养配餐将有很大的发展空间。

营养配餐并不只限于餐饮业和中小学校,在高校、餐厅、医院都需要根据营养平衡理论进行营养配餐,达到平衡膳食。随着大众保健意识的增强,营养配餐将成为日常饮食的一部分。

二、营养配餐的目的和意义

营养配餐的目的是促进人体健康,人体健康所指的不仅是没有疾病的存在,还包括具有良好的工作状态和身心健康,以及对各种环境的适应能力。营养配餐就是通过合理的营养、科学的饮食,使食物中营养素提供给机体一个恰到好处的量,这个"量"既要避免某些营养素的缺乏,又不会使机体过多摄入某些营养素而引起营养素失衡。

第一,营养配餐可将各类人群的膳食营养素参考摄入量具体落实到用膳者的逐日膳食中,使他们能按需要摄入足够的能量和各种营养素,同时又防止营养素或能量的过高摄入。

第二,可根据群体对各种营养素的需要,结合当地食物的品种、生产季节、经营条件和厨房烹饪水平,合理选择各种食物,达到平衡膳食。

第三,通过编制营养食谱,可指导食堂管理人员有计划地管理食堂膳食,也有助于家庭有计划地管理家庭膳食,并且有利于成本核算。

三、营养配餐的原则

(一)保证营养平衡

要进行营养配餐,首先要了解各种食物的营养成分及其含量,然后根据人体对热能、蛋白质、矿物质、维生素的需要,选择搭配食物。食物之间的搭配要合理,注意主副食搭配、粗细搭配、荤素搭配。

(二)合理的膳食制度

1.符合人们生活和工作需要的餐次间隔和餐次比例

一般混合食物在胃中停留时间为 4~5 小时,因此两餐间隔应以 5~6 小时较适宜。早餐 7:00,午餐 12:00,晚餐 18:00,定时用餐,形成条件反射,利于保持食欲,利于消化吸收。

2.每日三餐总食量的分配

按照 3:4:3 的比例较为合理,即早餐占 30%,午餐占 40%,晚餐占 30%。早餐要营养且易消化,晚餐要平衡且清淡。

(三)合理的烹调方法

注重菜肴色、香、味、形,提倡健康的烹调加工方法,少油、少盐,无味精、鸡精,低温、中小火烹调,多蒸、炒拌,少熏、炸、腌、烤。

(四)兼顾饮食习惯和食忌

在不违反营养学原则的前提下,照顾就餐人员的饮食习惯。考虑宾客的国籍、民族、宗教、职业、年龄、性别、体质和忌讳等。

（五）结合市场供应

不同季节有不同的鲜活原料，不同季节有不同的营养菜肴。

（六）兼顾经济条件

不同的经济收入、不同职业的人员，营养配餐可根据自己的经济条件选择适合自己营养需要的食物。

四、营养配餐的理论依据

人的一生可分为不同的阶段，不同年龄、性别、生理状态的个体或人群的生理特点及营养需要也不同。孕妇、乳母、处于生长发育过程中的儿童以及处于机体逐渐衰老过程中的中、老年人，与一般健康成年人不同，他们处于特定生理阶段，有着特殊的生活状态，因此需要按其特殊的生理特点，在膳食营养上做出必要的补充和调整，以满足其营养需要，促进健康，防止营养性疾病的发生。

另外，处于特殊环境和物种作业的人群，他们机体内的代谢与处于一般生活和工作环境的健康成人不同，他们在生理或营养代谢方面有其各自的特点，显然，其营养需要和膳食供给方面应该有其特殊要求，而适宜的营养和膳食可能增加机体对特殊环境的适应能力，增加机体对有毒有害因素的抵抗能力。

营养配餐要以一系列的营养理论为指导：

（1）中国居民膳食营养素参考摄入量（DRIs）；

（2）中国居民膳食指南和平衡膳食宝塔；

（3）食物成分表；

（4）营养平衡理论。

第二节　营养平衡理论

☞ 课前导入

揭开食物搭配玄机

一、找到好搭档，美食更健康

（一）草莓＋西红柿，赶跑癌症

新西兰新近癌症研究显示，长期把草莓、西红柿混在一起吃，患癌症概率将降低52％。西红柿中的茄红素不仅保护人体细胞，还能与草莓中的活性剂结合，有效抵抗致癌物质。专家说，西红柿混搭花椰菜也有抗癌功效。可以把西红柿和花椰菜放入浓汤或面条一起吃，美味又健康。

（二）鳄梨＋莴苣,提高免疫力

鳄梨中的长链不饱和脂肪酸,能敲开莴苣的营养阀门,把人体对β胡萝卜素和黄体素的摄入量也分别升至原来的 15 倍和 5 倍,大大提高人体免疫力,其中的黄体素还能防治白内障。但要注意,鳄梨是高热量食物,千万别吃多。

（三）牛奶＋胡萝卜,强健骨骼

加拿大多伦多营养学家新近试验显示,喝牛奶加胡萝卜汁,能促进女性体内骨蛋白和雌性激素的生成,让骨骼强劲有力,有效防止骨质疏松症。这就来一杯醇香胡萝卜奶吧!

（四）奇异果＋绿茶,疏通血管

来自新西兰的奇异果,虽然与国产猕猴桃的祖先相同,但口感和营养价值却高得多。奇异果与绿茶搭配吃,可以保护心脏、软化血管。做炸鸡或煎鱼时放点绿茶,再点缀几片奇异果,不但能提升视觉美感和口感,而且营养摄入量也会大大增加。

（五）橙子＋柠檬＋苹果＋葡萄,强壮心脏

橙子＋柠檬＋苹果＋葡萄的组合,为你提供每天所需维生素 C 的 76%、维生素 A 量的 25%,这些营养成分搭配,可以降低胆固醇对心血管系统造成的损害。把它们放入白粥中,会有意想不到的美味口感。

二、食物配错对,健康打折

（一）胡萝卜＋西红柿

胡萝卜中所含的分解酵素会破坏西红柿中的维生素 C 成分。

（二）豆浆＋鸡蛋

豆浆中的蛋白质成分会与鸡蛋中的矿物质铁成分发生反应生成沉淀。同样原理使"豆腐＋菠菜"也成为搭配禁忌。

（三）枣＋葱

白汤火锅中经常出现的"枣＋葱"搭配其实是大忌,这样不仅会破坏大枣中的营养成分,食后还会导致头晕、头胀。

（资料来源:搜狐网,新华网转载. http://news. xinhuanet. com/food/2010 – 09/25/c_12603524. htm）

思考:豆腐和菠菜为什么不能搭配食用? 你还知道哪些食物不能搭配一起吃?

一、营养配餐的十大平衡理论

1. 主食与副食的平衡

主食和副食二者缺一不可。有人主张多食肉少吃粮,这既不符合养生之道,又与中国的国情相悖。有人要减肥,只吃主食,不吃副食,结果却适得其反,多余的淀粉在体内会分解成葡萄糖,转化为脂肪储存起来。有人认为主食没有营养,不吃正餐,饮食无常,零食不断,这些都不符合平衡膳食的要求。

2.酸性食物与碱性食物的平衡

常见的酸性食物包括肉类、禽类、鱼虾类、米面及其制品。常见的碱性食物包括蔬菜、水果、豆类及其制品、牛奶,硬果中的杏仁、栗子、椰子等。两者不可偏颇,必须平衡,方可补益得当。吃鸡、鸭、鱼、肉、蛋类后,能使血液偏酸。吃蔬菜、水果、豆、茶叶能使人血液偏碱。冠心病、高血压、胆石症、肥胖症、糖尿病、动脉硬化、高血脂、脑溢血等,都是由于多吃了偏酸性食物的后果。

3.荤与素的平衡

荤与素二者的科学搭配,可以让人既饱口福,又不至于因吃动物性食物过多,而增加血液和心脏的负担。中国人的饮食习惯是以植物性食物为主,动物性食物为辅,这样的结构比较有利于长寿。

4.饥与饱的平衡

不可过饥过饱,过饥则伤肠,过饱则伤胃。适当饮食是保护脏器健康充分营养的关键。饥饱不均,影响胃肠功能,日久就会得慢性消化道疾病。

5.精细与粗杂的平衡

长期吃精米、精面会导致 B 族维生素的缺乏,营养不良,诱发疾病。因此要搭配吃些五谷杂粮,使食物搭配花样多一些,品种齐一些,最好每天能吃上 25～30种,这样食物互补,营养会更全面,对人体生长发育、抵抗疾病有特殊功效。

6.寒与热的平衡

食物有寒、热、温、凉四性之别。中医所谓"热者寒之,寒者热之",就是要取得平衡的意思。夏天炎热,喝碗清凉解暑的绿豆汤;冬天寒冷,就喝红小豆汤;受了外感风寒,回家吃碗葱花、辣椒热汤面;吃寒性的螃蟹一定要吃些姜末,吃完还要喝杯红糖姜汤;冬天吃涮羊肉,一定要搭配些凉性的白菜、豆腐、粉丝等。这些都是寒者以热补、热者以寒补的平衡膳食,如果破坏了这种平衡必然伤身,维持这种平衡才能延年益寿。

7.干与稀的平衡

每餐应该有干有稀,有些人图省事只吃干食,不仅影响了肠胃吸收效果,也易引起营养成分比例失调。当然餐餐吃稀的也不是良好习惯。总之,每餐有稀有干,到了肠子里也易消化吸收。

8.摄入与排出的平衡

吃进去的热量要与活动消耗的热量相等。生命的本质是新陈代谢,如果不注意平衡,多余的热量及各种代谢产物,必然会在体内蓄积。脂类物质多了,会沉积在血管壁上,使血管变硬变窄;糖的过量摄入会耗竭体内的胰岛素,损害胰岛细胞;蛋白质过剩会蓄积在肠道,所产生的毒素在体内循环不已,影响肾脏排泄;总热量过多,冠心病、糖尿病、高脂血症、胆石症等"富贵病"跟随而来。所以,掌握摄入与排出的平衡是非常重要的。

9. 动与静的平衡

动与静的平衡是指食前忌动、食后忌静。中国人午休习惯从营养学角度来说是不科学的。吃饱就睡,不利于消化吸收。整日坐办公室的人,吃完饭后一定要多多活动,一是帮助消化吸收,二能舒活筋骨,消除疲劳,但是不要做太剧烈的活动。

10. 情绪与食欲的平衡

情绪决定食欲。要学会调节控制情绪和食欲,保持良好的饮食习惯,促进身心健康。

二、营养配餐的搭配

1. 色彩搭配

色彩丰富容易引起食欲,且不同颜色有不同的营养素:红——胡萝卜素、番茄红素;绿——叶酸;黑——维生素 PP 等。

2. 香料的搭配

香叶、肉桂、陈皮、丁香等香料,都有芳香开胃的作用。

3. 味道的搭配

烹调中除了酸、甜、苦、辣、咸外,还有霉、臭、糟、香、鲜等味道。

4. 形状的搭配

菜肴中根据需要把食物切成长短、大小、粗细不一的丝、丁、块、片,可使食物入味,又使营养成分易吸收。

5. 卫生的搭配

要做到食品卫生安全,要做到餐具消毒、菌类无毒、野味海鲜经过检测等。

6. 荤素的搭配

能起到营养素互补的作用,如红烧羊肉炖胡萝卜,单独烧羊肉有时会又腥又膻,一起炖能去膻味,帮助消化,增加维生素 A 的吸收。

7. 种属的搭配

一天所吃的食物品种所属的种属越远越好,如猪、鸡、鱼肉的搭配比猪、牛、羊肉要好,不同种属的食物可使不同蛋白质中的氨基酸互补,最大程度地提高蛋白质的生物价。

8. 上菜程序的搭配

宴席上旧习惯是重副食轻主食,重荤轻素,喝酒不饮汤,使人产生酸性体质,感到疲劳。所以上菜程序应搭配好,上一道荤菜接着上一道素菜,主食不要放在最后。

9. 火候的搭配

火候分旺火、大火、中火、小火、微火。旺火用于急火快炒,适于叶菜的烹调;小火适于根块菜的炖制;肉类先大火烧开,后小火炖烂。不同的火候烹制不同的食物。

10. 调料的搭配

食盐不能先放,因为有脱水作用,使肉蛋白质凝固变硬变柴;有香精的调料如醋、酒、蚝油要最后放,以免香味散逸;味精在出锅前加入,使其不变成焦麸氨酸钠。

三、食物的酸碱平衡

在营养学上,一般将食物分成酸性食物和碱性食物两大类。大部分人对食物酸碱性的认识十分模糊,认为吃起来酸酸的食物就是酸性的。其实,食物的酸碱性不是用简单的味觉来判定的。食物的酸碱性与其本身的 pH 值无关。

(一)碱性食物的概念

碱性食物的概念包括两层含义。

(1)指一种食物含碱性元素(钾、钠、钙、镁等)的总量高于它所含的酸性元素(氯、硫、磷、氟等)的总量,即阴性(OH^-)略强于阳性(H^+),而且又不含有不能氧化的有机酸。此项量化标准由毫摩(尔)(符号为 mmol)数表示。

(2)在体内代谢后最终产物仍然是碱性(阴性)者。量化标准由 pH 值来表示。

碱性食物主要分为:①蔬菜、水果类;②海藻类;③坚果类;④发过芽的谷类、豆类。

(二)酸性食物的概念

酸性食物的概念也包括两层含义。

(1)指一种食物所含的酸性元素(氯、硫、磷、氟等)的总量高于所含碱性元素(钾、钠、钙、镁等)的总量,或含有不能完全氧化的有机酸类,即阳性(H^+)略强于阴性(OH^-)。此项的量化标准由毫摩(尔)(符号为 mmol)数表示。

(2)在体内代谢后最终产物仍然是酸性(阳性)者。量化标准由 pH 值表示。

酸性食物主要有:①淀粉类;②动物性食物;③甜食;④精制加工食品(如白面包等);⑤油炸食物或奶油类;⑥豆类(如花生等)。

也就是说食品经过消化、吸收、代谢后,最后在人体内产生酸性物质的称为酸性食品,产生碱性物质的称为碱性食品(见表 8-1)。

表 8 -1 食物酸碱强度一览表

食物酸碱强度	食物举例
强酸性	蛋黄、乳酪、甜点、白糖、金枪鱼、比目鱼等
中酸性	火腿、培根、鸡肉、猪肉、鳗鱼、牛肉、面包、小麦等
弱酸性	白米、花生、啤酒、海苔、章鱼、巧克力、空心粉、葱等
强碱性	葡萄、茶叶、葡萄酒、海带、柑橘类、柿子、黄瓜、胡萝卜等
中碱性	大豆、番茄、香蕉、草莓、蛋白、梅干、柠檬、菠菜等
弱碱性	红豆、苹果、甘蓝菜、豆腐、卷心菜、油菜、梨、马铃薯等

（三）食物酸碱平衡的意义

好吃的东西几乎都是酸性的,如鱼、肉、米饭、酒、砂糖等,全都是酸性食物。相反,碱性食物如海带、蔬菜、白萝卜、豆腐等多半是不易引起食欲但却对身体有益的食物。

碱性食品进入人体后与二氧化碳反应生成碳酸盐,由尿液排泄;酸性食品则在肾脏中与亚蒙尼亚生成铵盐而排泄,从而得以维持血液的正常 pH(酸碱值)。正常人的血液 pH 为 7.35,呈弱碱性。(pH 值由 1 至 14,水的 pH 值是 7(中性)。低于7 就是酸性,高于 7 就是碱性。)

如果过多食用酸性食品,以至不能酸碱中和而导致体内酸性,消耗钙、钾、镁、钠等碱性元素,会导致血液色泽加深、黏度、血压升高,从而发生酸毒症,年幼者会诱发皮肤病、神经衰弱、胃酸过多、便秘、蛀牙等症,中老年者易患高血压、动脉硬化、脑出血、胃溃疡等症。酸毒症是由于过多食用酸性食品引起的,所以不能偏食,应多吃蔬菜和水果保持体内酸碱的平衡。酸性食物和碱性食物的合理搭配是身体健康的保障。

四、食物的颜色平衡

平衡膳食要求食物色、香、味、形俱全。食物的颜色摆在首位,这是因为人的视觉是接受信息的最重要的来源,所以天然健康的食物都有健康的颜色。

食物中的颜色主要由其所含的色素决定。主要的食物色素都属有机物,具有发色团和助色团结构。食品中的天然色素就其来源而言,可分为动物色素、植物色素和微生物色素。以植物色素最为缤纷多彩,是构成食物色泽的主体。这些不同来源的色素,按其溶解性可分为脂溶性和水溶性色素。按化学结构来区分,可分为吡咯色素、多烯色素、酚类色素、醌酮色素等以及它们的衍生物。

（一）红色食物

红色食物包括番茄、红辣椒、西瓜、山楂、草莓、红葡萄、蔓越橘、红枣等。这类食物富含番茄红素。番茄红素是类胡萝卜素中最强的抗氧化剂，易于吸收、代谢和利用，是人体血清中浓度最高的类胡萝卜素，约占人体血清中类胡萝卜素的50%。增加血清中番茄红素的含量可防护大分子如脂类、蛋白质、DNA 的氧化损伤，从而防止动脉硬化和癌症的发生和发展。研究发现，血中番茄红素低者，冠心病的危险性和死亡率高。流行病学调查发现，高番茄红素摄入与口腔癌、咽癌、食道癌、胃癌、结肠癌、直肠癌及前列腺癌呈显著性相关；研究表明番茄红素还具有多种生物学效应。红色食物还为人体提供丰富的胡萝卜素、维生素 C、铁等营养成分，有助于增强心脑血管活力，提高免疫力，促进健康。

（二）橙、黄色食物

柑橘、菠萝、胡萝卜、杏、杧果、柠檬、南瓜、番薯、玉米、小米、木瓜等富含 β - 胡萝卜素、α - 胡萝卜素、β - 隐黄素、叶黄素、玉米黄质、异黄酮、槲皮素和橙皮苷等。胡萝卜素在体内可转变为维生素 A，可保护视力和上皮组织；叶黄素、玉米黄质是视网膜黄斑区的重要色素，能预防老年人眼黄斑变性，并具有抗氧化、抗癌等作用；异黄酮可保护血管健康，预防骨质流失；槲皮素存在于植物种子和果肉内，可减少组胺释放，抑制癌细胞的生长和分化及癌细胞内 DNA 的合成。

（三）绿色食物

菠菜、芹菜、西洋菜、紫花苜蓿、青椒、西蓝花、苦瓜、青瓜、橄榄、猕猴桃、青豆、羽衣甘蓝、绿茶等绿色食物，富含叶绿素、类胡萝卜素、叶黄素、儿茶素、多酚、萜类、异硫氰酸酯、吲哚等，它们被称作生命健康"清道夫"、"守护神"。绿色食物富含叶酸、维生素 A 原、维生素 C 等，对保护心血管、防癌抗癌、抵抗疲劳、增强免疫力、预防疾病、促进人体健康等起着非常重要的作用。

（四）紫、黑色食物

紫葡萄、蓝莓、黑莓、西莓、紫椰菜、紫茄子、紫薯、桑葚、黑加仑、海带、紫菜、黑木耳、黑豆、黑芝麻、黑米、菌类等食物富含花青素、白藜芦醇、鞣花酸、萜类化合物等，它们具有清除自由基、抗氧化、降脂、降血黏度、抗肿瘤等作用，有助于降低动脉粥样硬化、冠心病、脑中风等疾病的发生率。研究表明，花青素及花青素苷的抗氧化能力是维生素 E 和维生素 C 的数十倍或更高，有利于维护毛细血管健康，改善微循环，对延缓衰老有积极的意义。

（五）白色食物

经过加工的米、面是我们的主食，是能量的主要来源。大蒜、洋葱、白花菜、白菜、白萝卜、莲藕、莲子、冬瓜、白蘑菇、白芸豆、豆腐、白芝麻、百合、白芍、山药、银耳、牛奶等白色食物，富含有机硫化物、槲皮素、儿茶素、植酸等植物化学物，也有各自的营养特点及保健功能。

不同颜色的食物所含的营养成分不同,其营养特点与颜色有某种关联,有时它们的颜色与营养并没有直接联系,但我们可以通过选择多种颜色的食物搭配食用,以获得更为丰富的营养及植物化学物,对健康更为有利。

第三节　营养配餐的过程

☞ 课前导入

营养师的职业概况

国民营养与健康状况是反映一个国家或者地区经济与社会发展、卫生保健水平和人口素质的重要指标。良好的营养和健康状况既是社会经济发展的基础,也是社会经济发展的目标。

随着我国国民经济的持续快速发展,自2003年以来,我国城乡居民的膳食、营养状况有了明显改善,与此同时,我国也面临着营养缺乏与营养结构失衡的双重挑战。高血压、糖尿病、冠心病等与膳食营养密切相关的疾病日益威胁人们的健康,因此,结合我国食物资源的具体情况,大力开展营养工作,引导我国居民参与及改善营养膳食搭配是我们面临的一个非常紧迫的任务。

公共营养师的工作非常重要。他(她)们通过科学合理地调配大众的饮食及促进人们的身体健康,减少各种慢性病的发生,并通过向全社会全面普及营养知识,提高全民营养意识,以达到增强全民身体素质的目的。

在美国,凡是住院病人的治疗都必须有营养师的参与。在日本,每300人就拥有一名营养师,营养师的数量相当于临床医师的2.4倍。如果按照日本营养师占全国人口的比例,即每300人配备1名营养师来推算,我国缺少400万名营养师。目前我国营养师不足4000人,大中专院校设立专门营养专业的不多,与此职业相关的专业人员培养根本不能够满足社会的需求。相比于发达国家,我国在营养方面的专业人才相当匮乏。

为此,国家已正式确立此职业,规范本职业的从业行为,提高从业者职业能力,逐步建设一支专门的营养方面的专业人才队伍。

思考:营养师能在营养配餐中发挥什么作用?

一、市场调查

市场调查就是了解市场,搞清楚市场需求和市场供应两方面的情况。营养配餐人员进行市场调查的目的和内容,就是要了解就餐人员的职业、餐饮习俗等,根据情况估算需要的能量和营养素;同时还要了解当前市场食物原材料供应的品种与价格等有关情况。消费市场的调查主要是探寻消费需求,做好生产准备;原材料销售市场的调查是对消费市场能够良好运作的必要准备,产品在销售宣传的过程中才能逐步被消费者认识。综合以上内容,才能做出正确的分析判断,从而设计出合理的营养配餐方案,使营养配餐得到更令人满意的效果。因此,做好市场调查是高质量完成科学营养配餐准备工作的关键步骤。

(一)了解就餐对象基本情况的步骤

1. 确定调查内容

(1)就餐者的人数、性别、年龄

就餐者的人数、性别、年龄是准备原材料的主要依据,必须准确、翔实。如果估计不足,会造成准备的饭菜过少,餐食断档;估计过高,导致剩菜剩饭过多,造成浪费。

(2)就餐者的工作性质、劳动强度及所处的外界环境条件

处于不同条件下就餐者的饮食需求不同。如脑力劳动者体力活动少,应注意补充足量的糖和蛋白质,控制能量供给,调整钙磷平衡,供给足量的膳食纤维,同时保证充足的维生素A,以防眼睛疲劳。汽车驾驶员长时间处于环境噪声与振动干扰下,受不洁空气的污染,体内蓄积重金属铅,应提高蛋白质的摄入量,增加钙的供给,以调节神经系统的应激能力;补充足量的碳水化合物,以抑制铅的吸收,并抵御长时间驾驶引起的低血糖。

(3)机体条件

①机体条件不同,膳食需求也不相同。如,青少年处于生长发育的高峰时期,能量供给应随年龄、体重增加而调整,既要防止营养不良,也要防止营养过剩。应多选择鱼、肉、蛋、奶、豆类作为优质蛋白质的来源,并搭配足量的蔬菜。

②饮食要适应生理状态和学习情况的变化,如学生考试期间,春、秋游,女学生经期等,对膳食的需求不尽相同;老年人消化功能弱,活动量少,能量不可过高,应控制脂肪和盐的摄入,适量增加植物性蛋白质和粗粮。

2. 选择适宜的调查对象

应选择了解实际情况、有一定表达能力的人作为调查对象。

3. 确定调查方法

调查方法是进行调查的手段,只有科学、合理地运用,才能保证调查资料的真实可靠。膳食调查通常有询问法、记账法和称重法三种方法。

4. 总结调查结果

将调查到的信息总结归纳,经分析后做出应用表格,为执行生产任务提供可靠

的数据。膳食调查结果整理无论采用哪种调查方法,对所得到的资料都要进行以下几个方面的统计处理。

(1)计算每人一定时期内能量摄入量。

(2)计算每人一定时期内营养素摄入量。

(3)与推荐供给量比较,评价每人各种营养素摄入量情况。

(4)计算能量、蛋白质、脂肪、碳水化合物的来源分布。

(5)计算一日三餐能量分配比例。

(6)计算膳食能量来源分配比例。

(二)了解食物原料库存与时价

掌握食物原料的库存量与时价是营养师进行科学配餐的前提。

1.了解库存的方法

(1)察看有关库存表。通过分析有关库存表,可以了解食物原料库存量及可食用日期(见表8-2)。

表8-2 库存情况表

余料名称	单价	库存量(kg)	购入日期	可食用日期

(2)访问库房管理员。向库房管理员了解食物原料的库存量。

(3)进库房查看。营养配餐员应定期查看库存食品的存放情况及其数量、质量。

2.了解时价的方法

营养配餐员应了解原材料市场情况,掌握市场价格,有以下几种方法。

(1)请供货商提供报价单。注意查看所供应原材料的价格、品种、日期、产品质量标准。

(2)实物检查。在确定使用某种产品前,要让供货商提供原材料样品和价格,对照采购标准进行检查。

(3)考察市场。①通过考察市场,可以发现新的原材料,对于新产品的开发有重要意义。②考察市场时应注意,并非产品价格越低,成本越低。价格应与原料的品质、规格相符。

（三）就餐对象的调查方法

1. 访谈调查

这是主要的调查方法，即通过谈话，了解所需资料。由于其灵活性强，收集的资料准确可靠，可直接听到被调查者的观点和意见，有利于交流。访谈调查包括个别访谈、电话访谈、召开座谈会。

（1）个别访谈是指逐一对就餐者进行询问了解，因可与订餐者直接接触，信息真实可靠；

（2）电话访谈可以及时、迅速地获得信息，保密程度较高，但因不能出示表格，因此要事先设计好调查表格，发问要言简意赅；

（3）召开座谈会，即组织就餐者代表就营养配餐问题进行座谈，因参加人员较多，可以比较全面地反映就餐对象的意见和要求。

2. 问卷调查

即将事先设计好的表格，请被访者填写。问卷调查反映的信息客观、真实，便于统计分析。

3. 应用的主要手段

（1）看：通过观察，确定就餐人数、年龄、性别、职业等基本情况。

（2）问：通过询问，了解就餐者的饮食习惯和要求。

（3）听：注意倾听被访者的谈话，以便全面地了解饮食需求。

（4）记：准确记录调查情况，为配餐提供详尽的基本资料。

（四）相关饮食习惯知识

1. 我国不同地域的饮食习俗

我国幅员辽阔，人口众多，饮食文化源远流长。不同地域人群的饮食习俗不同，构成了底蕴深厚的饮食文化。了解不同地域人群的饮食习俗，用以指导科学配餐，是营养配餐员必须具备的基本知识。

（1）华北地区

①华北地区饮食以面食为主，喜吃馒头、面条、烙饼、饺子、馅饼等。北京人早点喜食油饼、油条、豆汁、焦圈、烧饼、豆浆、豆腐脑等，炸酱面和打卤面等是著名的面食。北京小吃驴打滚、艾窝窝、马蹄烧饼等，花样多、口感好、百食不厌。天津人爱吃煎饼果子、贴饽饽熬小鱼，喜食海味、鱼虾。山西面食花样全国著名，"猫耳朵"被营养学家称道，还有其他各色莜面制品及双色面条、刀削面等美食，山西人还善于制作各色花样蒸馍。

②华北地区的人口味较重，食盐摄入量较高，应予纠正。炒菜喜放葱、姜、蒜是有益健康的好习惯。天津人喜欢咸中微甜，山西人喜欢咸中微酸，并吃辣。内蒙古人口味与山西相近，喜酸辣味。

③内蒙古地区饮食结构中蔬菜摄入量相对较低,牧区肉食量过大,是造成脑血管意外和男性前列腺疾患发病率较高的重要原因。此外,饮酒过量也是营养配餐中值得注意的问题。

(2)东北地区

①东北地区饮食习惯与华北地区相仿,喜欢吃面食。副食品以白菜、土豆、豆腐等为主,爱吃白肉血肠、酸菜白肉、地三鲜。喜欢吃炖菜,如猪肉炖粉条、小鸡炖蘑菇。东北地区有个好习惯,即早饭需要有饭有菜有汤,如同一顿正餐。东北人口味偏咸、酸,吃面喜欢加醋,食用油多用豆油。

②东北地区饮食习惯比较粗犷,加之地域寒冷,高度白酒的消费量很高,是导致酒精性肝硬化和脑血管意外发生的重要因素之一。此外,相当一部分东北人来自山东,延续了“口重”的习惯,因此高血压发病率较高,在营养配餐中应予以高度重视。由于东北地区冬季气候寒冷,大部分蔬菜品种相对缺乏,故配餐时要加大蔬菜的摄入量。

(3)华东地区

包括上海、江苏、浙江、安徽、山东等地。上海、江苏、浙江、安徽人爱吃大米,面食只作为点心和调剂早餐食用。一般早餐习惯吃粥,午餐、晚餐吃米饭。副食多有汤、有菜,多数人喜欢吃鱼虾类食物和新鲜蔬菜,口味清淡、略甜,炒菜一般多放糖,多数地区不爱吃辣椒、生蒜、生葱。山东人的饮食习惯与华北地区类似,食盐平均摄入量在国内名列前茅,因此高血压发病率较高。配餐时应掌握地域特点,予以适当调整。

(4)华中地区

湖北、湖南、江西盛产稻米,以大米为主食,早餐有时用面点做调剂。爱吃辣椒和生姜,但不吃生葱、生蒜。口味注重酸辣,喜吃泡菜、豆豉等发酵食品,以及腌、腊的各种动物性食物。河南省大部分地区饮食习惯与华北地区类似。

华中地区蔬菜摄入量较高,基本符合平衡膳食的要求。

(5)两广地区

广东、广西两省区及邻近地区居民,有许多生活习惯与华东地区相仿。但广东人饮食讲究清鲜,喜食各种禽、肉、鱼、虾、生猛海鲜,喜欢煲汤,盐的食用量低是一大优点和特色。爱吃猫、田鼠,尤其讲究吃蛇。口味喜欢微辣,喜食甜品,重视早茶和夜宵。

两广地区食盐摄入量相对而言在全国最低,同时习惯食用大量的新鲜蔬菜,因此该地区高血压和心血管疾病发病率比较低。

(6)西南地区

①西南地区一般指四川、云南、贵州省及重庆市。以大米为主食,面食和小吃

丰富多彩。喜欢麻辣味,爱用花椒,喜食新鲜蔬菜和泡菜。川菜注重调味,有"百菜百味"之美誉。贵州人口味也喜辣,爱吃腌菜。云南人口味喜酸辣微带甜味,爱吃米制品(如米线)和猪肉拌米饭。

②西南地区某些经营性餐饮场所供应的菜肴普遍存在油脂偏重的弊端。

③西南地区傣族和彝族人民日常生活中蔬菜食用量远高于国内其他地区,所以高血压和脑血管意外发病率在全国最低。

(7)西北地区

①西北地区主要指陕西、宁夏、青海、甘肃、新疆等省区。这些地区的居民习惯,以面食为主,口味喜欢酸辣,每餐必有油泼辣子(红辣椒面用滚油烧成)。陕甘一带居民喜欢吃"锅魁",即锅盖大小、4～5cm厚的烙饼,陕西人喜欢吃羊肉泡馍、宽面条,西安、兰州人多爱吃臊子肉面、拉面,饺子为节日佳品。

②西北地区居民饮食中蔬菜摄入量相对较低,加上有饮用高度白酒的习惯,因此高血压和脑卒中(脑中风)的发病率比较高。

2. 部分少数民族的饮食习俗

我国是多民族国家,有56个民族。汉族人口占全国总人口的多数,还有满族、回族、苗族、维吾尔族、彝族、土家族、蒙古族、藏族等少数民族。少数民族人口较多、居住相对集中的有内蒙古自治区、广西壮族自治区、宁夏回族自治区、新疆维吾尔自治区、西藏自治区。

(1)回族

①我国回族人口有900多万,主要居住在宁夏回族自治区、新疆维吾尔自治区、北京市、河北省等省市区。饮食习惯具有典型的伊斯兰清真风格,食用牛、羊、骆驼、鸡、鸭、鹅、鲤鱼、草鱼等,忌食猪、骡、驴、狗、蛇、鼋鱼等,不饮酒,不食死畜和禽畜类的血液等。回族人有饮茶的习惯,宁夏的回族人喜欢用盖碗饮茶。传统的民族节日为开斋节(肉孜节)、古尔邦节(宰牲节)和圣纪节(圣会)。

②在我国,信奉伊斯兰教的民族除回族外,还有东乡族、维吾尔族、塔吉克族、哈萨克族、塔塔尔族、乌孜别克族、撒拉族、保安族、柯尔克孜族等。

(2)蒙古族

蒙古族在饮食方面,主要以奶、肉为主,少食米面及蔬菜,羊肉的吃法多达几十种。奶及奶制品是蒙古族饮食的又一特色,主要有白油、黄油、奶皮子及奶豆腐、奶酪等。喜欢饮用奶茶、酸奶、马奶。蒙古族人一般不食马肉。面食喜吃包子、饺子、馅饼。不爱吃米饭及青菜,也不喜欢吃糖、醋味和过辣的、带汤汁的及油炸的菜肴,不吃鱼虾等海味、鸡鸭的内脏和肥猪肉。喜欢喝砖茶,喜欢饮酒。

(3)藏族

藏族主要分布在西藏,青海、甘肃、四川、云南等地也有分布。藏族的主食是糌粑,也喜食烧饼、"锅魁"、面条。爱吃牛、羊肉,也吃猪肉。爱喝青稞酒、啤酒、甜酒。食用偶蹄目动物,不食鸡、鸭、鹅。

(4)维吾尔族

维吾尔族喜食牛、羊肉,忌食猪、驴、狗和骆驼肉,禁食鸽子。一般爱喝葡萄酒,且酒量较大。

(5)朝鲜族

朝鲜族以大米为主食,爱吃辣椒、咸菜、泡菜、大酱。吃狗肉,喝狗肉汤,也吃猪肉、牛肉,口味酸辣。不吃羊、鸭、鹅和油腻的食物。喜吃冷面,饭前饭后喜喝凉开水。

(6)傣族

傣族主食以大米为主,肉类以猪肉为主,也爱吃牛肉、鸡、鸭和鱼虾等水产品,不吃羊肉。食肉类时喜油煎或油炸,很少炒食。口味喜酸辣味,喜喝普洱茶。

3.不同国家的饮食习俗

古人云:"食无定味,适口者珍。"要想使饮食适口,首先应该了解不同就餐者的饮食习惯。营养配餐员应掌握不同国家居民的饮食习俗知识,了解他们惯用的菜点饮料、口味特点、名肴、饮食禁忌和饮食礼仪。只有掌握这些基本常识,并使之与营养学知识融合运用,根据外国宾朋的饮食习惯和特点合理配餐,才能提供高质量的服务,充分展示我国饮食文化的魅力。

(1)日本人的饮食习俗

①日本人的膳食以米饭为主,喜欢清淡、不油腻、味鲜呈咸味的菜肴。偏爱中国的广东菜、北京菜、上海菜,对不很辣的川菜也喜欢吃。爱吃牛肉、鸡蛋、鸡肉、海鲜和鱼,尤其喜欢吃生鱼片,吃时配绿芥末。喜欢吃豆腐、青菜和咸鱼。日本人还爱吃酱汤、酱菜、紫菜和酸梅等。爱吃纳豆(纳豆是我国传统发酵豆制品豆豉的前发酵阶段产品)。

②近年来,日本人将我国的豆豉装入胶囊,称为"食前粒"作为对膳食的营养补充。日本人爱喝清酒和我国的黄酒,不喜欢吃肥肉和动物内脏。吃凉菜时喜欢在菜装盘后再撒一些芝麻或紫菜末、生姜丝等,用以点缀和调味。

(2)新加坡人的饮食习惯

新加坡人偏爱广东菜和西餐,爱吃的菜肴有:炒鱼片、炒虾仁、油炸鱼、咖喱牛肉等,主食为米饭、包子等。爱吃桃子、荔枝、梨等鲜果,喜食点心。

(3)印度人的饮食习俗

印度人的口味特点是淡而清滑,主食是印度烙饼和咖喱饭。喜欢吃的肉类是鸡、鸭、鱼、虾,蔬菜是番茄、洋葱、白菜、菠菜、茄子、菜花,尤其爱吃土豆。印度人喜食咖喱,常用的咖喱粉有二十多种。印度人在烹调时所用的调料繁多,如咖喱鸡要用27种调料,炖菜用的调料也很多。

印度人不吃牛肉,不喝酒,但有饮茶的习惯。在日常生活中,印度有少数人吃猪肉,忌食蘑菇、木耳等菌类。

(4)泰国人的饮食习俗

泰国人的主食是大米,副食主要是鱼和各种新鲜蔬菜。早上喜欢吃西餐,烤面包、黄油、果酱、咖啡、牛奶、煎鸡蛋等。爱吃粤菜和川菜,爱吃辣椒,鱼露和辣椒为常用的调味品。喜食民族风味的咖喱饭,有饭后吃水果的习惯。

(5)英国人的饮食习俗

①英国人口味清淡,喜食鲜嫩、焦香的食物,吃的东西少而精,不爱吃带黏汁和辣味的菜。爱吃烤面包,喜食浓汤、新鲜蔬菜、水果等。爱吃牛羊肉、鸡、鸭、野味,爱喝葡萄酒、啤酒和烈性酒,爱喝牛奶、红茶。

②现在英国人的饮食习惯正朝着有益于健康的方向改变,主要表现为:减少糖和奶油的摄入,增加粮食和蔬菜,适量吃牛肉、鱼、禽肉,减少咖啡饮用,多喝果汁及低脂肪牛奶。

③由于宗教原因,大多数欧洲人星期五正餐经常吃鱼。欧洲人由于肉类摄入量高,对胆固醇怀有恐惧的心理,所以基本不食用动物内脏。一般来说,带皮、带刺、带骨、脂肪裸露的菜肴也不喜欢吃。

(6)法国人的饮食习俗

法国烹饪用料讲究,花色品种繁多,特点是香浓味厚、鲜嫩味美,注重色、形和营养。烹饪原料非常广泛,如猪、牛、羊肉、家禽、鹅肝、蛋类、香肠、蜗牛、鱼虾、牡蛎等,以及其他海产和多种新鲜蔬菜。法国是著名的"奶酪之国",干、鲜奶酪世界闻名,是法国人不可缺少的食品。主食以法式面包为主。

法国人酒的消费量惊人,居世界首位。法国的葡萄酒和矿泉水产量很高,质量上乘,香槟酒享誉世界。

(7)意大利人的饮食习俗

意大利人喜欢吃通心粉、馄饨、葱卷等面食,菜肴特点是味浓、香、烂,以原味原汁闻名,烹调以炒、煎、炸、红烩、红焖等著称,爱吃牛、羊、猪肉和鸡、鸭、鱼、虾等,习惯吃六七成熟的菜。饭后吃水果,如葡萄、苹果、橄榄等。意大利人每餐通常有两道菜,饮酒略多。

(8)德国人的饮食习惯

德国人的早餐比较简单,以面包、奶酪、牛奶为主;午饭是主餐,喜欢吃肉,如牛肉、猪肉、火鸡、鸡、鹅、鸭及野味,并搭配蔬菜,蔬菜以生食、煮食为主;重视晚餐。德国的肉肠种类非常多,是日常消费最多的肉制品。德国肉类食品的消费量相当大。德国菜肴口味清淡,果醋被广泛食用,凉拌蔬菜口味偏酸,喜欢吃蛋糕等甜食,喜欢吃微辣的菜。因存在过敏现象,有些人怕吃味精。喜欢吃中国菜。德国人以嗜饮啤酒而著称于世,年人均啤酒消费量为世界之冠,每年 10 月举行闻名世界的慕尼黑啤酒节。

（9）俄国的饮食习俗

俄国和东欧各国的饮食习惯接近,以面食为主,爱吃酸味的食品,酸黄瓜是大众化的菜肴。口味较重,喜欢焖、煮、烩,也吃烤、烧、炸菜,土豆烧牛肉、罗宋汤是著名的"俄式菜"。爱吃青菜、黄瓜、番茄、土豆、萝卜、洋葱、酸白菜、鱼、奶酪、水果,喜食冷火腿、灌肠、黄油、黑面包、黑红鱼子酱。"俄式大菜"享誉世界。俄国人喜欢吃中餐的糖醋鱼、辣子鸡、香酥鸡、烤羊肉等菜肴。俄国人爱喝酒,伏特加是闻名世界的高浓度白酒。

（10）美国人的饮食习俗

美国人的饮食比较随便,边吃边谈。喜欢吃西餐,对粤菜也很偏爱。爱吃猪排、烤牛排、糖醋鱼、烤鸡、炸仔鸡等。爱吃牛肉、羊肉及青豆、菜心、豆苗、刀豆、蘑菇等蔬菜。习惯把酱油、醋、盐、味精、胡椒粉、辣椒糊等放在餐桌上自行调味。美式快餐是美国饮食的一大特色,如肯德基、麦当劳（汉堡包、炸鸡、热狗、炸薯条等）,长期食用,影响健康,被国际营养界称为垃圾食品（junk food）。为此,美国政府在 1996 年公布了"食物指南金字塔",向东方膳食结构靠拢。

（五）开发新菜品

利用新理念、新品蔬菜,开发新菜点,是为了使营养配餐工作领域更加广阔,提供的菜肴更加丰富多彩。开发营养配餐新菜品应遵循以下原则。

1. 以酸碱平衡为目的设计新菜肴

由于很多菜品的主料都是动物性原料,均属酸性食品,因此解决菜肴酸碱平衡问题,必须搭配足量的蔬菜等碱性食品作为辅料,科学计算,恰当安排主料和辅料的比例。以酸碱平衡为目的开发新菜品是营养配餐员的重要任务。

2. 以营养互补为方向设计新菜肴

传统菜品中像"木樨肉"那样,原料多样、互补性强的菜很少。宴会因为就餐者多,菜品多,有可能通过多款风味菜品的组合,实现营养的互补。散点的客人,在点一款菜就够吃的情况下,很难实现营养的互补,所以在设计新菜点时,要充分考虑这个问题,要以实现营养互补为目标。

3. 以食物的多样性为重点设计菜肴

食物多样性是现代营养学家在继承祖国营养保健宝贵文化遗产的基础上,针对家庭、餐馆、酒楼、宾馆、饭店菜肴的原料比较单一的现状提出来的。原料单一,必然导致营养不均衡,因此食物的多样性,是营养配餐员设计菜肴时需要考虑的重点。下面的顺口溜,贯穿着食物多样性的理念,体现了营养配餐的精髓,可以在设计菜肴时参考借鉴。

肉类要齐全,猪、牛、羊、犬、兔、鸡、鸭、鱼、虾、鹅;

蔬菜品种多,根、茎、叶、瓜、果、色、菌;

色彩要绚丽,黑、白、绿、红、黄;

荤素要搭配,鱼、肉、菜、蛋、豆、奶。

4. 充分利用新品蔬菜资源,开发新菜肴

新品种蔬菜越来越多,如瓜类,就已经达到240多个品种。几年来菌类品种几乎翻了一番,给人以目不暇接的感觉。所以营养配餐员要充分利用新品蔬菜资源开发新菜肴。

5. 以食必适量,养、防结合为核心设计新菜肴

中国营养保健协会已经多次向各界发出公告:警惕以肥胖为核心的"代谢综合征"在我国暴发。现在肥胖、高血压、高血脂症、心脑血管病、糖尿病的高发和低龄化已经向人们敲响了警钟。科学、合理的饮食,可以改善人体健康,因此设计新菜肴要以食必适量,养、防结合为核心。

设计新菜品还要注意综合考虑以下因素:每人每天食盐摄入量最多为6g,至少要摄入500g蔬菜,最多食用45g油,肉类食品的摄入量为75g。

(六)库存报表与报价单知识

1. 库房盘存表

库房盘存表是定期对仓库中原料进行盘存时填制的表格(见表8-3)。

表8-3 库房盘存表

原料名称	单位	单价	实存量	账存量	盈余数	亏损数	盈亏原因

2. 报价单与进货表

报价单是销售单位提供的,说明产品价格、规格、产地等内容的报表。进货表是采购部门购进原材料时填制的,表明产品数量、价格、规格等(见表8-4、表8-5)。

表8-4 报价单

原料名称	产地	规格	价格

表8－5　进货表

原料名称	单位	数量	单价	库存量	产地	规格

二、成本核算

（一）成本核算的基础知识

1. 餐饮业成本核算

餐饮业成本的核算以构成菜点的原材料（主料、配料和调料）为成本要素,只计算构成菜点的原材料成本,即构成菜点的原材料耗费之和,而把燃料、动力的消耗、劳动报酬的支出、固定资产的损耗另外核算,不计在成本之内。如果是外送盒饭,则成本应增加餐盒、叉勺、餐巾纸等费用。成本计算公式为：

$$成本 = 直接材料成本 + 直接人工成本 + 其他费用$$

2. 成本指标

（1）毛利率

①毛利率（gross profit margin）是毛利与销售收入（或营业收入）的百分比,其中毛利是收入和与收入相对应的营业成本之间的差额,用公式表示：

$$毛利率 = \frac{毛利}{营业收入} \times 100\% = \frac{主营业务收入 - 主营业务成本}{主营业务收入} \times 100\%$$

②从构成上看毛利率是收入与营业成本的差,但实际上这种理解将毛利率的概念本末倒置了,其实,毛利率反映的是一个商品经过生产转换内部系统以后增值的那一部分。也就是说,增值的越多毛利自然就越多。比如产品通过研发的差异性设计,比竞争对手增加了一些功能,而边际价格的增加又为正值,这时毛利也就增加了。

（2）成本率

成本（直接材料）在销售收入中所占的比例,也就是单位收入需要花费多少成本才能实现,其公式为：

$$成本率 = 成本/销售收入 \times 100\%$$

（3）成本利润率

$$成本利润率 = 利润总额/成本费用总额 \times 100\%$$

(二)营养套餐菜单知识

菜单是餐饮服务的基础,可展示菜点的品种、价格、规格,也能起到引导消费的作用。种类有点菜菜单、团体包餐菜单、冷餐会菜单、宴会菜单、套餐菜单、送餐菜单和特价菜单等。

套餐是按就餐对象的特点成套供应,并具有特定模式的规定菜点,所以套餐菜单并不标定每一个菜品的价格。套餐菜单可分为:幼儿园菜单、敬老院菜单、企事业工作餐和学生营养餐菜单;按就餐时间可分为早餐、中餐、晚餐、午后加餐和晚间加餐菜单。

学生营养餐一般按四个标准供应,即6~8岁,9~11岁,12~15岁,16~18岁。幼儿园、寄宿制学校和敬老院属于包伙制,每日供应4~5餐,要求较高,需精心设计食谱。

设计套餐菜单要明确就餐者的年龄、喜好、职业特点及相应的营养标准。应注意菜肴口味、色彩和品种搭配,保证蔬菜的摄入量,充分考虑平衡膳食的原则。要考虑烹调的可操作性、厨房的设备条件及原材料的市场供应情况。

套餐菜单菜点名称要清晰醒目,应标明营养素供给量数据,营养小知识或名菜名点小知识,有些风味菜肴,可在菜单上做简明扼要的描述。

菜单版面设计应具有一定的艺术性,可印上销售单位的地址、电话、服务方式、服务内容等,以加深阅读者的印象和便于联系。

(三)核算营养餐的成本

成本关系到就餐者及企业的利益,熟练地进行成本核算,是营养配餐员应掌握的基本技能。

1.核算一道菜点的成本

将所需主、辅料的质量(即重量)分别与其单价相乘,得出各自价格后,相加之和即为菜点成本。

例8-1:制作土豆烧牛肉

用料及价格为:牛肉125g(12元/kg),土豆50g(0.8元/kg),姜10g(3.0元/kg),大葱10g(1.6元/kg),酱油10g(3.0元/kg),计算此菜成本。

解:成本 $= 0.125 \times 12 + 0.05 \times 0.8 + 0.01 \times 3.0 + 0.01 \times 1.6 + 0.005 \times 3.0 = 1.601(元)$

例8-2:制作肉片烧茄子

用料及价格为:猪肉50g(10.4元/kg),茄子120g(0.8元/kg),青椒20g(3.0元/kg),番茄20g(1.8元/kg),大蒜5g(3.0元/kg),色拉油30g(6.0元/kg),计算此菜成本。

解:成本 $= 0.05 \times 10.4 + 0.12 \times 0.8 + 0.02 \times 3.0 + 0.02 \times 1.8 + 0.005 \times 3.0 +$

$0.03 \times 6.0 = 0.907(元)$

2. 核算营养套餐的成本

主食及每道菜点成本的计算方法同上。将主食及各道菜点成本相加,即为营养套餐的成本。

例 8 - 3:营养套餐

为米饭、馒头、红烧牛肉、肉片烧茄子、椒麻圆白菜、番茄蛋汤。

价格为:米饭 0.22 元,馒头 0.036 元,红烧牛肉 1.96 元,肉片烧茄子 1.77 元,椒麻圆白菜 0.036 元,番茄蛋汤 0.082 元,计算此套餐成本。

解:成本 $= 0.22 + 0.036 + 1.96 + 1.77 + 0.036 + 0.082 = 4.104(元)$

3. 核算学生营养餐的成本

(1)依据菜单开出带量食谱,列出各类食物的需要量。

(2)依据报价单确定各类食物的单价。

(3)根据各类食物需要量及其单价核算营养餐成本。

例 8 - 4:12 ~ 15 岁学生一日午餐

菜单为:米饭、金银馒头、炒三丁、肉片烧茄子、鸡蛋炒菠菜、小米粥。成本核算可按如下方法进行。

首先根据菜单列出食物原料需要量:大米 100g,面粉 25g,玉米面 25g,小米 20g,鸡腿肉 120g,黄瓜 40g,胡萝卜 20g,肉片 40g,茄子 120g,鸡蛋 40g,菠菜 150g,番茄 20g,大蒜 20g,大葱 10g,姜 10g,盐 3g,酱油 20g,醋 20g,色拉油 15g。

然后确定食物原料单价为:大米 2.2 元/kg,面粉 1.6 元/kg,玉米面 2.0 元/kg,小米 2.5 元/kg,鸡腿肉 9.0 元/kg,黄瓜 1.8 元/kg,胡萝卜 0.3 元/kg,肉片 10.4 元/kg,茄子 1.8 元/kg,鸡蛋 4.6 元/kg,菠菜 0.6 元/kg,番茄 1.6 元/kg,大蒜 3.0 元/kg,大葱 0.5 元/kg,姜 3.0 元/kg,盐 1.5 元/kg,酱油 3.0 元/kg,醋 2.0 元/kg,色拉油 6.0 元/kg。

最后计算成本:

成本 $= 0.1 \times 2.2 + 0.025 \times 1.6 + 0.025 \times 2.0 + 0.02 \times 2.5 + 0.12 \times 9.0 + 0.04 \times 1.8 + 0.02 \times 0.3 + 0.04 \times 10.4 + 0.12 \times 1.8 + 0.04 \times 4.6 + 0.15 \times 0.6 + 0.02 \times 1.6 + 0.02 \times 3.0 + 0.01 \times 0.5 + 0.01 \times 3.0 + 0.003 \times 1.5 + 0.02 \times 3.0 + 0.02 \times 2.0 + 0.015 \times 6.0 = 2.75(元)$

在推行学生营养餐过程中,国家尚无统一的毛利率标准。北京市规定售价5元(政府指导价)的学生营养午餐,其直接原材料成本不得低于 2.70 ~ 2.80 元。营养配餐员应以本地有关规定为依据,结合不同年龄段学生营养素供给量标准开具食谱,进行成本核算。

例 8 – 5:北京市学生营养午餐

价格为 5.00 元,根据北京市有关规定,计算 12 ~ 15 岁学生营养午餐的毛利率（加上 0.54 元的一次性餐盒费）。

解:毛利率 = $[1 - (2.75 + 0.54) / 5.00] \times 100\% = 34\%$

（四）一般宴会的成本核算

1. 宴会费用标准

成本核算是企业进行经营活动、实现利润的重要环节。宴会的成本核算工作应在订餐之前完成。宾馆、饭店、酒楼、机关食堂、学生营养餐公司等餐饮服务企业都建有成本册,由准确记述每个菜点的主料、配料、调料并准确计算和标示其成本、毛利率、售价的成本卡组成。

一般宴会指费用标准不高,以鸡、鸭、鱼、肉、蛋和一般海产为原料的宴会。一般宴会通常冷菜的比例较低,不超过总费用标准的 15%,热菜是重点,占费用标准的 70% 以上,主食、小吃、水果的比例为 15%。

2. 宴会菜单知识

宴会菜单的设计与制定要遵循以下原则,应特别重视食品与菜肴多样性的原则。

（1）宴会菜单要注意原材料品种的多样性,以满足营养和品味两方面的需要。

（2）宴会菜单要考虑烹调方法的多样性,尽量减少重复,以满足不同口味、不同质地菜肴的需要。

（3）宴会菜单要考虑菜品口味的多样性,使宴会菜肴更加丰富多彩。

（4）宴会菜单要照顾到应季原材料和反季材料菜肴的安排。应季原材料的安排要突出季节特点、烘托宴会气氛;而反季节材料菜肴的安排可以给人以新鲜感、跳跃感,同样可以起到活跃宴会气氛的作用。

（5）宴会菜单要注意照顾重要宾客,要针对重要宾客的习惯和特点设计安排菜点品种,使重要宾客满意。

（6）营养配餐员开出的宴会菜单,一定要保证膳食的荤素平衡、酸碱平衡、钙磷平衡,同时要注意食盐的合理使用,以保持钠、钾的平衡。此外,三大产能营养素也需保持平衡。

3. 宴会定价知识

宴会定价分以下几种情况。

（1）营养配餐员、厨师长和餐厅服务员按照宴会主人提出的宴会费用标准设计宴会菜单。

（2）营养配餐员和餐厅服务员向宴会主人推荐品牌菜、特色菜,拟订一套使主人满意并能够接受的宴会标准,再按照标准安排、设计宴会菜单。

（3）宴会主人在定好价的菜谱上选择菜肴。选定后,餐厅服务员和营养配餐员可根据实际情况提出菜点调整建议,最终由宴会主人确定宴会的标准与菜肴。

（4）有的宴会主人只定出宴会费用标准,并要求保证主菜,其他菜肴则由营养配餐员和服务员在费用标准之内合理安排。

（5）宴会主人全权委托营养配餐员和餐厅服务员开列菜单,这种情况则以菜肴确定费用标准。

（五）高档宴会成本的核算

成本核算的公式适用于所有菜点的成本核算,高档宴会成本核算的不同点是,客人点的菜品经常超出菜单范围,也就是说客人点的菜品以前未曾制售,原料也可能没有准备(这种菜品通常叫作"特别餐")。设计这样的宴会时,既要满足宾客的需要,保护消费者的利益,又要准确核算成本,保证企业的正常利润,不能简单估算。

1. 高档宴会成本核算的原则

（1）以菜单为准,明码标价

如果无价菜点过多,不仅需要重新核定成本售价、单独采购原料,而且加大了菜肴成本,也增加了菜肴的制作难度,质量难以保证,同时也易使客人产生疑虑。因此安排高档宴会,应尽量选择菜谱上的风味菜肴,减少"特别餐",做到餐食标准有章可循。

（2）材料价格准确,核算精确

"特别餐"定价要真实,以时价为准,准确核算。不应故意以简单估价或过高估价代替时价,失信于宾客,违反商业道德。

（3）"特别餐"毛利率从高

因制作"特别餐"费工、费时、费火,成本较高,因此毛利率可以适当提高,在平均毛利率的基础上,提高5%～20%。

（4）宴会餐费限定标准

宴会限定餐费标准时,要保证客人选定的"特别餐",其他菜肴可在菜谱中选定,菜价要清楚、明晰。如果宴会不限标准,应在保证客人选定的"特别餐"的基础上,科学合理地设计宴会菜单,要体现美食、营养和隆重、节俭并重的设计原则。

2. 实例

某海外老华侨在"百味居"宴请客人,共10人,标准每人300元,要求安排鱼翅和龙虾这两道菜肴。

设计该宴会应有以下步骤。

（1）首先查看菜谱。菜谱中可选用的鱼翅有四款,龙虾有两款,鱼翅有定价,龙虾是时价。

（2）根据标准,首先确定鱼翅、龙虾这两款菜肴,然后再根据餐费标准,合理安排其他菜肴。按每人 300 元的标准,选定的两款菜肴均属高档菜品,费用占餐费标准的大部分,所以,鱼翅选取价格适中的鱼翅名肴:浓汤鱼翅,此款菜肴售价为 168 元,10 人费用为 1680 元,剩余 1320 元。

（3）重点考察龙虾的价格,确定使用龙虾的大小,并核算其售价。

①如果龙虾价格是 360 元/1000g,则应选择 1250g 以下的龙虾,否则其他菜肴就不好安排。

②实际选购龙虾 1100g,制作的菜肴为上汤龙虾,菜肴毛利率在 55% 的基础上再加 5%,核算此款菜肴的售价为:

主料:龙虾 1100g。

配料:西蓝花 200g。

调料:油 750g（实耗 100g）,盐 6g,味精 4g,料酒 25g,糖 10g,葱 25g,姜 20g,生粉 25g,蛋液 30g,上汤 75g。

答案:上汤龙虾的售价为 1000 元。

（4）总餐标为 3000 元,减去浓汤鱼翅价格 1680 元,再减去上汤龙虾 1000 元,剩余 320 元。要以营养合理搭配为原则,用菜谱中的菜品,设计组合出完整的营养宴会菜单（见表 8 - 6）,金额控制在 320 元左右。需要从菜单中补充:六款凉菜,四款热菜,一款汤,四道面点以及果盘一个。下面是选择设计的菜单,售价为 2998 元,基本符合营养和宴会标准要求。

表 8 - 6　宴会菜单

类别	菜肴及价格					
冷菜	鲜蛋鸭卷	18.00	芽姜鱼片	16.00	麻豆腐	10.00
	川味泡菜	8.00	香椿芽	18.00	炝凉瓜	10.00
热菜	浓汤鱼翅	1680.00	上汤龙虾	1000.00	剁椒鱼头	20.00
	红煨牛尾	38.00	炒素鳝丝	26.00	西芹百合	28.00
汤	金玉满堂	26.00				
面点	盘丝饼	30.00	蛋挞	20.00		
	豌豆黄	10.00	艾窝窝	10.00		
水果	瓜果飘香	30.00				
	水果拼盘					

课后习题

一、选择题

1. 长期吃精米、精面,会导致( )的缺乏,营养不良,诱发疾病。

    A. B 族维生素   B. 维生素 C

    C. 维生素 D   D. 维生素 E

2. 根据寒与热的平衡理论,夏天炎热,喝碗清凉解暑的( )。

    A. 热汤面   B. 红豆汤   C. 绿豆汤   D. 红糖姜汤

3. 人每天摄入的热量应该( )活动消耗的热量。

    A. 大于   B. 等于   C. 小于   D. 远远大于

4. 以下属于碱性食物的是( )。

    A. 蔬菜   B. 水果   C. 海藻   D. 猪肉

5. 胡萝卜素在体内可转变为( ),可保护视力和上皮组织。

    A. 维生素 A   B. 维生素 B_1 C. 维生素 C   D. 维生素 D

二、判断题

1. 一天所吃的食物品种所属的种属越远越好。   ( )

2. 吃起来酸酸的食物就是酸性的。   ( )

3. 食物中的颜色主要由其所含的色素决定。   ( )

4. 华南地区的人们以面食为主,喜吃馒头、面条、烙饼、饺子、馅饼等。 ( )

三、简答题

1. 营养配餐的原则有哪些?

2. 酸性食物和碱性食物各有哪些种类?

3. 法国人的饮食习俗有哪些?

四、计算题

大肠成品菜肴每份销售价格 50 元,需要原料 400g,大肠的进价为每千克 40 元,初步处理后,净料率为 80%,即每千克处理完刚好剩下 800g。求本菜品的毛利率。

第九章　营养食谱的编制

引　言

营养食谱编制步骤为:总能量的确定;三种供能营养素提供的能量;三种供能营养素的重量;三种营养素每餐需要量;主副食品种确定,包括主食品种的确定(碳水化合物),副食品种的确定(蛋白质),油脂量的确定,蔬菜的确定。

食谱评价的步骤为:食物中所含五大类食物是否齐全,是否达到食物种类多样化;各类食物的量是否充足;全天能量和营养素摄入是否适宜;三餐能量摄入分配是否合理,早餐是否保证了能量和蛋白质的供给;优质蛋白质占总蛋白质的比例是否恰当;三种产能营养素的功能比例是否适宜。

学习目标

● 掌握食谱编制的步骤。
● 能够进行每餐能量摄取量的计算。
● 学会确定主副食的方法。
● 能够编制出一天具体的食谱。

第一节　全天每餐能量摄取量和营养素供给量的计算

☞ 课前导入

如何计算每天需要摄入多少卡路里

摄入卡路里(简称卡,缩写为 cal)的多少没有统一的标准,要根据每个人的体重和活动量来计算。人体所需的热量因人而异,其影响因素主要是劳动强度、年龄大小、气候变化、体形、体重和健康状况。

根据世界卫生组织出版的《热量和蛋白质摄取量》一书,一个健康的成年女性每天需要摄取 1800 ~ 1900 卡路里(kcal)的热量,男性则需要 1980 ~ 2340 卡路里的热量。其中,蛋白质摄取量应为人体每日所需热量的 10% ~ 15%;碳水化合物摄取量应不少于人体每日所需热量的 55%;脂肪的摄取量应不超过每日所需热量的30%。此外,每天摄取的盐不应超过 6g,膳食纤维每天的摄取量应不少于 16g。

如果你的目标是减少脂肪,将你现在的体重(斤)乘以 10、11 或 12(10 表示你的新陈代谢速度较慢,11 代表中等,12 代表较快)。如果你的目标只是增加肌肉(或者只是轻微地减少脂肪),那么将你的体重乘以 13、14 或 15(13 表示你的新陈代谢速度较慢,14 表示中等,15 表示较快)。

例如,一位体重 130 斤,新陈代谢速度中等的女性,她想慢慢地增加肌肉并且去除脂肪。在这种情况下,她的卡路里日摄入量应该为:$130 \times 14 = 1820$(kcal)。而一位新陈代谢速率较快,体重 200 斤的男性,如果他的目的只是想增加肌肉的话,那么他的日摄入量应该为:$200 \times 15 = 3000$(kcal)。上面这个简单的公式对男士、女士同样有效。

需要提醒大家的是:如果你感觉减肥进度停滞不前或者是达到目标有困难的话,你可能需要调整卡路里摄入量,调整量一般为 50 ~ 100(kcal)。

思考:请简单计算一下你每天应摄入的能量为多少。

一、能量需要量的计算方法

(一)确定就餐者能量需要量

从能量供给量快速查看表可以直接查出各个年龄段不同人群的能量需要量。如脑力劳动者每日需要 10.04MJ(2400kcal)的能量(见表 9 - 1)。集体供餐对象的能量需要量,也应根据查表得来的数据进行计算。

表 9 - 1　能量供给量快速查看表

就餐对象(范围)	全日能量(kcal)	早餐能量(kcal)	午餐能量(kcal)	晚餐能量(kcal)
学龄前儿童	1300	390	520	390
1 ~ 3 年级	1800	540	720	540
4 ~ 6 年级	2100	630	840	630
初中学生	2400	720	960	720
高中学生	2800	840	1120	840

续表

就餐对象(范围)	全日能量(kcal)	早餐能量(kcal)	午餐能量(kcal)	晚餐能量(kcal)
脑力劳动者	2400	720	960	720
中等体力活动者	2600	780	1040	780
重体力活动者	>3000	>900	>1200	>900

注:①表中能量供给量为就餐对象各段平均值。

②1kcal = 4.184kJ。

例9-1:根据能量供应量快速查看表计算6~8岁(1~3年级)小学生的日能量供给量。

解:查表9-1得知:6~8岁小学生的平均日能量供给量7.5MJ(1800kcal)。

根据此表可计算出该人群的全日营养餐供给量。

(二)不同人群营养配餐能量需要量的计算

计算步骤:

(1)根据成人的身高,计算其标准体重。公式为:

标准体重(kg) = 身高(cm) - 105

(2)根据成人的体质指数(BMI),判断其属于正常、肥胖还是消瘦。公式为:

体质指数(kg/m²) = 实际体重(kg)/身高的平方(m²)

中国人的体质指数在18.5~23为正常,>23属超重,25~30属肥胖,>30属极度肥胖。

(3)了解就餐对象体力活动及其胖瘦情况,根据成人日能量供给量表(表9-2)确定能量供给量。公式为:

全日能量供给量(kcal) = 标准体重(kg) × 单位标准体重能量需要量(kcal/kg)

表9-2 成年人每日能量供给量(kcal/kg 标准体重)

体型	体力活动量			
	极轻体力活动	轻体力活动	中体力活动	重体力活动
消瘦	30	35	40	40~45
正常	20~25	30	35	40
肥胖	15~20	20~25	30	35

注:①年龄超过50岁者,每增加10岁,比规定值酌减10%左右。

②1kcal = 4.184kJ。

例9-2:某就餐者40岁,身高172cm,体重68kg,从事中等体力活动,求其每日所需能量。

解:(1)标准体重 = $172 - 105 = 67(kg)$

(2)体质指数 = $68/(1.72 \times 1.72) = 23.0(kg/m^2)$

属正常体重。

(3)查表 9 - 2 得知,正常体重、中体力活动者单位标准体重能量供给量为 $35kcal/kg$,因此:总能量 = $67 \times 35 = 2345(kcal)$。

二、主要营养素的计算方法和步骤

(一)计算每餐能量需要量

三餐能量分配比例为:早餐占 30%,午餐占 40%,晚餐占 30%,可将全日能量需要量按此比例进行分配。

例 9 - 3:已知某脑力劳动者每日需要 $10.04MJ(2400kcal)$ 的能量,求其早、午、晚三餐各需要摄入多少能量?

解:

早餐 $10.04MJ (2400kcal) \times 30\% = 3.012MJ (720kcal)$

午餐 $10.04MJ (2400kcal) \times 40\% = 4.016MJ (960kcal)$

晚餐 $10.04MJ (2400kcal) \times 30\% = 3.012MJ (720kcal)$

(二)分别计算三类产能营养素每餐应提供的能量

(1)三类产能营养素占总能量的比例为:蛋白质占 $12\% \sim 15\%$,脂肪占 $20\% \sim 30\%$,碳水化合物占 $55\% \sim 65\%$(若取中等值计算则蛋白质占 15%、脂肪占 25%、碳水化合物占 60%),据此可求得三类产能营养素在各餐中的能量供给量。

(2)根据本地生活水平,调整确定上述三类产能营养素占总能量的比例。

例 9 - 4:已知某人早餐摄入能量 $3.012MJ(720kcal)$,午餐 $4.016MJ(960kcal)$,晚餐 $3.012MJ(720kcal)$,求三类产能营养素每餐各应提供多少能量?

解:

早餐:蛋白质 $3.012MJ (720kcal) \times 15\% = 0.4518MJ (108kcal)$

脂肪 $3.012MJ (720kcal) \times 25\% = 0.753MJ (180kcal)$

碳水化合物 $3.012MJ (720kcal) \times 60\% = 1.8072MJ (432kcal)$

午餐:蛋白质 $4.016MJ (960kcal) \times 15\% = 0.6024MJ (144kcal)$

脂肪 $4.016MJ (960kcal) \times 25\% = 1.004MJ (240kcal)$

碳水化合物 $4.016MJ (960kcal) \times 60\% = 2.4096MJ (576kcal)$

晚餐:蛋白质 $3.012MJ (720kcal) \times 15\% = 0.4518MJ (108kcal)$

脂肪 $3.012MJ (720kcal) \times 25\% = 0.753MJ (180kcal)$

碳水化合物 $3.012MJ (720kcal) \times 60\% = 1.8072MJ (432kcal)$

（三）分别计算三类产能营养素每餐需要量

根据三类产能营养素的能量供给量及其能量系数，可求出三餐中蛋白质、脂肪、碳水化合物的需要量。

例 9 - 5：已知蛋白质的产能系数为 16.7kJ/g（4kcal/g），脂肪的产能系数为 37.6kJ/g（约 9kcal/g），碳水化合物的产能系数为约 16.7kJ/g（约 4kcal/g），根据例 9 - 4 计算结果，求三类产能营养素每餐需要量。

解：

早餐：蛋白质 $0.4518MJ \div 16.7kJ/g = 27.0g$

（$108kcal \div 4kcal/g = 27.0g$）

脂肪 $0.753MJ \div 37.6kJ/g = 20.0g$

（$180kcal \div 9kcal/g = 20.0g$）

碳水化合物 $1.8072MJ \div 16.7kJ/g = 108.2g$

（$432kcal \div 4kcal/g = 108.0g$）

午餐：蛋白质 $0.6024MJ \div 16.7kJ/g = 36.0g$

（$144kcal \div 4kcal/g = 36.0g$）

脂肪 $1.004MJ \div 37.6kJ/g = 26.70g$

（$240kcal \div 9kcal/g = 26.67g$）

碳水化合物 $2.4096MJ \div 16.7kJ/g = 144.28g$

（$576kcal \div 4kcal/g = 144.0g$）

晚餐：蛋白质 $0.4518MJ \div 16.7kJ/g = 27.0g$

（$108kcal \div 4kcal/g = 27.0g$）

脂肪 $0.753MJ \div 37.6kJ/g = 20.0g$

（$180kcal \div 9kcal/g = 20.0g$）

碳水化合物 $1.8072MJ \div 16.7kJ/g = 108.2g$

（$432kcal \div 4kcal/g = 108.0g$）[11]

第二节　主、副食品种和数量的确定

☞课前导入

你每天吃的蔬菜品种有多少

白领上班带便当，一盒饭里只有青菜几条；67% 的小孩挑食，没几个喜欢吃蔬菜；都市人常在外应酬吃饭，选择往往忽视了蔬菜……《中国居民膳食指南》建议，每人每日至少吃蔬菜300～500g(深色约占一半)，水果200～400g。中华预防医学会及纽崔莱营养与健康研究中心于三四月份对全国5000名网友的日常食用蔬菜水果情况进行了问卷调查，近日公布的结果显示，超过半数的被调查人群蔬果摄入量不能达到健康所需;近六成被调查人群蔬果摄入的颜色非常单一，仅有1～2种。

纵观我们身边的白领，他们的食谱大致是这样的:早上，面包＋牛奶或豆浆，或是白粥、炒粉面。午餐，要么食快餐，要么自带餐。这两餐合起来，可以食到的蔬菜，其实只是几条而已，甚至有的白领怕快餐店洗菜不干净而不吃菜。所以，除非他们能在晚餐中补够300g这个每日最低的推荐量，否则他们的蔬菜摄入量就会不足。上述调查显示，有96%的人在调查的"昨日"有食用蔬菜，他们当中，近半数人的蔬菜食用量少于每日最低推荐量300g。

中山大学营养学教授何志谦表示，大众对蔬菜不重视是因为不了解植物营养素对身体有保健作用。蔬果中除了含有丰富的维生素、矿物质等营养外，还含植物营养素，因植物营养素的种类、含量或比例的不同，故在某些情况下可以使蔬果呈现不同的颜色。"不同颜色的蔬果有不同的营养价值"，如在多数的红色蔬果中所含的番茄红素，能促进心血管和前列腺健康，帮助抗辐射、保护细胞;而绿色的蔬果则富含叶黄素、叶绿素和多酚等植物营养素，对肝、肺和视网膜的健康有促进作用，等等。

在日常生活中，有些孩子在吃正餐的时候不好好吃蔬菜，家长们就拿出水果让他们吃，以为吃水果可以替代吃蔬菜。其实，这是一个误区，吃水果不能替代吃蔬菜。何志谦说，整体上来说水果的营养低于蔬菜，其膳食纤维含量与蔬菜相比也少得多。每100g蔬菜平均含维生素C20mg，而苹果、梨、桃、香蕉、菠萝等水果仅含几毫克，有的甚至不足1mg。

何志谦认为，目前大多数人未能多颜色地吃蔬菜，其实不同颜色的蔬菜有不同的保健作用。调查显示，能吃到"五种以上颜色"蔬果的人只占3%，被访者进食蔬果颜色比较单一，以绿色蔬菜为主，而他们较少食用到紫黑色。"由于饮食心理作祟，本能地觉得翠绿的叶子菜营养价值更丰富、菜色也更新鲜，而对紫黑色类蔬菜不感兴趣。其实蔬果颜色越深，抗氧化作用越强，对于人体美容抗衰老起到很大功效。"何志谦教授表示，常见紫黑色水果如蓝莓、茄子、紫椰菜、紫菜、黑加仑等都具有天然抗氧化、营养成分多的特点。

(资料来源:四季养生网,China Daily食品中国转载. http://sp.chinadaily.com.cn/ssys/20140601/617070.html)

思考:你认为一个成人一天应该吃几种蔬菜? 摄入量应为多少?

一、食物成分表

了解和掌握食物营养成分的基本资料是营养配餐工作不可缺少的。有了较精确的食物营养成分数据,就能更好地开展营养配餐工作。各种食物的营养素含量常因品种、土壤、气候、成熟度和加工处理等因素的影响而有较大的差异。许多国家都针对本国食物生产的特点,研制各自的食物成分表,作为评定食物营养价值的依据。食物成分表示例如表9-3所示,表中的"地区"栏内的名称,主要是指采集食物样品的地区,即食物的产地。"食部"是指按照当地的烹调和饮食习惯,把从市场上购买的样品(简称市品)去掉不可食的部分之后,所剩余的可食部分所占的比例,简称"食部"。"食部"栏内所列数字是可食部分的比例。列出"食部"的比例是为了便于计算市品每千克(或其他零售单位)的营养素含量。

市品的食部不是固定不变的,它会因食物的运输、储藏和加工处理不同而有改变。因此每当认为食部的实际情况和表中食部栏内所列数字有较大出入时,可以自己实际测量"食部"的量。

中国疾病预防控制中心营养与食品安全所于2002年和2004年出版了新的食物成分表,所列食物仍以原料为主,各项食物都列出了产地和可食部分。

表9-3　食物成分表

谷类及其制品							
食物名称	地区	食部 (%)	能量 (kcal)	蛋白质 (g)	脂肪 (g)	碳水化合物 (g)	膳食纤维 (g)
稻米	北京	100	348	8.0	0.6	77.7	—
干豆类及其制品							
食物名称	地区	食部 (%)	能量 (kcal)	蛋白质 (g)	脂肪 (g)	碳水化合物 (g)	膳食纤维 (g)
扁豆	甘肃	100	326	25.3	0.4	55.4	6.5
禽肉类及其制品							
食物名称	地区	食部 (%)	能量 (kcal)	蛋白质 (g)	脂肪 (g)	碳水化合物 (g)	膳食纤维 (g)
鹌鹑		58	110	20.2	3.1	0.2	

注:1kcal=4.184kJ。

二、主食品种和数量的确定原则

粮食用量必须参照就餐人员的进食量确定。如就餐人员需要的平均能量供给量为10.04MJ(2400kcal),按粮食供能量占总供能量的55%～65%计算,则粮食提供的能量为5.52～6.53MJ(1320～1560kcal),即需要粮食377～445g,就餐人员的习惯粮食用量应在此范围之内。

确定每日每人平均粮食用量后,应在三餐中进行合理分配,并与三餐的能量分配基本保持一致,早餐占30%,午餐占40%,晚餐占30%。例如,全日每人粮食的食用量为420g,则三餐分别为105～126g、168g、126～147g。粮食进食量受副食菜肴的影响较大,副食菜肴调配合理,则粮食的进食量也会比较稳定。

就餐者对主食品种的用量差别较大,如面条、包子、饺子、馒头、米饭等,应分别统计计算。按照营养和能量合理分配的原则,依据对日常积累的数据的分析,就可以得出接近实际需要量的数据。

三、副食品种和数量的确定原则

副食的食用量应在已确定主食用量的基础上决定。例如,某人日能量需要量为10.04MJ(2400kcal),按照蛋白质供能量占总能量的12%～14%计算,日蛋白质需要量应为72～84g。若此人粮食用量为420g,则粮食中含蛋白质42g(每100g粮食约含蛋白质10g),占蛋白质总量的50%～58%。如按动物性食物提供的蛋白质占蛋白质总量的22%～30%,豆制品和蔬菜提供的蛋白质占20%计算,则动物性食物所供蛋白质不应低于19～22g,即需要动物性食物127～147g(动物性食物含蛋白质约为10%～20%,这里按15%计算)。再分配大豆及其制品25～50g(大豆含蛋白质约为35%～40%),以及蔬菜400g(蔬菜含蛋白质为1%～3%)和食用植物油25g,则不仅可以完全满足蛋白质、脂肪和能量的需要,也能基本满足矿物质和维生素的需要。

核定各类食物用量后,就可以确定每日每餐的饭菜用量。菜肴的定量,主要参照各类副食品的定量进行核定。由于常用菜单中各种菜肴的食物餐份(单位量)组成配比是固定的,所以菜肴的定量只能做到基本一致。为了缩小食物定量与饭菜定量间的差距,应适当降低饭菜分配定量的起点额。如馒头不能都以100g面粉原料为起点单位量,应有以50g、25g面粉为定量的馒头;菜肴不能都以一餐份(1单位量)为起点,应有1/2餐份、1/3或1/4餐份。这样虽然给制作或分发增加麻烦,但可使定量分配更接近实际需要,减少浪费。利用不同种类的菜肴和不同餐份定量做适当的配比,才能做到食物定量分配合理。

根据核定的每日每餐饭菜用量以及就餐总人数,可以计算出每日每餐食物用料的品种和数量,从而设计出一周(随营养食谱的周期而定)每日的食物用料计划。

四、主食品种、数量的确定

主食的品种、数量主要根据各类主食选料中碳水化合物的含量确定。

例9-6:已知某中等体力活动者的早餐中应含有碳水化合物108.2g,如果早餐只吃面包一种主食,试确定所需面包的质量。

解:查食物成分表得知,面包中碳水化合物含量为53.2%,则:

$$所需面包质量 = 108.2g ÷ 53.2\% = 203.4g$$

例9-7:午餐应含碳水化合物144.31g,要求以米饭、馒头(富强粉)为主食,并分别提供50%的碳水化合物,试确定米饭、富强粉的质量。

解:查食物成分表得知,大米含碳水化合物77.6%,富强粉含碳水化合物75.8%,则:

$$所需大米质量 = 144.31g × 50\% ÷ 77.6\% = 93.0g$$

$$所需富强粉质量 = 144.31g × 50\% ÷ 75.8\% = 95.2g$$

例9-8:晚餐应含碳水化合物108.2g,要求以烙饼、小米粥、馒头为主食,并分别提供40%、10%、50%的碳水化合物,试确定各自的质量。

解:查食物成分表得知,烙饼含碳水化合物51%,小米粥含碳水化合物8.4%,馒头含碳水化合物43.2%,则:

$$所需烙饼质量 = 108.2g × 40\% ÷ 51\% = 84.9g$$

$$所需小米粥质量 = 108.2g × 10\% ÷ 8.4\% = 128.8g$$

$$所需馒头质量 = 108.2g × 50\% ÷ 43.2\% = 125.2g$$

五、副食品种、数量的确定

计算步骤如下。

(1)计算主食中含有的蛋白质质量。

(2)用应摄入的蛋白质质量减去主食中蛋白质质量,即为副食应提供的蛋白质质量。

(3)副食中蛋白质的2/3由动物性食物供给,1/3由豆制品供给,据此可求出各自的蛋白质供给量。

(4)查表并计算各类动物性食物及豆制品的供给量。

(5)设计蔬菜的品种与数量。

例9-9:已知午餐应含蛋白质36.05g,猪肉(脊背)中蛋白质的含量为21.3%,牛肉(前腱)为18.4%,鸡腿肉为17.2%,鸡胸脯肉为19.1%;南豆腐为6.8%,北豆腐为11.1%,豆腐干(熏)为15.8%,素虾(炸)为27.6%。假设以馒头(富强粉)、米饭(大米)为主食,所需质量分别为90g、100g。若只选择一种动物性食物和一种豆制品,请分别计算各自的质量。

解:

1.查食物成分表得知,富强粉含蛋白质9.5%,大米含蛋白质8.0%,则:主食中蛋白质质量 = 90g × 9.5% + 100g × 8.0% = 16.55g

$$副食中蛋白质质量 = 36.05g - 16.55g = 19.5g$$

2. 副食中蛋白质的 2/3 应由动物性食物供给,1/3 应由豆制品供给,因此:

$$动物性食物中蛋白质质量 = 19.5g \times 66.7\% = 13.0g$$

$$豆制品中蛋白质质量 = 19.5g \times 33.3\% = 6.5g$$

3. 猪肉(脊背)、牛肉(前腱)、鸡腿肉、鸡胸脯的质量分别为:

$$猪肉(脊背)质量 = 13.0g \div 21.3\% = 61.0g$$

$$牛肉(前腱)质量 = 13.0g \div 18.4\% = 70.7g$$

$$鸡腿肉质量 = 13.0g \div 17.2\% = 75.6g$$

$$鸡胸脯肉质量 = 13.0 \div 19.1\% = 68.1g$$

4. 南豆腐、北豆腐、豆腐干(熏)、素虾(炸)的质量分别为:

南豆腐质量 $= 6.5g \div 6.8\% = 95g$

北豆腐质量 $= 6.5g \div 11.1\% = 58g$

豆腐干(熏)质量 $= 6.5g \div 15.8\% = 41g$

素虾(炸)质量 $= 6.5g \div 27.6\% = 23g$

据此再配以适量的蔬菜,即可设计营养食谱。

第三节　食谱的调整与确定

☞ 课前导入

婚宴菜单举例

百年好合宴

5380元/桌

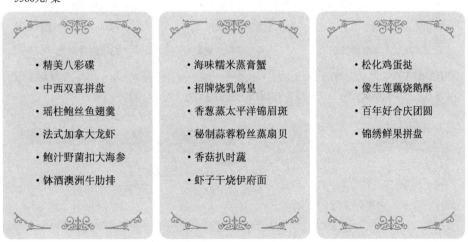

- 精美八彩碟
- 中西双喜拼盘
- 瑶柱鲍丝鱼翅羹
- 法式加拿大龙虾
- 鲍汁野菌扣大海参
- 钵酒澳洲牛肋排

- 海味糯米蒸膏蟹
- 招牌烧乳鸽皇
- 香葱蒸太平洋锦眉斑
- 秘制蒜蓉粉丝蒸扇贝
- 香菇扒时蔬
- 虾子干烧伊府面

- 松化鸡蛋挞
- 像生莲藕烧鹅酥
- 百年好合庆团圆
- 锦绣鲜果拼盘

珠联璧合宴

5800元/桌

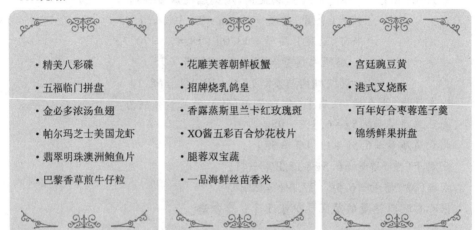

- 精美八彩碟
- 五福临门拼盘
- 金必多浓汤鱼翅
- 帕尔玛芝士美国龙虾
- 翡翠明珠澳洲鲍鱼片
- 巴黎香草煎牛仔粒

- 花雕芙蓉朝鲜板蟹
- 招牌烧乳鸽皇
- 香露蒸斯里兰卡红玫瑰斑
- XO酱五彩百合炒花枝片
- 腿蓉双宝蔬
- 一品海鲜丝苗香米

- 宫廷豌豆黄
- 港式叉烧酥
- 百年好合枣蓉莲子羹
- 锦绣鲜果拼盘

永结同心宴

6800元/桌

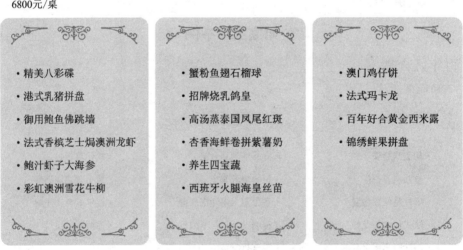

- 精美八彩碟
- 港式乳猪拼盘
- 御用鲍鱼佛跳墙
- 法式香槟芝士焗澳洲龙虾
- 鲍汁虾子大海参
- 彩虹澳洲雪花牛柳

- 蟹粉鱼翅石榴球
- 招牌烧乳鸽皇
- 高汤蒸泰国凤尾红斑
- 杏香海鲜卷拼紫薯奶
- 养生四宝蔬
- 西班牙火腿海皇丝苗

- 澳门鸡仔饼
- 法式玛卡龙
- 百年好合黄金西米露
- 锦绣鲜果拼盘

龙凤呈祥宴

7800元/桌

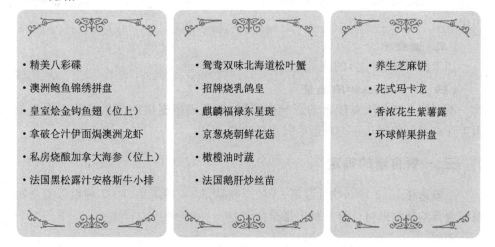

- 精美八彩碟
- 澳洲鲍鱼锦绣拼盘
- 皇室烩金钩鱼翅（位上）
- 拿破仑汁伊面焗澳洲龙虾
- 私房烧酿加拿大海参（位上）
- 法国黑松露汁安格斯牛小排

- 鸳鸯双味北海道松叶蟹
- 招牌烧乳鸽皇
- 麒麟福禄东星斑
- 京葱烧朝鲜花菇
- 橄榄油时蔬
- 法国鹅肝炒丝苗

- 养生芝麻饼
- 花式玛卡龙
- 香浓花生紫薯露
- 环球鲜果拼盘

（资料来源：婚礼小秘书网站.2014 - 7 - 1）

思考：请根据以上的四种菜单，总结出婚宴食谱和菜单制定的特点。

一、食谱的评价

按照应有的步骤设计出营养食谱后，还应该对食谱加以评价，确定编制的食谱是否科学合理。应参照食物成分表初步核算食谱提供的能量和各种营养素的含量，与 DRIs 比较，相差在 10% 以下，可认为符合要求，否则要增减或更换食品的种类或数量。值得注意的是，制定食谱时，不必严格要求每份营养餐食谱的能量和各类营养素均与 DRIs 保持一致。在一般情况下，每天的能量、蛋白质、脂肪和碳水化合物的量出入不应很大，其他营养素以一周为单位计算、评价即可。

二、改变膳食能量的方法

（一）调整数量

食品数量多少直接决定其提供的能量。如一天食用一碗米饭与两碗米饭有着一倍的差别。

（二）调整食品品种

同类食品的能量也不尽相同。如 100g 馒头提供的能量为 209kcal，100g 烙饼提供的能量为 255kcal，100g 油条提供的能量为 386kcal。

有不少食物所含能量确实比较低，如冬瓜、黄瓜、南瓜、白菜、葫芦、豆芽、莴苣、萝卜等,但它们能满足人们对低能量饮食的需要。使用这些低能量食物,能使人们摄入的总能量保持在较低水平,而没有饥饿感,使体内没有多余的能量转化为脂肪,甚至出现摄入的总能量少于消耗的总能量的负平衡,这样就能起到防止肥胖的作用。

(三)调整水分

如米饭和稀饭(粥)的能量差别有 2~3 倍。

(四)烹饪方法和用油量

不同的烹饪方法对能量的影响也不同,如煮鸡蛋提供的能量要低于炸鸡蛋。因为炸鸡蛋要使用几乎与鸡蛋等同重量的油。

三、一餐食谱的确定

一般选择 1~2 种动物性原料,一种豆制品,3~4 种蔬菜,1~2 种粮谷类食物,根据选择的食物即可计算并写出带量食谱。

例如:

主食——米饭(大米 95g),馒头(面粉 100g)。

副食——鱼香鸡片(鸡胸肉 70g、木耳 15g、冬笋 30g、胡萝卜 15g),银耳扒豆腐(南豆腐 60g、水发银耳 15g、黄瓜 15g),香菇油菜(水发香菇 15g、油菜 150g)。

四、一日食谱的确定

一般选择两种以上的动物性原料,1~2 种豆制品及多种(六种以上)蔬菜,两种以上的粮谷类食物原料。

核心内容:一天摄入的食物品种应达到 18 种以上,要求品种多、种属远。

(1)主食的品种多,指的是米、面、豆和各种杂粮(注意:不论什么形式,原料相同只取一种)。

(2)副食要在多种动物性原料(猪、羊、牛、鸡、鸭、鹅、鱼、虾、蛋)中安排食物,要避免只在畜类、禽类、鱼类中安排食物。

(3)蔬菜品种多,指的是根、茎、叶、花、果、菌、藻类,部位不同;红、黄、绿、黑、白,颜色搭配,营养素成分广泛。

(4)烹调方法应多样化,如红烧、滑熘、炝炒等,同时注意口味多样化,如番茄味、咖喱味等。

(5)三餐中应合理安排水果的摄入,一天在两种以上,并注意与主、副食搭配。

(6)注意不同用餐对象对能量及营养素的需求不同。

一天食谱举例:

早餐——蛋糕、金银卷、花生米、腐乳、拌三丝。

午餐——米饭、小枣发糕、发烧翅根、木樨肉、熏干芹菜。

晚餐——烙饼、二米粥、清蒸鲤鱼、豆芽菠菜、榨菜丝。

五、一周食谱的确定

应选择营养素含量丰富的食物,精心搭配,以达到膳食平衡。

六、营养素含量丰富的食物

营养素含量丰富的食物见表9-4~表9-15。

表9-4　含蛋白质丰富的食物(g/100g)

食物名称	蛋白质	食物名称	蛋白质
牛奶	3.0	猪肝	22.7
酸奶	3.1	猪腰	15.2
鸡蛋	13.3	牛肚	12.1
猪瘦肉	21.3	小麦粉	10.9
牛瘦肉	19.8	大米	8.0
羊瘦肉	17.1	玉米面	9.2
鸡肉	19.1	黄豆	35.6
鸡腿	17.2	豆腐	11.0
鸭肉	17.3	红小豆	20.1
黄鱼	20.2	绿豆	20.6
带鱼	21.2	花生	26.6
鲤鱼	18.2	香菇	20.1
鲢鱼	17.4	木耳	12.4
对虾	16.5	海带(鲜)	4.0
海蟹	12.2	紫菜	28.2

表9-5　含碳水化合物丰富的食物(g/100g)

食物	名称	含量	名称	含量
粮食类	稻米	78.6	小米	71.9
	富强粉	75.8	黑米	70.4
	荞麦面	74.8	玉米	67.5
豆类	绿豆	60.2	蚕豆	57.1
	红小豆	59.6	黄豆	19.5
块根类	甘薯	28.2	芋头	15.3
	马铃薯	19.4	山药	13.9
干果类	莲子(干)	58.9	炒花生仁	21.2
	鲜板栗	44.4	炒葵花子	12.5
纯糖类	绵白糖	98.6	蜂蜜	80.2

表9-6　含脂肪丰富的食物(g/100g)

食物名称	脂肪	食物名称	脂肪
植物油	100	黄油	89.9
核桃	65.6	猪油	87.6
松仁	58.5	北京填鸭	41.3
葵花子	52.8	猪肉(五花)	30.9
花生	51.9	猪(里脊)	10.5
芝麻	48.0	猪肝	5.7
腐竹	26.2	牛肉(五花)	6.3
黄豆	19.0	羊肉(后腿)	4.0
北豆腐	4.6	鸡(华都肉鸡)	9.6
白豆腐干	7.1	鸡蛋	9.1
豆浆	1.0	牛奶	2.9

表9-7　含钙丰富的食物（mg/100g）

食物名称	钙	食物名称	钙
虾皮	1037	木耳	295
牛乳	161	炒花生仁	284
海蟹	207	豆腐干	179
水发海参	236	香菇	172
芝麻酱	1394	芹菜(茎)	152
黑芝麻	814	芹菜(叶)	366
海带(鲜)	445	炒葵花子	332
紫菜	422	油菜	148

表9-8　含铁丰富的食物（mg/100g）

食物名称	铁	食物名称	铁
海蜇皮	17.6	黄豆	8.3
虾米皮	16.5	木耳	6.3
鸡肝	8.5	炒西瓜子	5.9
猪肝	7.9	小米	5.6
猪腰	3.9	小红枣	2.7
牛肉	2.3	小白菜	2.1
鸡蛋	1.2	小麦粉	1.5
芝麻酱	10.1		

表9-9　含锌丰富的食物（mg/100g）

食物名称	锌	食物名称	锌
牡蛎	13.25	牛奶	3.36
蚌肉	8.50	螃蟹	2.98
炒西瓜子	6.47	鲫鱼	2.75
芝麻酱	6.24	鸡肝	2.64
松仁	5.49	对虾	2.62
黑芝麻	5.00	鸡胗	2.55

续表

食物名称	锌	食物名称	锌
海蜇头	4.73	牛肉	2.36
海米	4.65	鹌鹑蛋	2.32
猪肝	3.86	虾皮	2.28
黑米	3.79		

表 9 - 10　含维生素 A 丰富的食物（μg/100g）

食物名称	维生素 A	食物名称	维生素 A
牛肝	5490	鸡蛋	310
羊肝	8970	鸡翅	68
猪肝	2610	牛奶（强化）	66
鸡肝	15 270	河蟹	1788
鸭肝	2670	猪腰	41
鸡心	910	酸奶	26
奶油	1042		

表 9 - 11　含胡萝卜素丰富的食物（mg/100g）

食物名称	胡萝卜素	食物名称	胡萝卜素
菠菜	13.32	柑橘	0.82
小白菜	5.33	青豆	0.75
胡萝卜	4.81	莴笋叶	0.72
金针菜	2.63	海棠	0.71
紫菜	2.42	柿子椒	0.62
南瓜	2.40	豆油	0.52
哈密瓜	0.92	花生	0.45
红心甘薯	0.21	番茄	0.38
西瓜	12.00	芝麻酱	0.19

表9－12　含维生素 C 丰富的食物（mg/100g）

食物名称	维生素 C	食物名称	维生素 C
枣	297	小红萝卜	33
草莓	35	鲜毛豆	29
橙	22	白萝卜	27
红果	19	白菜	21
苦瓜	125	菜花	17
甘蓝	73	菠菜	15
土豆	40	韭菜	15

表9－13　含维生素 B_1 丰富的食物（mg/100g）

食物名称	维生素 B_1	食物名称	维生素 B_1
稻米	0.22	鲜蘑菇	0.11
标准粉	0.40	猪里脊	0.54
富强粉	0.18	猪肝	0.20
小米	0.67	猪肾（腰子）	0.32
玉米面（黄）	0.30	鸡心	0.46
黄豆	0.83	鸡蛋	0.15
红小豆	0.25	牛奶	0.02
绿豆	0.78	菜花	0.13
花生仁（炒）	0.12	蒜苗	0.17
葵花子（炒）	0.43	青蒜	0.10
黑芝麻	0.74	芹菜	0.05

表9－14　含维生素 B_2 丰富的食物（mg/100g）

食物名称	维生素 B_2	食物名称	维生素 B_2
猪肝	2.41	紫菜	1.10
猪肾（腰子）	1.39	冬菇	0.92
鸭肉	0.34	黑芝麻	0.30
鸡心	0.26	芹菜叶	0.20

续表

食物名称	维生素 B_2	食物名称	维生素 B_2
鸡蛋	0.26	芝麻酱	0.16
羊肉	0.26	鲜玉米	0.12
牛肉	0.24	鲜豌豆	0.29
黄鳝	0.20	炒花生仁	0.10
猪肉	0.14	炒葵花子	0.26

表 9-15　含膳食纤维丰富的食物（g/100g）

种类	食物名称	膳食纤维	食物名称	膳食纤维
谷类及其制品	大麦米	6.5	大豆粉(全脂)	11.9
	麦麸	44.0	大豆粉(低脂)	14.3
	全麦面粉	9.6	面包(全麦粉)	8.5
	"八五"面	7.5	面包(标准粉)	5.1
	富强粉	3.0	面包(富强粉)	2.7
	燕麦片	7.0	玉米片(干)	11.0
	白米	2.4		
果类	苹果肉	2.0	橙子(汁)	0
	鲜杏	2.1	鲜桃	1.4
	杏干	24.0	桃干	14.3
	罐头杏	1.3	梨(肉)	2.3
	香蕉	3.4	梨(皮)	8.5
	樱桃	1.7	梨(罐头)	1.7
	干枣	8.7	菠萝(鲜)	1.2
	葡萄(紫)	0.4	菠萝(罐头)	0.9
	葡萄(白)	0.9	李子	2.1
	葡萄(干)	6.8	梅子干	16.1
	柠檬(整)	5.2	草莓(鲜)	2.3
	柠檬(汁)	0	草莓(罐头)	1.0
	橙子(鲜)	2.0	蜜橘	1.9

续表

种类	食物名称	膳食纤维	食物名称	膳食纤维
硬果	杏仁	6.8	花生仁	7.6
	栗子	13.6	核桃	5.2
	椰子干	8.1	榛子	6.1
蔬菜	芦笋(煮)	1.5	青椒	0.9
	蚕豆(煮)	4.2	土豆	2.1
	豌豆(鲜)	5.2	南瓜	0.5
	豌豆(干)	16.7	小水萝卜	1.0
	架扁豆	2.9	老玉米(生)	3.7
	豆芽菜	3.0	黄瓜	0.4
	圆白菜	3.7	菠菜(煮)	6.3
	胡萝卜	2.9	红薯	2.5
	菜花	2.1	番茄(生)	1.5
	芹菜	1.8	番茄(罐头)	0.9
	韭菜	3.1	萝卜	2.8
	生菜	1.5	山药	4.1
	鲜蘑菇	2.5	荠菜	3.7
	洋葱	1.3		

七、食谱举例

(一)脑力劳动者的配餐

1.配餐原则

(1)控制能量的供给量。

(2)多选富含不饱和脂肪酸、具有健脑功能的食物,如坚果类(松子、葵花子、芝麻、花生仁、胡桃等)、种子类(南瓜子、西瓜子、杏仁等)、鱼类、虾类及牡蛎等水产品。

(3)提高优质蛋白质的供给量,可多选择鸭、兔、鹌鹑、鱼、牛肉和大豆及其制品。

(4)提供以单糖类为主的碳水化合物,多选择玉米、小米、干枣、桂圆、蜂蜜等。

(5)注意补充 B 族维生素,多选择香菇、鲜鱼、核桃、芝麻等。

2.配餐示例

配餐示例见表 9 - 16。

表 9 - 16　脑力劳动者一周食谱

餐次＼星期	一	二	三	四	五	六	日
早餐	牛奶 紫蛋 面包 芝麻豆芽拌海带	牛奶 咸鸭蛋 金银卷 柿椒拌豆腐丝	豆浆 煮鸡蛋 油饼 蒜蓉豇豆	牛奶 卤鸡蛋 麻酱花卷 蒜蓉茄泥	牛奶 五香蛋 芝麻烧饼 蒜蓉黄瓜豆腐丝	牛奶 茶蛋 豆沙包 炝清笋条	牛奶 咸鸡蛋 馒头 香干炒芹菜
午餐	米饭 肉片烩鲜蘑 松仁玉米 海米白菜冬瓜汤	米饭 清蒸武昌鱼 素三丁 虾皮紫菜青菜汤	米饭 清炖牛肉番茄 土豆 蒜蓉苦瓜 虾皮小白菜汤	米饭 扒鸡翅根 酸辣白菜 鸡蛋玉米羹	米饭 肉片炒香干 柿椒醋熘土豆丝 菠菜汤	米饭 红烧带鱼 扒香菇油菜 虾皮萝卜丝汤	米饭 余鸡丸冬瓜 粉丝 香菜 蒜蓉盖菜 番茄蛋汤
晚餐	米饭 煮玉米 二米粥 清炖排骨白萝卜 炒小白菜粉丝	米饭 烙馅奶饼 玉米面粥 肉片扁豆香菇 芝麻菠菜	馒头 紫米粥 肉片炒柿椒木耳 桃仁芹菜	烙饼 绿豆粥 麻婆豆腐 烧栗子冬瓜	米饭 蒸红薯 红豆粥 清炒虾仁黄瓜 素焖扁豆	馒头 八宝粥 肉丝冬笋木耳 蒜蓉西蓝花	米饭 芝麻火烧 绿豆粥 鱼香肉丝 烩玉米笋黄瓜

（二）成年女性一日食谱

成年女性一日食谱见表9－17。

表9－17 成年女性一日食谱

餐次	菜式名称	食物原料	原料重量(g)
早餐	牛奶	牛奶	250mL
	大米稀饭	大米(粳米、特等)	100
	馒头	小麦粉(标准粉)	100
	酱牛肉	牛肉(瘦)	50
	蔬菜沙拉	包菜	50
	苹果	苹果	100
		烹调用油:香油	10
午餐	米饭	大米	150
	香菇白菜烧豆腐	香菇	50
		白菜	200
		北豆腐	146.7
	土豆烧牛肉	土豆	100
		牛肉	52
	猕猴桃	猕猴桃	100
		烹调用油:花生油	20
晚餐	大米稀饭	大米	110.6
	馒头	小麦粉(标准粉)	59
	鹅肝炒三丁	鹅肝	50
		胡萝卜	100
		黄瓜	50
		青椒	50
		烹调用油:花生油	17

课后习题

一、选择题

1. 三类产能营养素占总能量的比例,其中碳水化合物占(   )。

    A. 12%～15%   B. 20%～30%   C. 55%～65%   D. 30%～40%

2. 一般情况下,一日三餐中的能量分配为(   )。

    A. 早餐占30%,午餐占40%,晚餐占30%

    B. 早餐占20%,午餐占50%,晚餐占30%

    C. 早餐占20%,午餐占40%,晚餐占40%

    D. 早餐占30%,午餐占50%,晚餐占20%

二、判断题

1. 市品的食部是固定不变的。   (   )

2. 应参照食物成分表初步核算食谱提供的能量和各种营养素的含量,与 DRIs 比较,相差在10%以下,可认为符合要求。   (   )

三、计算题

1. 某就餐者40岁,身高172cm,体重68kg,从事中等体力活动,求其每日所需能量。

2. 请编制一个大学男生一天的食谱。

第十章

特定人群的营养与配餐

处于不同生理状态和不同年龄阶段的人群,对于膳食营养的需要有很大不同。本章分别详细讲述不同人群对于营养的需要和配餐要求,这些人群包括孕妇、乳母、婴幼儿、儿童、青少年、老年人、运动员、高温作业人员、低温作业人员等。每节详细介绍各个人群的生理特点、营养摄入量、膳食安排和食谱编制举例。

学习目标

● 熟悉孕妇及乳母的营养平衡膳食原理与配餐。
● 熟悉婴幼儿的营养平衡膳食原理与配餐。
● 掌握儿童的营养与配餐需要。
● 掌握青少年和老年人的营养与配餐需要。
● 了解运动员、高低温作业人员的营养与配餐需要。

第一节　孕妇及乳母的营养与配餐

课前导入

孕妇不能吃哪些食物

孕妇作为特殊人群,不仅要重视加强营养,适量吃些营养丰富的食物,而且对膳食结构、饮食烹调、饮食卫生及食品选择等方面也要十分注意。怀孕期间,宝宝身体各器官不断发育,需要充足营养供给,怀孕期间若不注重均衡的营养,不但胎儿生长迟滞发育不良,妈妈产后也会更加虚弱。增加营养并不是越吃越多,而是注重食物中的营养均衡,同时,了解孕期不能吃哪些食物也十分重要。

一、不宜高脂肪饮食

如果孕妇长期高脂肪膳食,势必增加胎儿罹患生殖系统癌瘤的危险。长期多吃高脂肪食物,会使大肠内的胆酸和中性胆固醇浓度增加,同时,高脂肪食物能增加催乳激素的合成,促使发生乳腺癌,不利母婴健康。

二、不宜高蛋白质饮食

孕期高蛋白饮食会影响孕妇的食欲,增加胃肠道的负担,容易引起腹胀、食欲减退、头晕、疲倦等现象。

三、不宜高糖饮食

血糖偏高的孕妇容易生出体重过高的胎儿,也容易导致胎儿先天畸形、出现妊娠毒血症等。

四、不宜高钙饮食

孕妇盲目地进行高钙饮食,大量饮用牛奶,加服钙片、维生素 D 等,对胎儿有害无益。孕妇补钙过量,胎儿有可能得高血钙症;孩子出生后,会出现囟门太早关闭、颚骨变宽而突出等状况,不利健康地生长发育。

五、有些水果不宜吃

孕妇应慎食山楂、桂圆、柿子、榴梿。

思考:孕妇的饮食要根据其生理特点来制定,孕妇有什么生理特点呢?

一、孕妇的营养与配餐

(一)孕妇的生理特点

妇女从妊娠开始到哺乳终止期间,由于孕育胎儿、分娩及分泌乳汁的需要,母体要经受一系列的生理调整过程,对多种营养素的需要较正常时增加。

1. 新陈代谢的改变

从妊娠中期开始,孕妇的基础代谢率逐渐升高;到了妊娠晚期,基础代谢率增加 15% ~ 20%,这样就需消耗更多的能量和各种营养素。

2. 体重增加

孕期母体体重增加非常明显,一般增重 10 ~ 12.5kg,平均 11kg。增重过多或不足均对母体和胎儿不利。增加的体重中,水分约 7kg,脂肪约 3kg,蛋白质约 1kg。孕期母体增长包括两部分:妊娠的产物,如胎儿、胎盘、羊水;母体组织的增长。

不同 BMI(体重/身高)的妇女适宜的增重范围不同(见表 10 – 1)。

表 10 - 1 　根据孕前 BMI 推荐的孕期体重增长范围

孕前体重/身高类别	孕期体重增长值（kg）
低（BMI < 19.8）	12.5 ~ 18.0
正常（BMI 19.8 ~ 26.0）	11.5 ~ 16.0
高（BMI 26.0 ~ 29.0）	7.5 ~ 11.5
肥胖（BMI > 29.0）	6.0 ~ 6.8

（二）孕妇的营养摄入

1. 孕妇的能量需要

妊娠对能量的需要量比平时要大，主要是由于要额外负担胎儿的生长发育、胎盘和母体组织的增长所需的能量。20 世纪 70 年代，根据海丁（Hytten）和雷斯（Leitch）的推算和建议，正常妇女孕期应额外增加能量的摄入量约 33.5MJ（8000kcal），这 33.5MJ 的能量是孕期母体增重 12.5kg 和出生婴儿体质量 3.3kg 的能量基础，且整个妊娠期都需要增加能量。1985 年以后 WHO 对上述建议值进行了修改，同时根据妊娠母体活动一般减少而节省了能量，建议孕期比非孕期增加836.8kJ/d（200kcal/d）。20 世纪 80 年代，中国妇幼营养学界的专家对中国妇女能量消耗和需要量进行了大量的调查研究后认为，孕妇于妊娠四个月起能量的推荐摄入量（RNI）为在非孕基础上增加 836.8kJ/d（200kcal/d）。

2. 孕妇的宏量营养素摄入

（1）蛋白质

①孕妇在妊娠期间需要额外增加 925g 蛋白质，供母体形成新组织和胎儿成长时的需要。

②在连续的每个 1/4 孕期内，孕妇体内蛋白质的日增加量分别为 0.6g、1.8g、4.8g 和 6.1g；分布在孕早、中、晚期蛋白质的日增加量分别为 1g、4g、6g。

③假如蛋白质的利用率为 70%，估计一名孕妇在需要达到高峰时（孕晚期）每天需增加蛋白质 8.5g。如果妊娠蛋白质增长的变异系数为 15%，则孕期蛋白质推荐摄入量（RNI）的增加值在孕早、中、晚期分别为每天 5g、15g 及 20g，可基本满足所有健康妇女在孕期的需要。

④孕妇饮食要多样化，以便摄入多种蛋白质，互相取长补短。一般来讲，蛋白质摄入量由非孕期的 65 ~ 80g/d，增加到 80 ~ 100g/d，其中 1/3 以上应是优质蛋白质。

正常妊娠过程中蛋白质储存量见表 10 - 2。

表10-2 正常妊娠过程中蛋白质储存量

单位:g

	10 周	20 周	30 周	40 周
胎体	0.3	27	160	435
胎盘	2	16	60	100
羊水	0	0.5	2	3
子宫	23	100	139	154
乳房	9	36	72	81
血液	0	30	102	137
合计	34.3	209.5	535	910

(2)脂肪

孕妇膳食中应有适量脂肪,以保证胎儿神经系统发育和成熟,并促进脂溶性维生素的吸收。脂肪占能量的比重为25%~30%,同时要考虑脂肪来源及组成。磷脂是脑细胞机构和功能成分,是脑细胞分裂加速的物质基础,花生四烯酸、二十二碳六烯酸为脑磷脂合成所必需,因此应注意它们的摄入,以促进胎儿的脑神经和智力发育。

(3)碳水化合物

碳水化合物是能量的主要来源。葡萄糖为胎儿代谢所必需,用于胎儿呼吸,故应保持孕妇血糖的正常水平,以免胎儿血糖过低。

3. 孕妇的微量营养素摄入

(1)矿物质

①钙:妊娠期间母体对钙的需要除了维持自身各项生理功能外,还应满足胎儿构造骨骼和牙齿时对钙的需求。一个成熟的胎儿体内约积累30g钙,在孕早、中、晚期日均积累量分别为7mg、110mg和350mg。中国营养学会建议,妊娠期间钙的适宜摄入量(AI)为孕早期800mg/d,孕中期1000mg/d,孕晚期1200mg/d。

据调查资料表明,我国妇女孕期膳食钙的实际摄入量偏低,一般为500~800mg/d。虽然妊娠时钙的摄入量不足,对胎儿的体格发育无明显不良影响,但胎儿势必从母体的骨骼和牙齿中争夺大量的钙以满足自己的需要。此时母亲的钙代谢多为负平衡,结果是母亲易患骨质软化症。

②铁:妊娠期铁的需要增高,孕妇每日必须摄入一定量铁以补充自身消耗,同时需储备相当数量的铁以补偿分娩时由于失血而造成的铁的损失。同时胎儿在其生长发育过程中,除制造血液和肌肉组织需一定的铁外,还必须在肝内储存一部分

铁,以供胎儿出生后约半年内铁的消耗。为维持母体储存及预防铁缺乏的发生,妊娠期铁的摄入量应适当增加,适宜的摄入量(AI)为孕早期15mg/d,孕中期25mg/d,孕后期35mg/d。

膳食中铁的吸收率很低,我国膳食铁的来源多数为植物性食物所含的非血红素铁,估计膳食的吸收率不足10%,完全由膳食来供给孕妇铁,难于满足需要,应适当补充铁制剂或铁强化食品。

③锌:据估计,妊娠期间储留在母体和胎儿组织中的总锌量为100mg,其中约53mg储存在胎儿体内。动物实验提供了大量关于母体锌摄入量充足促进胎儿生长发育和预防先天畸形的信息,但有关人体锌的研究尚无一致的意见。中国营养学会建议,锌的推荐摄入量(RNI)在孕早期为11.5mg/d,孕中、晚期为16.5mg/d,可满足母体及胎儿生长发育的需要。

④碘:妊娠期甲状腺机能旺盛,碘的需求量亦增加。妊娠期缺碘易发生甲状腺肿大,并影响胎儿身心发育,产生克汀病。妊娠早期如果未纠正碘缺乏,使胎儿甲状腺激素不足,会严重影响胎儿中枢神经系统发育,可能会发生智力低下、听力障碍等,而且这种影响将是终生的。碘的推荐摄入量(RNI)为200μg/d。

(2)维生素

大量动物试验表明,母体维生素缺乏可导致胎儿生长发育迟缓及先天性畸形。

①维生素A:妊娠期除了维持母体本身的健康和正常生理功能的需要外,胎儿还要储存一定量的维生素A于肝脏中。母亲的维生素A营养状况低下与贫困人群中的早产、宫内发育迟缓及婴儿低出生体质有关。我国孕期维生素A的推荐摄入量(RNI)为孕早期800μg/d,孕中、晚期900μg/d。

虽然维生素A是胎儿所必需的,但孕妇也不可摄入过多的维生素A。动物试验表明,母体摄入过多的维生素A有致畸作用,且能影响胎儿骨骼的正常发育,尤其是在孕早期。

②维生素D:维生素D可促进钙的吸收和在骨骼中沉积,因而有促进妊娠期钙平衡的作用。各种形式的维生素D均可通过简单扩散经胎盘进入胎儿体内。妊娠期间维生素D缺乏可导致母亲和婴儿的多种钙代谢紊乱,包括新生儿低钙血症和手足抽搐、婴儿牙釉质发育不良以及母体骨质软化症。给维生素D缺乏的孕妇每天补充维生素D 10μg,可降低新生儿低钙血症和手足抽搐及母亲骨软化症的发病率,补充较高剂量(25μg/d)则可增加婴儿出生后的身高及体质量。

虽然维生素D可在紫外线照射下由皮下合成,但在缺乏日光照射的地区,食源性的维生素D尤为重要。我国孕期维生素D推荐摄入量(RNI)在孕早期为5μg/d,孕中、晚期为10μg/d。维生素D强化奶是最重要的食物来源。应当注意的是,维生素D不能补充过多,有报道称,妊娠期维生素D摄入量过多可能是婴儿高血钙症的主要原因。

③维生素 B_1：在妊娠期间母体新陈代谢增高,由于维生素 B_1 的需要量与新陈代谢成正比,故孕期维生素 B_1 的需要量亦增加。因维生素 B_1 不能在体内长期储存,因此足够的膳食摄入量十分重要。孕妇缺乏维生素 B_1 时母体可能没有明显的临床表现,但胎儿出生后却可能出现先天性脚气病。我国推荐的孕期维生素 B_1 摄入量(RNI)为 1.5mg/d。

④叶酸：孕妇对叶酸的需要大大增加。叶酸对正常红细胞的形成有促进作用,缺乏时红细胞的发育与成熟受到影响,造成巨幼红细胞性贫血,发展中国家常见妊娠期巨幼红细胞性贫血。叶酸摄入量不足或者说营养状态不良的孕妇伴有多种负性妊娠结局,包括出生体质量低、胎盘早剥和神经管畸形。神经管畸形是新生儿常见的一种先天畸形,又称无脑儿、脊柱裂等。现在已有多项的研究证明,孕期叶酸摄入量是决定神经管畸形危险性的重要因素。一些研究结果还表明,如果在怀孕前后补充叶酸可预防大多数神经管畸形的发生与复发,叶酸的增补量为 400μg/d。需要明确的是,叶酸摄入量过高可掩盖维生素 B_{12} 缺乏的血液学指标,可能产生不可逆的神经系统损害而延误治疗,因此叶酸补充量应控制在 1mg/d 以下,目前我国孕妇推荐的摄入量(RNI)为 600μg/d。

⑤维生素 C：维生素 C 是一种重要的保护性营养素,对胎儿的生长发育、造血系统的健全、机体的抵抗力等都有促进作用。妊娠期膳食中如果缺少维生素 C,可能造成流产和早产,胎儿出生后也易患贫血与坏血病。在各种传染病的流行季节,更应注意母亲膳食中维生素 C 的供给量水平。我国推荐的孕期维生素 C 摄入量(RNI)为孕早期 100mg/d,孕中、晚期 130mg/d,可满足胎儿和母体的需要。

美国成年妇女、孕妇和乳母的推荐膳食能量、蛋白质、维生素、矿物质等供给量与非孕成年妇女的比较,如表 10-3 所示。

表 10-3　美国成年妇女、孕妇和乳母的推荐膳食能量、蛋白质、维生素、矿物质等供给量与非孕成年妇女的比较

	成年妇女 (25~49岁)	孕妇 (妊娠晚期)	乳母[a]	超过非孕成年妇女供给量的百分比	
				妊娠(%)	哺乳(%)
能量 (kJ)	9025	10 460	11 297	14	23
蛋白质 (g)	50	60	65	20	30
维生素 A (μg)	800	800	1300	0	33
维生素 D (μg)	5	10	10	100	100

续表

	成年妇女 （25~49岁）	孕妇 （妊娠晚期）	乳母[a]	超过非孕成年妇女 供给量的百分比	
				妊娠(%)	哺乳(%)
维生素 E（TE，mg）	8	10	12	25	50
抗坏血酸（mg）	60	70	95	16	58
维生素 B$_1$（mg）	1.1	1.5	1.6	35	45
维生素 B$_2$（mg）	1.3	1.6	1.8	23	38
尼克酸（NE，mg）	15	17	20	14	33
维生素 B$_6$（mg）	1.6	2.1	2.1	31	31
叶酸（μg）	(180)[b]	400	(280)[b]	–	–
维生素 B$_{12}$（μg）	2	2.2	2.6	10	30
钙（mg）	800	1200	1200	50	50
磷（mg）	800	1200	1200	50	50
铁（mg）	15	30[c]	15	100	0
锌（mg）	12	15	19	25	58
碘（μg）	150	175	200	16	33
硒（μg）	55	65	75	20	36

注:a——哺乳的头 6 个月。

　　b　　现行美国公共卫生服务处对育龄妇女的推荐量为 400 μg/d。

　　c——妊娠所增加的铁需要量,通常不能通过普通的美国膳食或体内贮存得到满足,因而推荐每天补充 30mg 铁元素。

（三）孕妇的膳食安排

1. 孕前期妇女膳食指南

（1）多摄入富含叶酸的食物或补充叶酸

①妊娠的头 4 周是胎儿神经管分化和形成的重要时期,此期叶酸缺乏可增加胎儿发生神经管畸形及早产的危险。

②育龄妇女应从计划妊娠开始尽可能早地多摄取富含叶酸的食物,从孕前 3 个月开始每日补充叶酸 400μg,并持续至整个孕期。

（2）常吃含铁丰富的食物

孕前缺铁易导致早产、孕期母体体重增长不足以及新生儿低出生体重,故孕前女性应储备足够的铁为孕期利用。建议孕前期妇女适当多摄入含铁丰富的食物,缺铁或贫血的育龄妇女可适量摄入铁强化食物或在医生指导下补充小剂量的铁剂。

(3)保证摄入加碘食盐,适当增加海产品的摄入

妇女围孕期和孕早期碘缺乏均可增加新生儿将来发生克汀病的危险性,因此孕前和孕早期除摄入碘盐外,还建议每周至少摄入一次富含碘的海产食品。

(4)戒烟、禁酒

夫妻一方或双方经常吸烟或饮酒,不仅影响精子或卵子的发育,造成精子或卵子的畸形,而且影响受精卵在子宫的顺利着床和胚胎发育,导致流产。酒精可以通过胎盘进入胎儿血液,造成胎儿宫内发育不良、中枢神经系统发育异常、智力低下等。

2. 孕早期妇女膳食指南

(1)膳食清淡、适口

清淡、适口的膳食有利于降低怀孕早期的妊娠反应,使孕妇尽可能多地摄取食物,满足其对营养的需要。

(2)少食多餐

怀孕早期反应较重的孕妇,不必像常人那样强调饮食的规律性。应根据孕妇的食欲和反应的轻重及时进行调整,采取少食多餐的办法,保证进食量。

(3)保证摄入足量富含碳水化合物的食物

怀孕早期应尽量多摄入富含碳水化合物的谷类或水果,保证每天至少摄入150g碳水化合物(约合谷类200g)。

(4)多摄入富含叶酸的食物并补充叶酸

①怀孕早期叶酸缺乏可增加胎儿发生神经管畸形及早产的危险。妇女应从计划妊娠开始尽可能早地多摄取富含叶酸的食物。

②受孕后每日应继续补充叶酸400μg,至整个孕期。

(5)戒烟、禁酒

孕妇吸烟或经常被动吸烟可能导致胎儿缺氧和营养不良、发育迟缓。

3. 孕中、末期妇女膳食指南

(1)适当增加鱼、禽、蛋、瘦肉、海产品的摄入量

鱼、禽、蛋、瘦肉是优质蛋白质的良好来源,其中鱼类还可提供(n-3)多不饱和脂肪酸,蛋类尤其是蛋黄是卵磷脂、维生素 A 和维生素 B_2 的良好来源。

(2)适当增加奶类的摄入

奶或奶制品富含蛋白质,对孕期蛋白质的补充具有重要意义,同时也是钙的良好来源。

（3）常吃含铁丰富的食物

从孕中期开始孕妇血容量和血红蛋白增加,同时胎儿需要铁储备,宜从孕中期开始增加铁的摄入量,必要时可在医生指导下补充小剂量的铁剂。

（4）适量身体活动,维持体重的适宜增长

①孕妇应适时监测自身的体重,并根据体重增长的速率适当调节食物摄入量。

②应根据自身的体能每天进行不少于30分钟的低强度身体活动,最好是1~2小时的户外活动,如散步、做体操等。

（5）禁烟戒酒,少吃刺激性食物

烟草、酒精对胚胎发育的各个阶段都有明显的毒性作用,如容易引起早产、流产、胎儿畸形等。有吸烟、饮酒习惯的妇女,孕期必须禁烟、戒酒,并要远离吸烟环境。

具体的孕期合理膳食组成可参考表10-4,并做到食物来源多样化。

表 10-4 孕期合理膳食构成

单位:g/d

食物类别	孕早期	孕中期	孕晚期
粮谷类	200~300	400~500	400~500
大豆及制品	50~100	100	150
肉蛋禽鱼	150~200	150~200	150~200
蔬菜(绿叶)	300~400	500	500
水果	50~100	100~200	100~200
牛奶	200~250	250	250
植物油	20	25	25

（四）孕妇食谱编制举例

1. 孕早期食谱

早餐——牛奶250mL,白糖10g;馒头(标准粉)100g,酱猪肝10g,芝麻酱10g,水果(苹果、梨等)一小半或者一半。

午餐——米饭(大米)100g;豆腐干炒芹菜:芹菜100g,豆腐干50g;排骨烧油菜:排骨50g,油菜100g;蛋花汤:鸡蛋50g,紫菜5g。

午餐后加点——草莓100g,面包50g。

晚餐——二米饭:大米50g,小米25g;鲜菇鸡片:鸡胸片50g,鲜蘑菇50g;海蛎肉20g;生菜200g。

晚点——牛奶250mL。

2. 孕中期营养食谱

早餐——豆浆250g,生煎馒头50g。

点心——葡萄100g。

午餐——米饭(大米)100g;五香牛肉:牛肉100g;炒草头:草头150g;番茄蛋汤:番茄50g,鸡蛋50g。

点心——鲜肉月饼50g。

晚餐——米饭(大米)150g,蘑菇炒青菜:蘑菇50g,青菜150g;烧鲫鱼:鲫鱼100g。

点心——葡萄100g。

烹调用油30g,白糖20g,食盐及调味品适量。

3. 孕晚期营养食谱

早餐——牛奶250g,小笼包100g。

点心——豆浆250g,面包25g。

午餐——米饭:大米100g;清炖鸡:鸡块100g;炒芹菜:芹菜100g;鸡血豆苗汤:鸡血50g,豌豆苗100g。

点心——豆沙包50g,柑橘150g。

晚餐——米饭:大米100g;炒菠菜:菠菜150g;茄汁大排:番茄100g,大排100g;紫菜虾米汤:紫菜10g,虾米10g。

烹调用油30g,食糖10g,食盐及调味品适量。

二、乳母的营养与配餐

(一)乳母的生理特点

随着胎儿的娩出,产妇即进入以乳汁哺育婴儿的哺乳期。哺乳期妇女表现出以下生理特点。

1. 血中激素水平急剧降低

胎盘生乳素在一天之内,雌激素、孕激素在一周之内降到妊娠之前正常水平。

2. 基础代谢率增高

一般基础代谢比未哺乳妇女高20%,以保证自身机体的恢复和哺乳的顺利完成。为了保证分泌优质的乳汁,母体对能量、优质蛋白质、脂肪、无机盐、维生素和水的需求均相应增加。

3. 身体状态的恢复

母体的子宫及其附件将逐渐恢复孕前状态,而乳房则进一步加强它的活动。喂哺有利于使产后妇女性器官和机体有关部分更快地复原。

在怀孕期间,母体在正常条件下可储备约6kg的体脂,在哺乳过程中可以逐步消耗,故一部分母亲在喂哺一年后可以恢复孕前的体重,一部分母体可因哺乳而使体重比原来减少。

4.乳汁分泌量逐渐增多

孕妇分娩后,随着雌激素水平的下降,垂体分泌的催乳激素却持续升高,而高水平的催乳激素是乳汁分泌的基础。

5.体内钙大量消耗

哺乳6个月,乳母通过乳汁丢失的钙量约为50g,占母体总钙量的5%。因此,若钙的摄入量不足,易发生乳母的骨质疏松问题。

(二)乳母的营养摄入

1.乳母的能量摄入

哺乳期母体对能量需要量较大,因为乳母除要满足自身能量需要外,还要供给乳汁所含的能量和分泌乳汁过程本身需要的能量。

乳母合成1L乳汁约需要900kcal能量,因为每升乳汁含能量700kcal,机体转化乳汁效率约80%,故共约需900kcal才能合成1L乳汁。虽然妇女在正常怀孕条件下,其脂肪储备可为泌乳提供约1/3的能量,但是另外的2/3需要由膳食提供。

中国营养学会2000年提出的乳母每日能量推荐摄入量,在正常成年妇女的基础上每日增加500kcal,其中最好有100kcal来自蛋白质。

2.乳母的蛋白质摄入

乳母的蛋白质营养状况对乳汁分泌能力影响很大。如果膳食中蛋白质的质和量不理想,可使乳汁的分泌量减少,并影响到乳汁中蛋白质氨基酸的组成,所以供给乳母足量、优质的蛋白质就显得非常重要。泌乳过程可使体内氮代谢加速,产后一个月之内,如摄入常量蛋白质,产妇仍呈负氮平衡,故需要补充蛋白质。体内多余的氮储存能刺激乳腺分泌,增加泌乳量。按我国营养协会的建议,乳母应每日增加蛋白质20g。某些富含蛋白质的食品,如牛肉、鸡蛋、肝和肾等有促进泌乳的作用。

3.乳母的脂肪摄入

母乳中脂肪含量可受婴儿吮吸的影响而发生变化,每次哺乳过程中后段乳中脂肪含量比前段高。乳母热能的摄入和消耗相等时,乳汁中脂肪酸与膳食脂肪酸的组成相似,乳中脂肪含量与乳母膳食脂肪的摄入量有关。脂类与婴儿脑发育有密切关系,尤其是其中不饱和脂肪酸,例如二十二碳六烯酸(DHA),对中枢神经发育特别重要,脂溶性维生素的吸收也需要脂肪,所以乳母膳食中要有适量的脂肪,并且动物与植物脂肪应适当搭配。

目前我国还没有关于脂肪的每日推荐供给量,但其所供给的能量应低于总摄入能量的1/3。乳母摄入脂肪的量以占总能量的27%为合适。

4. 乳母的碳水化合物摄入

乳母膳食中,建议碳水化合物应提供55%~65%的膳食总能量。

5. 乳母的矿物质摄入

(1)钙的摄入

①乳母钙的需要量是指维持母体钙平衡量和乳汁分泌所需钙量之和。如果母亲膳食钙摄入量不能满足需要,母体就会动用骨髓中的钙用于维持乳汁中钙水平的稳定,乳母可因缺钙而患骨质软化症,常常出现腰腿酸痛、抽搐等症状。为了保证乳汁中钙含量的稳定及母体钙平衡,应增加乳母钙的摄入量。

②乳母膳食钙参考摄入量为每日1200mg,可耐受最高摄入量为每日2000mg。通常日常膳食很难达到上述的参考摄入量,因此需要增加奶类及奶制品的摄入量,还要多注意选用富含钙的食物或骨粉等,也可在保健医生的指导下,补充适量的钙剂也是有益的。此外,还要注意补充维生素D(多晒太阳或服用鱼肝油等),以促进钙的吸收。

(2)铁的摄入

①母乳中铁含量很低,增加乳母膳食铁的摄入量虽然可升高乳母血清中铁的水平,但对乳汁中铁含量的影响不明显。为了防止乳母发生贫血,应注意铁的补充,膳食中应多供给富含铁的食物。

②乳母膳食铁的适宜摄入量为每日25mg,可耐受最高摄入量为每日50mg。通过日常膳食虽可以达到上述的适宜摄入量,但是由于铁的利用率低,特别是植物性食物来源的铁,故仍需要另行补充以预防缺铁性贫血的发生。

(3)锌的摄入

锌与婴儿的生长发育及免疫功能有密切关系,并有助于增加乳母对蛋白质的吸收和利用,乳汁中锌含量受乳母膳食锌摄入量的影响。乳母膳食锌的参考摄入量为每日21.5mg,可耐受最高摄入量为每日35mg。

(4)碘的摄入

由于乳母的基础代谢率和能量消耗增加,碘的摄入量也应随之增加。乳汁中碘含量高于母体血浆中碘的浓度,乳母摄入的碘可立即出现母乳中。我国营养学会建议乳母膳食碘的参考摄入量为每日200μg,可耐受最高摄入量为每日1000μg。多吃海带、紫菜等海产品可增加碘的摄入量。

6. 乳母的维生素摄入

(1)维生素A的摄入

乳母膳食中维生素A的推荐摄入量为每日1200μg(合4000国际单位),可耐受最高摄入量为每日 3000μg。我国膳食中维生素 A 一般供应不足,因此乳母需要注意膳食的合理搭配,多选用富含维生素 A 的食物。

（2）维生素 D 的摄入

①乳母膳食维生素 D 推荐摄入量为每日 10μg（合 400 国际单位），可耐受最高摄入量为每日 50μg。

②我国日常膳食中富含维生素 D 的食物很少,应通过多晒太阳来改善维生素 D 的营养状况,必要时可补充维生素 D 制剂,但必须根据医生指导,因为补充维生素 D 过量也有害。乳汁中维生素 D 含量很低,婴儿通过多晒太阳或补充鱼肝油或其他维生素 D 制剂方能满足需要。

（3）维生素 E 的摄入

维生素 E 能促进乳汁分泌,乳母维生素 E 适宜摄入量为每日 14mg α－生育酚当量,通过多吃植物油,特别是豆油、葵花子油和豆类,能够满足需要。

（4）维生素 B_1 的摄入

维生素 B_1 是乳母膳食中很重要的维生素,能促进食欲和乳汁分泌,如果乳母膳食中缺乏维生素 B_1,会导致其在乳汁中缺乏,严重时引起婴儿脚气病,应特别注意乳母维生素 B_1 的供给。乳母膳食维生素 B_1 和维生素 B_2 的参考摄入量分别为每日 1.8mg 和 1.7mg,一般日常膳食都不易达到,应增加富含维生素 B_1 食物的摄入量,如通过多吃瘦猪肉、粗粮和豆类等增加维生素 B_1 摄入量,多吃肝、奶、蛋以及蘑菇、紫菜等食物可改善维生素 B_2 的营养状况。

（5）烟酸的摄入

乳母膳食烟酸维生素 B_3 参考摄入量为每日 18mg,通过膳食合理搭配通常能够满足需要,烟酸可耐受最高摄入量为每日 35mg。

（6）叶酸的摄入

乳母的叶酸维生素 B_{11} 需要量也高于正常未孕妇女,膳食叶酸参考摄入量为每日 500μg 叶酸当量,可耐受最高摄入量为每日 1000μg。

（7）维生素 C 的摄入

乳母膳食维生素 C 的推荐摄入量为每日 130mg,只要经常吃新鲜蔬菜与水果,特别是鲜枣与柑橘类等果品,容易满足需要,维生素 C 的可耐受最高摄入量每日 ≤1000mg。

7. 乳母的水分摄入

乳母每天摄入的水量与乳汁分泌量有密切的关系。当水分不足时,可使乳汁的分泌量减少,所以乳母每天应多喝水,还要多吃流质的食物,如肉汤、各种粥等,用以补充乳汁中的水分。

(三)乳母的膳食安排

1.增加鱼、禽、蛋、瘦肉及海产品摄入

动物性食品如鱼、禽、蛋、瘦肉等可提供丰富的优质蛋白质,乳母每天应增加总量为 100~150g 的鱼、禽、蛋、瘦肉,其提供的蛋白质应占总蛋白质的 1/3 以上。

2.适当增饮奶类,多喝汤水

奶类含钙量高,易于吸收利用,是钙的最好食物来源。乳母每日若能饮用牛奶 500mL,则可从中得到约 600mg 优质钙。必要时可在保健医生的指导下适当补充钙制剂。

3.产褥期食物多样,不过量

产褥期的膳食同样应是多样化的平衡膳食,以满足营养需要为原则,无须特别禁忌。要注意保持产褥期食物多样、充足而不过量。产褥期要重视蔬菜、水果的摄入。

4.忌烟酒,避免喝浓茶和咖啡

乳母吸烟(包括间接吸烟)、饮酒对婴儿健康有害,哺乳期应继续忌烟酒,避免饮用浓茶和咖啡。

5.科学活动和锻炼,保持健康体重

哺乳期妇女除注意合理膳食外,还应适当运动及做产后健身操,这样可促使产妇机体复原,保持健康体重。哺乳期妇女进行一定强度的、规律性的身体活动和锻炼不会影响母乳喂养的效果。

乳母每日合理膳食的构成见表 10-5。

表 10-5　乳母每日合理膳食的构成[3]　　　　　　　　　　单位:g

食物种类	数量	食物种类	数量
粮谷类	500	蔬菜(绿叶)	500
大豆及制品	50~100	水果	100~200
畜禽鱼肉	150~200	食糖	20
蛋类	100~150	烹调油	20~30
牛奶(mL)	200~500	水或汤(mL)	+1000

(四)乳母食谱编制举例

乳母一天食谱见表 10-6。

表10-6 乳母一天食谱

餐别	食物名称	原料名称
早餐	牛奶冲燕麦片	牛奶250mL 燕麦片15g
	苹果(加热)	苹果1个
	包子	3个左右
午餐	鸡汤挂面	挂面110g、鸡肉50g、青笋、菜花、豆腐干各30g、芹菜、香菇、青菜各30g、油9g
加餐	饼干、煮鸡蛋	饼干若干,煮鸡蛋1个
晚餐	营养八宝粥	以小米为主,加黑米、花生米、红豆、黑豆、薏米等
	酱牛肉炒油菜心	牛肉30g、菜心、油8g
	西红柿炒鸡蛋	西红柿150g,鸡蛋1个
	馒头	1个
加餐	香蕉、牛奶	香蕉1个,牛奶250mL

第二节 婴幼儿的营养与配餐

☞ 课前导入

宝宝各类辅食的添加顺序

一、种类添加顺序

应按淀粉(谷物)—蔬菜—水果—动物性食物的顺序来添加。首先应添加谷类食物并可以适当地加入含铁的营养素(如婴儿含铁营养素米粉);其次添加蔬菜汁/泥,然后就是水果汁/泥;最后开始添加动物性的食物,如蛋羹,鱼、禽、畜肉泥或肉松等。

二、动物性食物添加顺序

建议动物性的食物添加顺序为:蛋羹泥→鱼泥(剔净骨和刺)→全蛋(如蒸蛋羹)→肉末,注意不要用蛋羹代替含铁的婴儿米粉来给婴儿补充铁元素,同时也不要在宝宝未满六个月的时候添加含肉的辅食。

三、数量的添入顺序

应按由少到多的顺序,一开始只是给宝宝试吃与品尝,或者说在喂奶之后试吃一点,在宝宝适应后逐渐增加。

四、质地的添加顺序

按如下顺序添加:先液体(如米糊、菜水、果汁等),再泥糊(如浓米糊、菜泥、肉泥、鱼泥、蛋黄等),再固体(如软饭、烂面条、小馒头片等)。

五、时间顺序

建议从四月龄开始添加流食(如奶粉、米糊、菜泥等)。从六月龄开始添加半固体的食物(如果泥、蛋黄泥、鱼泥等)。7～9月龄时可以由半固体的食物逐渐过渡到可咀嚼的软固体食物(面粥、碎菜粥等)。10～12月龄时,大多数宝宝可以逐渐转化为进食固体食物为主的辅食。

思考:辅食的作用是什么? 为什么要给宝宝添加辅食?

一、婴幼儿的生理特点

(一)婴幼儿的生长发育

婴儿的年龄指从出生到满一周岁。在这个阶段,婴儿需经过从母体内生活到母体外生活;从完全依赖母乳营养,到依赖母乳外食物营养的转变。婴儿期是人生中生长发育的第一个高峰期,其身高、体重都呈迅猛增长状态。在 0～6 个月阶段,婴儿的体重平均每月增加 0.6kg;6～12 个月,体重平均每月增加 0.5kg;到一岁时,婴儿体重将增加至出生时的三倍(9kg 以上);身长将增加至出生时的 1.5 倍(平均 75cm)。

幼儿期指一周岁到三周岁。此阶段生长发育没有婴儿迅猛,但仍是人生中旺盛的时期。体重每年增加约 2kg,身长第二年增长 11～13cm,第三年增长 8～9cm。同时有智力和语言能力的发展。

(二)婴幼儿的消化能力

婴幼儿的消化系统处于发育的初始阶段,各项功能还不完善,因此对食物的消化、吸收和排泄能力均不强,不恰当的喂养易致功能紊乱和营养不良。

1.感官功能

新生儿有嗅觉和味觉,但味觉到三个月时才灵敏,在这三个月中,婴儿很容易习惯各种口味。但婴儿的口腔黏膜非常柔软,应注意不能进食过热过硬的食物。

2.唾液

唾液淀粉酶在喂奶期是不需要的,一旦添加了谷物,该酶会急剧增加。到 3～4 个月时,婴儿唾液腺逐渐发育完善,所以在四个月以前,最好不添加谷类辅食。

3.胃容量

新生儿胃容量小,且贲门功能还不健全,括约肌关闭不紧;再加上婴儿有生理性吞气,所以吃奶后稍有振动,容易发生吐奶现象。婴幼儿的胃容量变化为:新生儿25~50mL,一个月90mL,六个月160~200mL,12个月300~500mL,两岁600~700mL。

4.牙齿及消化功能

幼儿在两岁半前出齐全部20颗乳牙(见表10-7),但牙齿仍然处于生长阶段,咀嚼功能还未完全形成。婴儿胃液分泌量比成人少,胃液中胃酸和胃蛋白酶含量均不及成人,婴儿对蛋白质要分解成多肽吸收,所以过早补充食物蛋白,容易发生过敏。幼儿在一岁后,消化液中的胰蛋白酶、糜蛋白酶、脂肪酶等活性接近成人水平,一岁半时,胃蛋白酶分泌达成人水平。故对婴幼儿来说,最好每日饮食上采用少量多次的方式。

表10-7　乳牙萌出的一般顺序

单位:颗

种类	数目	出牙时间	总数
下中门齿	2	6~10个月	2
上中门齿	2	8~10个月	4
上侧门齿	2	10~13个月	6
下侧门齿	2	10~14个月	8
第一乳磨齿	4	13~17个月	12
尖齿	4	18~24个月	16
第二乳磨齿	4	20~28个月	20

二、婴幼儿的营养摄入

(一)婴幼儿的能量摄入量

2000年中国营养学会《中国居民膳食营养素参考摄入量》中,提出0~6个月婴儿的能量适宜摄取量(AI)为0.40MJ(95kcal)/(kg体重)可满足需要。幼儿能量的每日推荐摄取量(RNI)为:1~2岁男童4.60MJ(1100kcal)/d,女童4.40MJ(1050kcal)/d。2~3岁男童5.02MJ(1200kcal)/d,女童4.81MJ(1150kcal)/d。

能量摄入不足会导致婴幼儿生长发育迟缓、消瘦、抵抗力下降,严重时危及生命;能量摄入过多则会导致婴幼儿肥胖。一周岁时体重超过12kg的,成年后肥胖的可能性高于普通婴儿。

（二）婴幼儿的蛋白质摄入量

婴幼儿的正常新陈代谢、各种组织器官的成熟和身体的生长发育都离不开蛋白质的支持。

2000 年中国营养学会制定的《中国居民膳食营养素参考摄入量》中,提出的婴幼儿蛋白质推荐摄入量(RNI)为:婴儿 1.5～3.0g/(kg·d);1～2 岁幼儿为 35g/d;2～3 岁幼儿为 40g/d。在婴幼儿膳食中,要求优质蛋白质达到总量的 1/2～2/3。

（三）婴幼儿的脂肪摄入量

各种脂肪酸和脂类也是婴幼儿生长发育所必需的。必需脂肪酸是婴幼儿神经系统的发育所必需的,其所提供的热量应不低于总热量的 1%～3%。婴幼儿如摄入过多的脂肪,会导致消化不良、食欲不振及肥胖等病症。2000 年中国营养学会制定的《中国居民膳食营养素参考摄入量》中,提出的婴幼儿膳食中脂肪摄入量占总能量的百分比为:6 个月以内 45%～50%,6 月龄～2 岁为 35%～40%,2 岁以上为 30%～35%。

（四）婴幼儿的碳水化合物摄入量

由母乳喂养的婴幼儿,其所需热量的一半都来自碳水化合物。如果婴幼儿的饮食中缺少碳水化合物,会引发酮症。新生婴儿可以消化淀粉、乳糖、葡萄糖、蔗糖等糖类。婴儿能够充分吸收母乳中的乳糖,因为婴儿体内的乳糖酶的活性比成人的要高。婴儿在 4 个月左右就能够较好地消化淀粉类食品。婴儿碳水化合物所供热能应占总热能的 40%～50%,随着年龄的增长,可提高至 50%～60%。

（五）婴幼儿的微量元素摄入量

1. 钙

刚出生时婴儿体内的含钙量约占体重的 0.8%(25g),至成年时含钙量可达体重的 1.5%～2.0%(900～1200g)。钙在体内主要是作为骨骼和牙齿的主要成分。如果婴幼儿期缺钙,会导致生长发育迟缓、牙齿不整齐、低钙性抽筋以及出现软骨病。2000 年中国营养学会提出婴幼儿钙的适宜摄取量(AI)为:0～6 个月 300mg/d,6～12 个月 400mg/d,1～3 岁 600mg/d。

2. 铁

铁是构成血红蛋白、肌红蛋白、细胞色素及过氧化氢酶等的重要成分。2000 年中国营养学会推荐婴幼儿铁的适宜摄取量(AI)为:6 个月以内 0.3mg/d;6～12 个月 10mg/d,1 岁以上幼儿 12mg/d。

3. 锌

锌是蛋白质、核酸合成代谢过程中重要酶的组成成分。2000 年中国营养学会提出锌的每日推荐摄入量(RNI)为:6 个月以内为 1.5mg,6～12 个月为 8mg,1～3

岁为9mg。

婴幼儿期常量元素和微量元素参考摄入量见表10-8。

表10-8　婴幼儿期常量元素和微量元素参考摄入量(RNI或AI)

年龄 (岁)	钙AI (mg)	磷AI (mg)	钾AI (mg)	钠AI (mg)	镁AI (mg)	铁AI (mg)	碘RNI (μg)	锌RNI (mg)	硒RNI (μg)	铜AI (mg)	氟AI (mg)	铬AI (μg)
0~0.5	300	150	500	200	30	0.3	50	1.5	15(AI)	0.4	0.1	10
0.5~1	400	300	700	500	70	10	50	8.0	20(AI)	0.6	0.4	15
1~3	600	450	1000	650	100	12	50	9.0	20	0.8	0.6	20

(六)婴幼儿的维生素摄入量

1.维生素A

维生素A与婴幼儿的视觉形成、上皮生长分化、骨骼发育等有关。2000年中国营养学会推荐婴幼儿维生素A的适宜摄取量(AI)为每日400μg视黄醇当量。

2.维生素D

可促进钙、磷的吸收,与婴幼儿骨骼及牙齿的形成有关。2000年中国营养学会推荐婴幼儿维生素D的适宜摄取量(AI)为每日10μg(400IU)。

3.维生素K

新生儿和婴儿,尤其是单纯母乳喂养儿较易出现维生素K缺乏,从而导致新生儿患上低凝血酶原血症,因此,应注意及时给幼儿添加含维生素K丰富的辅食(如猪肝、菜汁、菜泥)及强化维生素K的食品。为防止新生儿发生低凝血酶原血症,可肌肉注射1mg维生素K。

4.B族维生素

婴幼儿生长发育迅速,对B族维生素的需要量随热能摄入量的增加而增加。

5.维生素C(抗坏血酸)

母乳喂养的婴儿一般不缺维生素C。牛乳因杀菌时破坏了维生素C,需要适当补充。2000年中国营养学会推荐婴幼儿维生素C的推荐摄入量(RNI)为:40mg/d(6个月以内),50mg/d(6~12个月),60mg/d(1~3岁)。早产儿:给100mg/d比较适宜。

婴幼儿期维生素参考摄入量见表10-9。

表 10 - 9　婴幼儿期维生素参考摄入量(RNI 或 AI)

年龄 (岁)	维生素 A AI (μgRE)	维生素 D RNI (μg)	维生素 E AI (mg α - TE)	硫胺素 RNI (mg)	核黄素 RNI (mg)	维生素 B$_6$ AI (mg)	维生素 C RNI (mg)	泛酸 AI (mg)	叶酸 RNI (μgDFE)	烟酸 RNI (mgNE)
0 ~ 0.5	400	10	3	0.2(AI)	0.4(AI)	0.1	40	1.7	65(AI)	2(AI)
0.5 ~ 1	400	10	3	0.3(AI)	0.5(AI)	0.3	50	1.8	80(AI)	3(AI)
1 ~ 3		10	4	0.6	0.6	0.5	60	2.0	150	6

三、婴幼儿的膳食安排

1. 纯母乳喂养

母乳是六个月龄之内婴儿最理想的天然食品,非常适合于身体快速生长发育、生理功能尚未完全发育成熟的婴儿。纯母乳喂养能满足六个月龄以内婴儿所需要的全部液体、能量和营养素。通常情况下,婴儿添加辅助食品的时间为 4 ~ 6 个月。添加辅助食品时,应优先添加米粉糊、麦粉糊、粥等淀粉类,这些食品不仅能为婴儿提供能量,并能训练婴儿的吞咽功能。

2. 产后尽早开奶,初乳营养最好

初乳对婴儿十分珍贵,对婴儿防止感染及初级免疫系统的建立十分重要。尽早开奶可减轻婴儿生理性黄疸、生理性体重下降和低血糖的发生。产后 30 分钟即可喂奶。

3. 尽早抱婴儿到户外活动或适当补充维生素 D

母乳中维生素 D 含量较低,家长应尽早抱婴儿到户外活动,适宜的阳光会促进皮肤维生素 D 的合成,也可适当补充富含维生素 D 的制剂。

4. 给新生儿和 1 ~ 6 月龄婴儿及时补充适量维生素 K

由于母乳中维生素 K 含量低,为了预防维生素 K 缺乏相关的出血性疾病,应及时给新生儿和 1 ~ 6 月龄婴儿补充维生素 K。

5. 不能用纯母乳喂养时,宜首选婴儿配方食品喂养

婴儿配方食品是除了母乳外适合 0 ~ 6 月龄婴儿生长发育需要的食品,其营养成分及含量基本接近母乳。

6. 定期监测生长发育状况

身长和体重等生长发育指标反映了婴儿的营养状况,父母可以在家里对婴儿进行定期的测量,了解婴儿的生长发育是否正常。

7. 幼儿膳食

幼儿膳食是从婴儿期以乳类为主,过渡到以奶、蛋、鱼、肉及蔬菜、水果为辅的

混合膳食,最后达到谷类为主的平衡膳食。其烹调方法应与成人有别,以与幼儿的消化、代谢能力相适应,故幼儿膳食以软饭、碎食为主。

四、婴幼儿食谱编制举例

(一) 配餐食谱示例

早餐:牛乳 50g、蛋黄 25g、大米粥 25g。

加餐:水果泥 50g。

午餐:软米饭 50g、蔬菜猪肝泥 50g、清蒸鱼肉 50g。

加餐:蛋糕 50g、香蕉 50g、牛乳 200g。

晚餐:豆腐玉米羹 50g、包子 50g。

加餐:麦粉糊 50g、水果泥 50g、牛乳 100g。

(二) 营养评析

以上食谱的配餐营养齐全、搭配合理。食物质地软烂,易于吸收。

蔬菜猪肝泥富含蛋白质、维生素 A、铁、钙等维生素和矿物质,补充生长所需营养。清蒸鱼肉,肉质细腻,易于吞咽,富含优质蛋白质。豆腐玉米羹,香醇黏稠,易于吸收,富含 B 族维生素和植物蛋白。水果泥补充所需维生素。

以上配餐餐次合理,营养充足,能满足能量需求。[7]

第三节　儿童及青少年的营养与配餐

☞ 课前导入

学龄儿童饮食原则

一、培养良好的饮食卫生习惯

饮食卫生习惯主要有不挑食、不偏食;按时吃饭;不暴饮暴食;饭前、吃东西前洗手;不吃不洁食物;吃饭时不看书、不看电视、不说笑;饭后不做剧烈运动等。

二、膳食要均衡,食物要新鲜、品种多样化

通过均衡的膳食,即粗细、荤素搭配就可以达到儿童的营养需要,而不必买营养品、滋补品之类食品。

三、注意蛋白质的质量

儿童在生长发育期需大量的蛋白质,而且蛋白质的质量必须优良,即摄入肉、禽、蛋、豆类的蛋白质,但不宜多吃高脂肪食物。

四、早餐不宜马虎

调查表明,从早餐中获得足够热能和蛋白质的学生,其体形和机能发育较好,学习效率亦高。早餐不但要吃而且要吃得好,可选择鸡蛋、牛奶、米饭、面包、小菜、馒头、果酱、芝麻酱等搭配吃。

五、补足水分

学龄儿童活动量大,新陈代谢旺盛,对水的需要量也大,因此应注意补足水分。如学校不提供安全卫生的饮水,学生可自带凉开水。值得注意的是,人工配制的各种果味饮料、碳酸型饮料不宜作为儿童补水之用。

六、补充矿物质、微量元素

处在生长发育期的儿童对矿物质、微量元素需求量大,调查表明,学龄儿童是容易缺乏钙、铁、锌、碘及维生素 A 等营养物质的人群,应注意从食物中摄入补充。可增加乳制品、豆制品、海产品及肉类、动物肝脏及新鲜蔬菜的摄入。

七、适当吃些零食

学龄儿童在午后三四点钟时吃一些零食既可缓解饥饿又能提高学习效率。现提倡吃硬果类零食,因为这类食物营养丰富,而且通过咀嚼有利于咀嚼肌发育,有益于视力。但应控制食量,而且不应在饭前吃。

八、注意食物的色、香、味,进食环境整洁优美

良好的进食环境是合理营养的基本条件,儿童进餐的环境应整洁、卫生。家长不要在吃饭时训斥、指责孩子,让他们保持轻松愉快的心情专心进食,这样利于食物的消化吸收。

(资料来源:王新良.儿童健康红宝书——学龄儿童篇.北京:人民军医出版社,2008.)

思考:谈谈学龄儿童早餐的重要性。

一、学龄儿童的营养与配餐

(一)学龄儿童的生理特点

学龄期是指 7 ~ 12 岁的阶段,处于此阶段的儿童生长快速,每年身高增长约 5 ~ 6cm,并且在此阶段的后期身高增长快于前期;体重每年增加 2 ~ 3kg。肌肉组织开始加速发育。

(二)学龄儿童的营养摄入

学龄儿童活泼好动,体力和脑力消耗较大。2000 年中国营养学会《中国居民膳食营养素参考摄入量》中提出学龄儿童能量的推荐摄入量(RNI)为 7.10 ~ 10.04MJ/d (1700 ~ 2400kcal/d),男童高于女童。蛋白质的推荐摄入量(RNI)为 60 ~ 75g/d,其中来源于动物性的蛋白质应占一半。脂肪提供的能量占总能量的比例为 25% ~ 30%，并适当配比含(n-6)多不饱和脂肪酸的植物油和含(n-3)多不饱和脂肪酸的鱼类等水产品的动物性脂肪，二者比例为(4~6):1。

(三)学龄儿童的膳食安排

学龄儿童膳食上应吃粗细搭配的多种食物，取得平衡膳食。早餐要吃好，占全日能量的 1/3 为宜，以保证上午学习所需的充足能量。每日至少饮 300mL 牛奶，吃 1~2 个鸡蛋，动物性食物 100~150g，谷类及豆类 300~500g。注意控制零食和食糖的摄入。

(四)食谱编制举例

1. 配餐食谱示例

早餐:肉包子 50g、豆浆 50g、鸡蛋 50g。

加餐:果汁 125mL、饼干 50g。

午餐:米饭 75g、小鸡炖蘑菇 200g(鸡肉 150g、蘑菇 50g)、红烧茄子 100g、拌海带丝 25g、豆腐菠菜汤 100g(豆腐 50g、菠菜 50g)。

加餐:牛肉干 100g、蛋糕 100g。

晚餐:排骨蔬菜面条 100g、玉米粥 50g。

加餐:牛乳 125mL、土豆饼 100g。

2. 营养评析

拌海带丝,清爽可口。海带当中富含碘、锌、铁等多种矿物质,能促进大脑发育。豆腐菠菜汤,去除草酸(将菠菜用开水焯一遍)后的汤中,营养更加均衡,铁、钙含量丰富,味道鲜美。

本配餐米、面、玉米粥,粗细搭配,并且能量充足,能满足身体发育所需;餐次合理,能及时补充能量。荤素搭配合理,蔬菜与水果丰富,满足矿物质需求。

二、青少年的营养与配餐

(一)青少年的生理特点

青少年期是指 12~18 岁,包括少年期及青春发育期,相当于初中和高中时期。青春期是一生发育突飞猛进阶段,也是生长发育最后阶段。此期身体生长发育迅速,生殖器官和性功能逐渐成熟,精神心理变化也大。

1. 体重与身高的变化

青春期体重与身高迅速增加,特别是体重增长更显著,是继乳儿期后出现的第二个高峰。体形改变出现从量变到质变的飞跃。女孩迅速生长比男孩早 1~2 年,但增长的幅度不如男孩。

在这一时期,身高的增长可以从平时每年增长 4~6cm 而激增至每年 8~

10cm;体重从每年平均增加 1.5～2kg 增至每年 5～6kg。中学时代是长知识、长身体、增强体质的最重要、最有利的时期,良好的营养、适当的锻炼和合理的作息是影响中学生身心发育的三个重要因素。

2. 各系统器官的变化

(1)心脏重量比初生时增长 10 倍,心肌增厚,肌纤维张力增大,血压与心搏出量逐渐增加,脉搏逐渐变缓,接近成人标准。

(2)肺发育旺盛,重量增加为初生时 9 倍,肺活量渐增。

(3)脑的重量、容量变化虽不大,但脑神经结构逐步发育接近成人。

(4)丘脑下部、脑下垂体、甲状腺、肾上腺均发育且分泌激素,进而促使全身组织迅速发育。

青春期人的体格发育极为迅猛,各个器官都在增大,脑、心、肝、肾等器官功能增强,加上学习紧张、活动量大,此时就需要更多的热量。

3. 生殖系统发育成熟,第二性征出现

青春期性器官和第二性征的迅速发育,使男女两性的形态差别更为明显。

(二)青少年的营养摄入

1. 青少年的能量摄入量

我国青少年能量供给量女性为 2300～2400kcal/d,男性为 2400～2800kcal/d(见表 10－10)。

表 10－10　青少年的能量供给量(每日)

单位:kcal

年龄	男孩所需能量	女孩所需能量
13～16 岁	2600	2500
16～19 岁	3000	2600

2. 青少年的蛋白质摄入量

青春期机体组织、肌肉增长很快,性器官迅速发育接近成人,因此需要供给充足、优质的蛋白质,供给量为 80～90g/d,与能量供给一致,均是一生需求的高峰。

3. 青少年的矿物质摄入量

处于青春期的青少年,由于骨骼、肌肉、红细胞等的迅猛增长,矿物质需要量增加,尤其是对钙、铁、锌的需要。但调查显示,此类矿物质的摄入量却往往低于供给量,因而要加以注意。

(1)钙

①青少年骨骼生长迅速,因而钙需要量增加,一般成人骨量约 45% 是在青春

获取;此阶段钙营养状况良好,有助于骨密度峰值的提高,可减缓老年时骨质疏松的发生、发展。

②我国钙的适宜摄取量(AI)11~17岁为1000mg/d,18岁为800mg/d。

③含钙丰富的食物有奶和奶制品、豆类等,绿色蔬菜也是钙的较好来源。可以带骨或带壳一起吃的小鱼、小虾及一些硬果类食物含钙也较多。

(2)铁

①青少年不论男、女均需要更多的铁以合成大量新的肌红蛋白与血红蛋白。铁的适宜摄入量(AI):女性14~18岁为25mg/d,男性14~18岁为20mg/d。

②含铁丰富的食物有红糖、蛋黄、发菜等。

(3)锌

蛋白质的合成需要锌,青春期由于生长迅速及性的成熟,锌尤为重要。锌缺乏会使生长迟缓、性发育不佳,补充锌可促进生长及性成熟。

含锌丰富的食物有贝壳类海产品、红色肉类、动物内脏、干果类、麦麸、花生等。

(4)其他矿物质

常量元素磷、钾、钠、镁和微量元素碘、硒、铜、氟、铬、锰、钼等的补充也不能忽视。

4.青少年的维生素摄入量

维生素 A 的推荐摄入量(RNI)为 700~800μg 视黄醇当量(RE)/d。维生素 D 的推荐摄入量(RNI)为 5μg/d。维生素 B_1 的推荐摄入量(RNI)为 1.2~1.5mg/d。维生素 B_2 的推荐摄入量(RNI)为 1.2~1.5mg/d。烟酸的推荐摄入量(RNI)为 12~15mg 烟酸当量(NE)/d。维生素 C 的推荐摄入量(RNI)为 90~100mg/d。

(三)青少年的膳食安排

1.三餐定时定量,保证吃好早餐,避免盲目节食

一日三餐不规律、不吃早餐的现象在青少年中较为突出,影响到他们的营养摄入和健康。三餐定时定量,保证吃好早餐对于青少年的生长发育、学习都非常重要。

2.多吃富含铁和维生素 C 的食物

青少年由于生长迅速,对铁的需要量增加,女孩加之月经来潮后的生理性铁丢失,更易发生贫血。

即使轻度的缺铁性贫血,也会对青少年的生长发育和健康产生不良影响,为了预防贫血的发生,青少年应注意经常吃含铁丰富的食物和新鲜的蔬菜水果等。

3.每天进行充足的户外运动

青少年每天进行充足的户外运动,能够增强体质和耐力;提高机体各部位的柔韧性和协调性;保持健康体重,预防和控制肥胖。户外活动对某些慢性病也有一定的预防作用。户外运动还能接受一定量的紫外线照射,有利于体内维生素 D 的合成,保证骨骼的健康发育。

4. 不抽烟、不饮酒

青少年正处于迅速生长发育阶段,身体各系统、器官还未成熟,神经系统、内分泌功能、免疫机能等尚不十分稳定,对外界不利因素和刺激的抵抗能力都比较差,因而,抽烟和饮酒对青少年的不利影响远远超过成年人。

（四）食谱编制举例

1. 配餐食谱示例

早餐:面包 150g、豆奶 200mL、鸡蛋 50g、小菜 50g。

加餐:蛋糕 100g、杧果汁 125mL。

午餐:馒头 250g、炖排骨 150g、咖喱鸡肉香菇土豆 150g、拌海带丝 50g、紫菜汤 50g。

加餐:牛肉饼 100g、杏仁露 250mL。

晚餐:北京烤鸭 200g、绿豆粥 50g。

加餐:包子 100g、牛乳 100g、干果 50g。

2. 营养评析

（1）咖喱鸡肉香菇土豆,味道浓郁,能增加食欲。咖喱能促进血液循环,所含的姜黄素具有激活肝细胞并抑制癌细胞的功能。香菇含多种维生素、矿物质。鸡肉肉质细腻,富含优质蛋白质,脂肪含量较低,并且含有磷、铁、锌、维生素 A、维生素 D、B 族维生素等多种营养素。

（2）拌海带丝和紫菜汤中富含维生素和矿物质,清爽可口,是很好的碱性食物。

（3）烤鸭营养丰富,味道鲜美,肉中含有丰富的优质蛋白质,高于其他禽类,并且含有不饱和脂肪酸;维生素 E、B 族维生素含量丰富,铁、铜、锌也大量存在,能补充青少年时期身体发育所需和日常能量的消耗。

本配餐营养丰富,早餐能量充足,能够满足青少年活动所需。餐次合理,能及时补充能量。蔬菜、水果丰富,大量碱性食物,能够调节机体平衡。[7]

第四节　老年人的营养与配餐

☞**课前导入**

长寿老人的十大饮食爱好

一、喜欢喝粥

历代医学家和养生学家对老人喝粥都十分崇荐。《随息居饮食》说:"粥为世间第一滋补食物。"粥易消化、吸收,能和胃、补脾、清肺、润下。

二、小米是老人的最佳补品

小米是谷子去皮后的颗粒状粮食,历来就有"五谷杂粮,谷子为首"美称。体弱有病的老人常用小米滋补身体。

三、珍珠玉米当主食

玉米别名玉蜀黍、苞谷、珍珠玉等,它与水稻、小麦并称为世界三大农作物,是世界公认的"黄金作物",也是长寿老人离不开的主食。

四、天天一斤奶

牛奶营养丰富又比较全面。奶中赖氨酸含量较高,胆固醇含量低,碳水化合物全部为乳糖,在肠道中可以转化为乳酸,有抑制腐败菌生长的作用。

五、每天吃一个鸡蛋

每天吃一个鸡蛋已成为长寿老人的普遍习惯。

六、偏爱红薯

医学家研究,红薯有五大功效:①和血补中,营养丰富;②宽肠通气,促进排便;③益气生津,增强免疫;④含抗癌物质,能防癌抗癌;⑤抵抗衰老,防止动脉硬化。

七、豆腐是老人喜欢的美食

豆腐主要成分是蛋白质和异黄酮。豆腐具有益气、补虚、降低血铅浓度、保护肝脏、促进机体代谢的功效,常吃豆腐有利于健康和智力发育。老人常吃豆腐对于血管硬化、骨质疏松等症有良好的食疗作用。

八、崇爱大白菜

大白菜含有矿物质、维生素、蛋白质、粗纤维、胡萝卜素,还含有分解致癌物质亚硝胺糖酶。从药用功效说,大白菜有养胃、利肠、解酒、利便、降脂、清热、防癌七大功效。

九、冬天不离萝卜

萝卜是地地道道的老人保健食品。祖国医学认为,它能化积滞、消食积、疗痰咳失音、治吐血、衄血、消渴、止痢、祛头痛、利小便等;生吃可以止渴、清内热、化痰止喘和助消化;蒸熟吃能消食健脾,并有补益功效。

十、胡萝卜是老人心爱物

胡萝卜也是老人都喜爱的心爱物。胡萝卜高含维生素A,有极为丰富的胡萝卜素。研究表明,胡萝卜能提供抵抗心脏病、中风、高血压及动脉硬化所需的各种营养成分。

(资料来源:人民网,搜狐健康转载.http://health.sohu.com/20080429/n256576925.shtml,2008-04-29)

思考:以上食物对哪些老年常见病具有功效?

1982 年联合国在奥地利维也纳召开世界人口老龄问题大会,会上确定 60 岁及以上人口称为老年人口。2012 年底,中国 60 周岁以上老年人口已达 1.94 亿。目前估计已经超过 2 亿。有关报告预测 2042 年老年人口比例将超过 30%。

一、老年人的生理特点

(一)基础代谢降低

与中年人相比,老年人的基础代谢降低 15%～20%。合成代谢降低,分解代谢增高,使体内代谢失去平衡,引起细胞功能下降。

(二)机体成分改变

老年人随年龄增长,体内脂肪不断增加,脂肪以外的组织不断减少,突出表现在肌肉组织的重量减少而出现肌肉萎缩;体内水分减少,主要为细胞内液减少;骨组织矿物质减少,尤其是钙减少,出现骨密度降低,易发生不同程度的骨质疏松症及骨折。

(三)器官功能改变

主要是消化功能、心脏功能、脑功能、肾功能及肝代谢能力,均随年龄增高而有不同程度的下降。

(四)免疫功能下降

老年阶段体内的胸腺萎缩、T 淋巴细胞数量减少,机体免疫功能下降,因此对疾病的抵抗力也开始下降。

二、老年人的营养摄入

(一)老年人的能量摄入量

由于基础代谢下降、体力活动减少和体内脂肪组织比例增加,老年期对能量的需要量相对减少,因此每日膳食总能量的摄入量应适当降低,以免发胖。老年人能量的摄入量,60 岁后应较青年时期减少 20%,70 岁以后减少 30%。2000 年中国营养学会《中国居民膳食营养素参考摄入量》中提出老年人的能量推荐摄入量(RNI):60～70岁为 7.53～9.20MJ/d(1800～2200kcal/d),70 岁以后为 7.10～8.80MJ/d(1700～2100kcal/d)。

(二)老年人的蛋白质摄入量

老年人体内的分解代谢增加,合成代谢减少,因此要多吃一些富含蛋白质的食品,至少应当和成年期吃得一样多,到 70 岁以后可适当减少。蛋白质代谢后会产生一些有毒物质,老年人的肝、肾功能已经减弱,清除这些毒物的能力较差,如果蛋白质吃得太多,其代谢后的有毒产物不能及时排出,也会反过来影响健康。一般说,老年人蛋白质的摄入量为每天 1.27g/kg。2000 年中国营养学会《中国居民膳食营养素参考摄入量》中提出 60 岁以上老年人的蛋白质推荐摄入量（RNI）：男性为 75g/d，女性为 65g/d。

（三）老年人的脂肪摄入量

老年人胰脂肪酶分泌减少，对脂肪的消化能力减弱，所以应当少吃一些脂肪，适量吃一些植物油。2000 年中国营养学会《中国居民膳食营养素参考摄入量》中建议老年人的脂肪摄入量为：脂肪提供能量占总能量的 20% ~30% 为宜。

（四）老年人的碳水化合物摄入量

老年人糖耐量低、胰岛素分泌减少，且对血糖的调节作用减弱，易发生血糖增高。因此，老年人不宜食含蔗糖高的食品。水果和蜂蜜中所含的果糖，既容易消化吸收，又不容易在体内转化成脂肪，是老年人理想的糖源。碳水化合物的适宜摄入量应占每日摄入总能量的 55% ~65% 为宜。

膳食纤维能增加肠蠕动，起到预防老年性便秘的作用；能改善肠道菌群，使食物容易被消化吸收；膳食纤维尤其是可溶性纤维对血糖、血脂代谢都起着改善作用，这些功能对老年人特别有益。随着年龄的增长，非传染性慢性病如心脑血管疾病、糖尿病、癌症等发病率明显增加，膳食纤维还有利于这些疾病的预防。粗粮中及蔬菜中含有大量的膳食纤维，老年人应注意加强这方面食品的摄入。

（五）老年人的矿物质摄入量

矿物质在体内具有十分重要的功能，不仅是构成骨骼、牙齿的重要成分，还可调节体内酸碱平衡，维持组织细胞的渗透压，维持神经肌肉的兴奋性，构成体内一些重要的生理活性物质。老年人对钙、铁的吸收利用能力下降，摄入不足，易使老年人出现骨质疏松症、缺铁性贫血，所以钙、铁的充足供应十分重要。2000 年中国营养学会《中国居民膳食营养素参考摄入量》中提出老年人钙的适宜摄入量（AI）为 1000mg/d，铁的适宜摄入量（AI）为 15mg/d，硒的推荐摄入量（RNI）为 50μg/d。

此外，微量元素锌、铜、铬，每日膳食中也需要有一定的供给量。

（六）老年人的维生素摄入量

老年人由于体内代谢和免疫功能降低，各种维生素的每日供应量应有充足保证。老年人由于食量减少，生理功能减退，易出现维生素缺乏。每日膳食中维生素 A 的推荐供给量为 800μg，维生素 D 的摄入量应达到 10μg（400IU），硫胺素、核黄素的膳食推荐量为 1.3mg，维生素 C 的膳食推荐量为 100mg。此外，每日维生素 E 的最大摄入量以不超过 400mg 为宜（见表 10 - 11）。

表 10 - 11 老年人维生素参考摄入量(RNI 或 AI)

年龄(岁)		维生素 A AI (μgRE)	维生素 D RNI (μg)	维生素 E AI (mg αTE)	硫胺素 RNI (mg)	核黄素 RNI (mg)	维生素 B$_6$ AI (mg)	维生素 B$_{12}$ AI (μg)	维生素 C RNI (mg)	泛酸 AI (mg)	叶酸 RNI (μg DFE)	烟酸 RNI (mg NE)
50	男	800	10	14	1.3	1.4	1.5	2.4	100	5.0	400	13
	女	700	10	14	1.3	1.4	1.5	2.4	100	5.0	400	13

三、老年人的膳食安排

(一)食物要粗细搭配、松软、易于消化吸收

老年人消化器官的生理功能有不同程度的减退,咀嚼功能和胃肠蠕动减弱,消化液分泌减少,因此老年人选择食物要粗细搭配,食物的烹制宜松软易于消化吸收。粗粮含丰富 B 族维生素、膳食纤维、钾、钙、植物化学物质等。

(二)营养素全面,提高生活质量

家庭和社会应从各方面保证老年人饮食质量、进餐环境和进食情绪,使其得到丰富的食物,保证其需要的各种营养素摄入量充足,以促进老年人身心健康,减少疾病,延缓衰老,提高生活质量。

(三)重视预防营养不良和贫血

60 岁以上的老年人由于生理、心理和社会经济情况的改变,可能使老年人摄取的食物量减少而导致营养不良。另外随着年龄增长而体力活动减少,并因牙齿、口腔问题和情绪不佳,可能致食欲减退、能量摄入降低,必需营养素摄入减少,而造成营养不良。60 岁以上老年人低体重、贫血患病率也远高于中年人群。

(四)多做户外活动,维持健康体重

老年人适当多做户外活动,在增加身体活动量、维持健康体重的同时,还可接受充足紫外线照射,有利于体内维生素 D 合成,预防或推迟骨质疏松症的发生。

四、食谱编制举例

(一)配餐食谱示例

早餐:发面春饼 100g、麦芽早餐乳 250mL、小菜 50g、香蕉 150g。

加餐:莜麦芝麻苹果糊 150g。

午餐:面条 100g、拌嫩豆腐 150g、香菇油菜 200g、海带排骨胡萝卜汤 50g。

加餐:豆皮虾仁香菜卷 150g。

晚餐:荷叶小米山药粥 50g、豆苗炒口蘑 150g、清蒸鲈鱼 150g、馒头 50g。

加餐:牛乳 250mL、橘子 150g。

（二）**营养评析**

本配餐增加了钙和水的摄入,控制了能量和胆固醇的摄入,少盐清淡易消化,食物质地松软,适宜老年人食用。粗细粮搭配合理,水果蔬菜充足,提供了充足的维生素和膳食纤维。[7]

课后习题

一、选择题

1.孕期维生素 B_{12} 或叶酸缺乏可使孕妇出现(　　)。

　　A.巨幼红细胞性贫血　　　　　　　B.溶血性贫血

　　C.再障性贫血　　　　　　　　　　D.营养不良性水肿

2.《中国居民膳食参考摄入量》建议乳母铁的每天适宜摄入量为(　　)。

　　A.10mg　　　　　B.5mg　　　　　C.25mg　　　　　D.35mg

3.牛奶作为学龄前儿童钙的最佳来源,适宜的饮用量为每天(　　)。

　　A.1000mL　　B.至少250mL　　C.300mL 以上　　D.300mL～600mL

4.为了获取足够的膳食蛋白质,老年人最佳的食物选择是(　　)。

　　A.牛、羊、猪肉类　　　　　　　　B.蔬菜水果类

　　C.谷薯类　　　　　　　　　　　　D.大豆及其制品

5.学龄儿童膳食上早餐要吃好,占全日能量的(　　)为宜。

　　A.1/2　　　　　B.1/3　　　　　C.1/4　　　　　D.1/5

二、判断题

1.为了保证能量摄入量达到推荐摄入量标准,孕妇应尽可能进食能量密度高的食物。　　　　　　　　　　　　　　　　　　　　　　　　　　　(　　)

2.考虑产褥期妇女的身体状况,膳食应以动物性食物为主,限制蔬菜水果的摄入。　　　　　　　　　　　　　　　　　　　　　　　　　　　　　(　　)

3.人乳中乳糖的含量比牛乳高。　　　　　　　　　　　　　　　(　　)

4.学龄前儿童每天最基本的食物是奶类及其制品。　　　　　　　(　　)

三、简答题

1.乳母的生理特点有哪些?

2.青少年的膳食应如何安排?

四、案例分析题

办公室文秘小王,女性,今年24岁,身高168cm,因车祸导致股骨骨折,在家休养3个月,体重从原来的61kg增至78kg,无并发症,无家族肥胖史。现已上班,但体重未降。请营养师设计安排小王一天的饮食并计算出小王每天饮食中的营养需求。

第十一章　餐饮企业的营养配餐

引 言

　　餐饮企业营养配餐是以顾客心理学为基础,考虑不同地区和人群的饮食习惯,针对前来就餐的人群的特点,设计营养菜点和营养食谱的过程。餐饮企业营养配餐的原则是原料丰富,食物多样;适应季节特点,满足食客生理需要;了解各地的饮食习惯,尊重不同食客的饮食爱好;控制油脂用量。

　　宴会是宾馆、饭店、饭庄、酒楼经常性的业务工作。通常宴会的就餐标准较高,菜点品种偏多,多数宴会的能量超标,酸性食品偏多,酸碱不平衡。营养配餐员应运用宴会食谱有关知识,设计既符合客人需要,又能保持膳食平衡、能量供给恰当的宴会食谱。

学习目标

- 理解餐饮企业营养配餐的概念。
- 掌握餐饮企业营养配餐的原则。
- 了解餐饮企业中常见用餐形式的配餐要求。
- 熟悉各种宴会对于配餐的要求,并制定出食谱。

第一节　餐饮企业概述

☞课前导入

《餐饮业经营管理办法(试行)》
（共二十四条,以下节选与本书有关的内容）

　　第一条　为了规范餐饮服务经营活动,引导和促进餐饮行业健康有序发展,维护消费者和经营者的合法权益,依据国家有关法律、法规,制定本办法。

第二条 在中华人民共和国境内从事餐饮经营活动,适用本办法。

本办法所称餐饮经营活动,是指通过即时加工制作成品或半成品、商业销售和服务性劳动等,向消费者提供食品和消费场所及设施的经营行为。

第三条 商务部负责全国餐饮行业管理工作,制定行业规划、政策和标准,开展行业统计,规范行业秩序。地方各级人民政府商务主管部门负责本行政区域内餐饮业行业管理工作。

第四条 国家鼓励餐饮经营者发展特色餐饮、快餐、早餐、团膳、送餐等大众化餐饮,提供标准化菜品,方便消费者自主调味,发展可选套餐,提供小份菜。

第五条 餐饮行业协会应通过制定行业公约等方式引导餐饮经营者节约资源、反对浪费。

第七条 餐饮经营者应当做好节能减排、资源节约和综合利用工作。

餐饮经营者应当建立节俭消费提醒提示制度,并在醒目位置张贴节约标识,贯彻节约用餐、文明用餐标准。

第八条 餐饮经营者应引导消费者餐前适量点餐,餐后主动帮助打包,对节约用餐的消费者给予表扬和奖励。

第九条 餐饮经营者不得销售不符合国家产品质量及食品安全强制标准的食品。

第十二条 禁止餐饮经营者设置最低消费。

第十三条 提供外送服务的餐饮经营者,应当建立健全相应的服务流程,并明示提供外送服务的时间、外送范围以及收费标准;根据消费者的订单和食品安全的要求,选择适当的交通工具、设备,按时、按质、按量送达消费者,并提供相应的单据。

第十八条 县级以上地方商务主管部门应当定期对餐饮行业开展反食品浪费相关行为进行监督检查,并给予相应奖励或处罚。

第二十四条 本办法自2014年11月1日起实施。

(资料来源:中国烹饪协会网站. http://www. ccas. com. cn/Article/HTML/107041_2. html)

思考:请解释一下餐饮经营活动的含义?

一、餐饮业的概念

餐饮业是一个历史悠久的行业。随着社会生产力的高度发展,人们生活水平不断提高,人们在政治、经济、商贸、旅游、科技、文化等方面的交流日益频繁,家务劳动社会化程度日益提高,这些都使得现代餐饮业朝着设备舒适、环境优美、产品风味突出及服务质量优良的方向发展。餐饮业的市场范围十分广泛,国际、国内各行各业的人们都能成为餐饮经营着的接待对象。

餐饮业基本上应该涵盖三个组成要素。

1. 一定的场所和相应的设备、设施

餐饮企业要有一个固定的场所,餐饮企业要提供食品和服务,无论当场消费或外卖,都必须有设备、设施才可以进行生产。

2. 提供餐饮食品和服务

餐饮企业提供的商品包括餐饮食品和服务两个部分。越是高档次的酒店、餐厅,提供的产品中服务所占的比例越大。

3. 以产生利润为目的,是一种经济行为

餐饮业生产的目的是获得相应的生产利润。

由此可见,餐饮业是指利用餐饮设备、场所和餐饮原料,从事饮食烹饪加工,为社会生活服务的生产经营性服务行业。

二、中国内地餐饮企业的表现形式及基本特点

中国内地餐饮企业主要有以下几种表现形式。

1. 高档酒楼

高档酒楼是以高端消费者为主要客户群体的就餐场所。商务宴请、私人盛宴往往会在这类酒楼里进行。

2. 酒店(宾馆)餐厅

酒店餐厅一般用于酒店所在地的党政军机关、企事业单位的正式宴请、酒店所在地的高档婚宴,其消费群体还包括暂住酒店的中外宾客和酒店所在地的当地宾客等。

3. 家庭餐馆

家庭餐馆是以家庭或家族为主要经营管理主体又以家庭为主要顾客对象的餐饮机构。

4. 火锅店

中式火锅店的经营场所面积由几十平方米至上千平方米不等,火锅的口味也千差万别,但大多数以辣为主旋律,尤以巴蜀风格的火锅店最受人们欢迎。

5. 快餐店

快餐店是为急于解决吃饭问题的过客提供餐饮服务的餐饮场所,通常位于交通要道。

6. 食街和小吃

其经营特点是将某一地区乃至全国的名优小吃集于一个空间之内,使食客们能够非常方便地挑选自己中意的美食,产品的价格一般较公道。

7. 团体供餐机构

"团体供餐"是社会分工专业化在餐饮服务领域里的体现,最早兴起于美国,

发展到今天已能为学校、企业、机关、医院、监狱、军队等提供餐饮服务。

8. 西餐馆

西餐馆是主要提供西式菜肴产品的餐饮机构,集中于我国的大中城市。其表现形式分为酒店西餐厅和社会西餐馆两种。

9. 饮品店

这是最近几年兴起的一种餐饮机构形式,多开于商业活动较发达的中心城市,其主要目标市场是谈生意和休闲等类型的客人,产品价格不菲。

10. 茶餐厅

茶餐厅与饮品店类似,也是最近几年新出现的餐饮形式,源于中国香港地区。

三、西方国家餐饮企业的表现形式及基本特点(以美国为例)

1. 社会餐馆

(1)全套服务餐馆(Full Service Restaurant)。

(2)主题餐馆(Theme Restaurant)。

(3)咖啡馆(Coffee Shop)。

(4)简餐餐馆(Cafeteria)。

(5)快餐馆(Fast Food Restaurant)。

2. 酒店餐厅形式

(1)酒店餐厅(Dining Room)。

(2)酒店咖啡厅(Coffee Shop)。

(3)宴会厅(Banquet)。

(4)客房用餐服务(Room Service)。

3. 团体供餐机构

4. 俱乐部餐厅

5. 餐饮外卖服务

本书涉及的营养配餐的内容适用于所有餐饮企业类型,但重点探讨对象是中国内地餐饮企业表现形式中的高档酒楼、酒店(宾馆)餐厅和团体供餐机构。

第二节　餐饮企业营养配餐概述

☞ 课前导入

营养配餐员

所属行业分类:旅游/酒店/餐饮——餐饮。

所属职业分类:技能型——餐饮·饭店·旅游技术人员。

一、工作性质和特点

营养配餐员是指根据用餐人员的不同特点和要求,运用营养知识,配制符合营养要求的餐饮产品的人员。

二、工作内容

(1)根据用餐人员的不同需要和食物的营养成分编制食谱或菜谱;

(2)配餐制作。

三、职业需求

营养配餐员是一个新的职业技术工种,服务对象是广大就餐者,目前国内从事此项职业的人几乎处于空白状态,因而,随着消费者的消费意识的成熟,此项职业的市场需求将会迅速增加。现有的星级宾馆、餐饮业从业厨师超过 800 万人,如果以 30 名厨师构成一个提供膳食的网点来计算的话,需要 26 万多名营养配餐员;全国企事业单位、社会团体、大中小学校、厂矿的食堂,有 20 万名以上营养配餐员的需要量;现有的快餐公司,营养餐公司也有万名营养配餐员以上的需求。

四、从业要求和资格

(1)精通食品及营养学的相关知识;

(2)取得餐饮职业(如烹调、面点、餐厅服务等)初级以上职业资格证书;

(3)连续从事餐饮相关职业工作三年以上。

五、工作要点

营养配餐员的工作要点是要保证餐饮产品的营养更加合理、全面、均衡,要尽量做到因人设计、因需进食。要做好这项工作,需要全面的营养、烹饪、食品材料、食品化学、食品卫生学、中医滋补养生理论等专业知识及饮食心理、饮食习俗等其他知识。

(资料来源:中国教育在线生涯规划频道. http://www. eol. cn/html/sy/zhiye/c/347. shtml)

思考:你怎么认识营养配餐员这个职业?

一、餐饮企业营养配餐的意义

随着经济的发展,人们生活水平的不断提升,人们在外就餐成了司空见惯的事。人们的膳食结构发生了变化,在酒店餐厅和社会餐厅就餐往往注重大鱼大肉,忽略了蔬果,造成了膳食结构不合理。由吃而引起的富贵病越来越多。越来越多的人开始注重饮食的健康,范围也从老幼人群向中青年人群中扩展,这说明国民的营养膳食观念的进步,并且有极大的提升空间。

餐饮企业注重饮食营养是大势所趋,它是人类文明进步的标志。营养配餐员在各式餐厅厨房中可以协助厨师改善菜品结构,添加营养标识,宣传营养常识及改善膳食结构。餐饮企业工作人员一定要转变观念,认识到自身工作与人们身体健康之间的密切关系,明确自己的责任,在工作中将营养与烹饪紧密结合,使前来就餐的人们吃出健康、吃出美丽、吃出好心情。

二、餐饮企业营养配餐的概念

餐饮企业营养配餐是指将现代营养理论、烹饪基础理论及中医食疗理论与烹饪技术相结合,以顾客心理学为基础,考虑不同地区和人群的饮食习惯,利用现代科技手段和餐饮企业现有的厨房设备,针对前来就餐的人群的特点,设计营养菜点和营养食谱,制作营养菜点以及销售营养菜点的过程。[13]

餐饮企业进行营养配餐包括营养菜点的设计、营养食谱的设计、营养菜点的销售和营养菜点的质量控制四个方面。

三、餐饮企业营养配餐的原则

(一)原料丰富,食物多样

在进行点菜服务中,不但要注意推荐营养丰富的原料和食物,还要选择合适的烹调方法,以不同口味的菜肴和面点来激发用餐者的食欲,最终达到理想的营养配餐效果。

1. 注意色、香、味、形、器的合理搭配

菜肴和面点对人体的影响是由多种刺激产生的,其中色彩和造型及盛器的外观对用餐者产生的是视觉刺激。如果一味注意营养的搭配而忽略了菜点色、香、味、形、器的搭配则会影响用餐者的食欲。

2. 食物品种丰富,口味多样

中国的饮食文化有着深厚的底蕴,中国菜点品种丰富,风味独特。在点菜服务中,既要推荐酒店的特色营养菜点,还要考虑地方菜点的介绍和推荐,丰富菜点种类,满足不同食客的要求,使用餐者既能享受进食美味的满足感,又达到从多种食物中获取足够营养素的目的。

保证食物多样,选料多样是最基本的要求。在选择主食原料(主要提供碳水化合物、膳食纤维和蛋白质)时,除了选择大米和面粉外,还应注意选择一些杂粮和薯类,避免推荐的主食单调。在选择蛋白质来源的食物时,除蛋类、肉类、鱼虾类、奶类等动物性食物外,还应注意选择大豆及其他豆类等。为了保证酸碱平衡,并满足维生素和矿物质的摄入量,一定要选择多种蔬菜水果和野菜、菌藻类食物。

除保证选料多样、食物多样外,烹调技法和菜式也要多变。比如热菜与凉菜、

炒菜与汤菜、爆炒与红烧、滑熘与炖煮;馒头与米饭、包子与水饺、蛋炒饭与豆沙包、馅饼与馄饨、面包与蛋糕等。

(二)适应季节特点,满足食客生理需要,推出应季养生菜点

中国人的养生法则一向遵循自然,配合天地万物的变化,当然也包含四季更迭,因此有"春生、夏长、秋养、冬藏"及"春温、夏热、秋燥、冬寒"等说法。餐饮企业应根据季节的不同推出应季养生菜点。

1. 春季滋补养生

(1)春季饮食重点

①春季肝气旺盛,容易影响脾胃消化,饮食以清淡为宜。

②食用当季绿色蔬菜,补充冬季摄取不足的维生素和矿物质。

(2)春季养生食补

①不宜过度进补,以免造成体内多余的热气无法排除。

②若需食补,建议选用莲子、百合、花生、白果等平性食物。

③银耳可防发炎,亦可促进肝脏蛋白质合成,适合春天食用。

④过敏气喘体质者,应少吃冰冷或寒性食物,例如瓜类或蟹。

2. 夏季清热解毒

(1)夏季饮食重点

①夏季人体出汗多,容易造成电解质不平衡,应随时注意水分补充。

②气温偏高,食物容易变质、滋生细菌,因此务必特别留意食物的保存、清洁卫生。

③夏季饮食宜清爽,避免油炸、油煎等烹饪方式,以免加重身体负担。

(2)夏季养生食补

①适量食用清淡且带有苦味的食物,如苦瓜、芥蓝等。这些食物有清热、降火等效用,能帮助舒缓夏日不适。

②每餐宜定时定量,避免贪凉、过度摄取冰品和寒凉性食物。

③钙和锌常随汗液排出,建议从瘦肉、乳制品、核果类、鱼类与蛋类等食物中适量补充。

④天气燥热容易使人缺乏食欲,可适当运用葱姜蒜等辛香料或柠檬、柳橙等甜酸食物,为菜肴提味,促进食欲。

⑤丝瓜、冬瓜、小黄瓜、绿豆、四季豆、芦笋、芦荟等当季食材,有清热利尿之效,适合夏天食用。

3. 秋季滋阴润肺

(1)秋季饮食重点

①少吃辣椒、葱、蒜等刺激性食物,以免加重体内的燥气。此外,寒凉性的食物

也应少吃。

②最佳进食方式为少量多餐,选择便于咀嚼、消化的食物,同时也应减少油脂的摄取。

(2)秋季养生食补

①选用具有"助肝气、敛肺气"效用的食物,借以强化呼吸道,例如水梨、百合、莲藕等。

②多吃酸性食物,例如苹果、葡萄、杨桃、柠檬、柚子、山楂等,有助于生津滋润。

③芝麻、核桃、糯米、蜂蜜、甘蔗、银耳等食物,可润燥养阴,适合在秋天食用。

④秋天的燥气容易对肺部造成负担,可多吃银耳、水梨、山药、百合、莲藕等有滋润呼吸道作用的食物。

⑤热粥护胃补气,是秋天的理想早餐。

4.冬季温润补元

(1)冬季饮食重点

①适度增加热量摄取,以维持身体运作所需,提高耐寒能力。

②冬季应多吃生鲜蔬果,除了补足水分,也可提高维生素的摄取量。

(2)冬季养生食补

①无论是食补或药补,均应视个人体质进行,按照"虚则补之,寒则温之"的基本原则。

②摄取足量的蛋白质、脂肪,可以提升免疫功能。

③羊肉、鸡肉、牛肉、深海鱼、蛋类、奶类,都是冬季最佳的蛋白质来源。

④胡萝卜、韭菜、香菜、洋葱、红豆、芝麻、核桃、桂圆、辣椒、葱、姜、蒜,属于温热性食物,有助于御寒,可达到防病强身的效果。

⑤现代人营养充足,不一定要进补。均衡摄取六大类食物(五谷根茎类、油脂类、蛋豆鱼肉类、奶类、蔬菜类、水果类),才是食补养生的最佳原则。[21]

(三)了解各地的饮食习惯,尊重不同食客的饮食爱好

我国幅员辽阔、人口众多,饮食文化源远流长,不同地域的人群有着不同的饮食习惯。餐饮企业一线工作人员应掌握不同地区的饮食习惯,根据不同人群进行科学配餐。[13]

(四)控制油脂用量

许多消费者担心脂肪摄入过多会造成肥胖,因为伴随肥胖而来的就是"五病综合征",即肥胖、高血压、高血脂、心脑血管病与糖尿病,这是一组相互关联、互为因果的疾病。中国营养学会对于油脂的推荐量是每人每天25g。

饭店与餐馆烹饪以追求美味为主,菜肴中高油、高盐、高糖的情况经常发生。其实有好多窍门可以减少食用油的摄入,例如可以采取焯、蒸、烤、凉拌的方式做菜;煲汤后去掉表层的浮油;把肉类煮至七成熟后再切片炒;禁止在菜肴装盘时加明油;另外还可以做"滑菜",就是把肉上浆、用淀粉"穿衣",水滑后再烹调,不仅使肉质鲜嫩,也能减少脂肪的摄入。一些餐馆把新鲜蔬菜焯熟以后,再浇上用淀粉调好的芡汁,制作出的菜肴色、香、味俱佳,烹饪用油却很少。[22]

第三节 不同用餐形式的配餐要求

课前导入

理想的进餐顺序

美国哥伦比亚大学的营养学家研究发现,人体消化食物的顺序是严格按照进食顺序进行的。如果一开始吃的是成分过于复杂而且需要很长时间来消化的食物,接着再吃简单、容易消化的食物,会大大妨碍肠胃对后者的吸收和营养的利用。

因此最理想的进食顺序是:不喝甜饮料,首先吃清爽的新鲜水果,然后喝一小碗开胃汤,再吃清淡的蔬菜类菜肴,把胃充填大半;然后上主食,最后上鱼肉类菜肴,喝少许酒或饮料。

根据"中国居民膳食宝塔",每天摄入量最多的应当是蔬菜和主食;摄入量应当最少的是动物性食品,并把它们放在就餐顺序的最后,应当是合情合理的。这样吃不仅容易消化吸收,也会大大减少高血脂、高血糖、肥胖等症的发生。

就餐注意事项:

1.姿势正确:进餐时要端正坐姿,不压迫胃部,帮助食物由食道较快进入胃内。

2.间隔时间要适宜:一般两次进餐间隔以4~6小时为宜。

3.尽量不在饥饿时进食:饥饿时食欲特强,容易一下子吃得多,从而导致肥胖。

4.不要吃得太多:可以先吃喜爱的食物,情绪上的满足会使你较快地产生饱胀感,从而避免进食过量。

5.细嚼慢咽:细嚼慢咽有助于消化。

(资料来源:中国食品科技网. http://www. tech – food. com/kndata/1052/0104727. htm)

思考:中餐的上菜顺序是什么样的?从营养学角度来看,你认为合理吗?

餐饮企业可以提供不同种类的用餐形式,不同用餐形式的配餐要求会有所差别。

一、自助餐

原料种类丰富,食物之间不能存在相克相反的情况,烹调方法多样,干稀搭配合理,口味多变满足不同就餐人群的要求。

自助餐菜点食品虽然面广、品种多,但要组合得精巧、合理,在菜单制定时必须遵循以下原则。

(一)菜点品种要适合消费者需求

在制定自助餐菜单时,其菜点品种的选择至少应适合该餐厅消费层次、当时季节消费者大致趋同的需求。饭店自助餐厅装修档次、饭店星级标准,常常给消费者一定心理印象,这往往决定自助餐消费客人的层次,即客源市场。

(二)充分分析饭店生产技术、设备力量

饭店厨师技术水平、厨房设备设施条件在很大程度上影响和限制自助餐菜点品种、档次和翻新节奏。一般规模大、规格高的自助餐,菜点种类都比较齐全,冷菜、羹汤、热菜、烧烤菜肴、点心、甜品、水果等一应俱全。

(三)菜点数量适当,结构均衡

自助餐是将若干品种、系列菜点食品提供给消费者自由选择的就餐方式。因此,不论自助餐消费标准高或低,就餐人数多还是少,只要决定以自助餐方式经营,其菜单的制定就必须考虑菜肴、点心以及冷菜、热菜、汤类、荤菜、蔬菜、甜品、水果等食品的结构比例和具体道数。

(四)突出高身价或特色菜点

自助餐虽为菜品全部陈列出来让消费者自选的形式,但菜单制定时也应有意识安排一些高身价或本店的特色菜点,以吸引客人、扩大口碑、增加客人消费的认同感。一餐自助餐应该穿插供应一些本地流行或客人推崇的菜点。

(五)依据消费标准,把握成本构成

制定自助餐菜单既要安排适合客人口味的菜点,又不能无原则、不考虑成本消耗,提供超标准的菜点组合。固定经营的自助餐也好,专题、专场自助餐也好,都应根据饭店规定的毛利及成本率,严格核算,准确计划和使用成本,在不突破总成本的前提下,逐步按照菜品结构分解成本,开列具体菜品名称,规定主、配料名称及用量,最后再均衡、调整品种,完善确定菜单。

二、零点餐

(一)向客人推荐菜肴

(1)尊重客人的个人喜好和饮食习俗。

(2)考虑顾客身体特点,因人而异进行推销。

（3）做好营养菜点的搭配工作，比如原料种类的选择，菜肴味型的搭配，烹调方法的运用等。

（二）推荐营养菜点的方法

（1）先让客人了解餐厅所供应的菜点品种，请客人自己点菜，这样既礼貌又可以观察客人的喜好。

（2）当客人要求服务人员帮助点菜时，服务人员应热情地根据客人的需要推销菜品。

（3）当客人所点的菜点在原料、口味等方面出现雷同时，服务人员应用婉转的语言提醒客人加以调换，并主动推销其他菜品。

三、团体餐

团体餐要求菜式多变、原料丰富、口味多样、烹调方法齐全，满足不同人群的需求。具体做到以下要求。

1. 冷菜

可用什锦拼盘或四双拼、花色冷盘，配上四个、六个或八个小冷盘。

2. 热菜

采用滑炒、煸炒、炸、爆、烩等多种烹调方法，达到菜肴口感软嫩、干香、酥脆、酥烂和外形的饱满、整齐的不同要求。

3. 主菜

由整只、整块、整条的原料烹制而成，装在大盘或大碗中上席。采用烧、烤、蒸、熘、炖、焖、叉烧、汆等多种烹调方法。

4. 素菜

经炒、烧、扒等方法制作而成，起到解腻和营养平衡的作用。

5. 甜菜

采用蜜汁、拔丝、熘炒、冻和蒸等多种烹调方法而成，多数是趁热上席，在夏季也有供冷食的。

6. 汤菜

选用营养丰富的原料调制基础汤，再配以其他原料制作营养丰富、味道鲜美的汤菜。

7. 点心

常用糕、团、面、粉、包、饺等品种，采用的种类与成品的粗细视宴会规格的高低而定。

8. 水果和饮品

根据季节选用合适的水果和饮品,增加维生素和膳食纤维的摄入。

四、配餐公司的外包服务

对于单位员工来说,在食堂就餐的次数往往仅次于家中,食堂的重要性可见一斑。而传统意义上的食堂,往往是大锅炒菜,品种单一,不讲究口味,不讲究营养,以吃饱为原则。改革开放以来,随着人们生活水平的提高,特别是近十年来人们就餐观念的改变,使营养配餐越来越受到重视。

餐饮业的营养配餐在国外(如美国、日本、西欧等国)发展较早,它首先是从集体配餐开始的。例如:在美国,由农业部统一制定营养配餐标准,建立集体食堂,统一餐具,国家给予财政补贴,供给平价原料,以中小学生、老年人等为主要对象,设有营养师配餐;日本颁布有《中小学生午餐法》,建立中心配餐工厂统一提供原料,学校设有营养师配餐,保证学生的身体健康。

我国从 20 世纪 90 年代前后开始进行营养配餐的试验,随着社会的重视与需求,发展越来越迅速。目前,虽然还存在一些问题,如还没有一整套完善的、科学的、摆脱传统手工操作的工艺流程和良好的操作规范标准,营养配餐的专业人员还很短缺等,但是随着人们对膳食质量要求的提高,相关法规规范的完善,餐饮业的营养配餐将有很大的发展空间。

(一)要有营养师对配餐进行指导

配餐公司要有能够进行营养分析、设计营养食谱的营养专业人才团队,必要时要有营养分析软件指导菜单设计。

(二)餐厅在营运过程中,食材的营养搭配非常重要

以学生餐为例,营养套餐样品配餐营养元素摄入量必须完全符合卫生部颁发的《学生营养午餐营养供给量》标准,除粗细搭配、主副搭配合理外,每周应补充一次含铁丰富的动物内脏、一次海带或其他菌藻类食物,同时,因为面向的对象是脑力劳动者,还应特别注意保证足够的优质蛋白质和维生素的摄入,减少纯糖、纯油脂类食物,增加蔬菜、水果、干果、蛋黄、动物肝脏、藻类等的摄入量。

(三)注重菜品的加工过程

菜品的加工过程也是保证营养配餐的重要过程。加工制作过程要遵循规范,由专业人员不断探索在菜品加工过程中的营养保持,如在保证供应的前提下,推行每种菜品少量加工、多次加工,以提高菜品的新鲜度和减少营养流失等。[30]

第四节　宴会食谱的设计

☞ 课前导入

宴会席的菜肴结构

宴会席的菜肴结构,主要有冷碟、热炒、大菜、点心、水果及饮品等组合而成。

一、冷碟

冷碟又称冷盘、碟子或凉菜,有单碟、双拼碟、三拼碟、什锦拼盘和彩碟等形式,其总体特征是量小质精,干香透味,一般排列在宴会席的最前面。有多种上菜方式,如可以是4~8道单碟(独碟),直接应用于普通宴会席中;可以是4~6道双拼碟或三拼碟,应用于中档宴会席中;一些中低档次的宴会席,可以只用一道什锦拼盘;一些中高级宴会席,往往是二道彩碟加配若干围碟(即单碟)。

二、热炒菜

热炒菜指以细嫩质脆的动植物原料为主料,运用炒、炸、爆、熘等法制成的一类无汁或略有汁液的热菜,主要特色是色艳味鲜、嫩脆爽口,在宴会席中一般安排4~6道,既可安排在冷菜与大菜之间,也可分开穿插于大菜之中。

三、大菜

大菜又称大件,系宴会席的主菜,素有"筵席台柱"之称,总体特征是做工考究、量大质贵,能体现宴会席的规格,其类型有头菜、荤素大菜、甜菜和汤菜等。头菜是整桌宴会席中规格最高的菜品,通常排在所有大菜的最前面;荤素大菜是烘托、护卫头菜的"四大金刚",其规格不能超过头菜;甜菜多排列在大菜的中间,可起到调剂口味、增加滋味等作用;汤菜在宴会席中不可缺少,座汤是规格最高的汤菜,是正菜完毕的标志。

四、点心

点心主要有糕、酥、包、饺、卷、饼、皮等品种,一般分为甜、咸两种味型,常以2~4道一组,随汤菜逐一穿插于大菜之间,或是全部安排在座汤之后。中高级宴会必须配置花色点心,此类点心精细、灵巧,具有较高的观赏价值。有些地区还加配饭菜和主食。

五、水果

水果有鲜果、干果及果品制品之分。宴会席中主要用鲜果,一些高级宴会席中有时也加配蜜饯或果脯等水果制品,其数量一般为二道,起调配营养、解腻消食等作用。一般安排在宴会席的尾声。

六、饮品

饮品包括酒类、茶水、果汁、奶类及其他饮品,一般备多种饮品供食者选用。

思考:宴会食谱的设计要注意哪些问题?

宴会是宾馆、饭店、饭庄、酒楼经常性的业务工作。通常宴会的就餐标准(餐标)较高,菜点品种偏多;多数宴会的能量超标,酸性食品偏多,酸碱不平衡。营养配餐员应运用宴会食谱有关知识,设计既符合客人需要,又能保持膳食平衡、能量供给恰当的宴会食谱。

一、宴会的分类及其特点

宴会的种类有便宴、家庭宴会、婚宴、生日宴会、酒会、冷餐会、高档宴会等。

(一)便宴

便宴是朋友小聚、社交活动、商务活动中的一种,通常比较随意,不过分强调礼节,标准略高于便餐和工作餐。因餐后要继续工作或有其他活动,通常不用烈性酒,只饮用一些饮料,多选择可口的饭菜和主食。

1. 宴会特点

就餐标准不高,没有高档海鲜和工艺造型菜;体现随意放松的气氛。

2. 营养特征

菜肴品种比较丰富;注重主食和小吃的安排;可能存在脂肪、蛋白质偏高,膳食纤维偏少的问题。

(二)家庭宴会

家庭宴会是以家庭成员为主的宴会。分为假日家宴、团圆家宴、老人寿宴、新生儿满月宴席等。由于宴会的主题不同,菜点的安排上要突出特色菜点,反映家宴的主题特色。

1. 宴会特点

成本高低比较随意,菜点安排针对性强,气氛随意放松。

2. 营养特征

注重安排主食,膳食纤维比较丰富,三大产能营养素比较均衡;可能存在总能量仍然偏高、主食品种偏少的问题。

(三)婚宴

婚宴是庆祝恋人成婚的宴会。参加婚宴人员是新郎、新娘及其父母双亲、亲朋好友等。

婚宴大多就餐标准较高,要求菜点色彩绚丽,菜点名称喜庆吉利,冷菜、热菜、面点、汤羹、果盘、蛋糕一应俱全。通常由于品种多、数量大,会造成一些浪费。

1. 宴会特点

品种多、标准高;色彩丰富,气氛热烈;主题菜肴成为定式。

2. 营养特征

海产较多,动物性原料多;可能存在酸碱不够平衡、蛋白质偏多、能量偏高、碳水化合物和膳食纤维不足的问题。

(四)酒会

酒会主要是以社交为目的,参加的人员通常已用过餐。一般安排各种冷菜、小点和葡萄酒以及少量威士忌。酒会通常更加重视色彩的和谐及气氛的渲染。

1. 宴会特点

以社交活动为主题;以冷菜、小点为主;突出视觉艺术,渲染酒会气氛。

2. 营养特征

营养素比较全面;沙拉生食维生素损失小;可能存在煎炸食品略多、甜品略多的问题。

(五)冷餐会

冷餐会一般参加人员较多,适宜露天场所,场面比较宏大,它通常适用于招待会、新闻发布会等。冷菜、冷点、甜品、水果品种较多;一般只备软饮料,不需要许多下酒的菜。

1. 宴会特点

冷菜、冷点品种多样,各取所需;注重点缀渲染气氛,气氛优雅、平和、随意;但易污染环境,有些人不适应。

2. 营养特征

能量不高。冷餐会基本上以格调高雅、风味独特的冷菜、饮料、低度酒为主,并非以进餐为主要目的。

(六)高档宴会

所谓高档宴会,即有重要的人员参加或餐费标准较高的宴会。其不同特点:前者更重视宴会的环境气氛,注意和重视主人及主宾的饮食需要;后者重视的是豪华高档,多选用数目众多的高档菜。

高档宴会一般都安排较多的高档海味原料和高档工艺菜肴,对餐厅设备、设施以及服务都有较高的要求,通常采用分餐制服务。

1. 宴会特点

就餐标准高,品种丰富;讲究礼仪,服务规范;豪华、隆重;采取分餐制。

2. 营养特征

高档原料和海味菜肴较多;冷菜、热菜、面点、小吃兼顾(参见图 11-1、表 11-1);可能存在总能量偏高、蛋白质偏高、脂肪高、膳食纤维略少的问题。

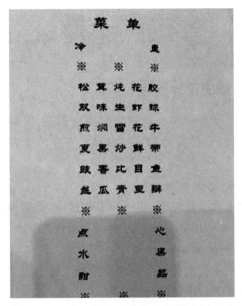

图 11 –1　2014 年 5 月亚信峰会菜单(上海)

表 11 –1　2014 年 11 月 APEC 峰会菜单(北京)

冷盘
上汤　　响螺
翡翠　　龙虾
柠汁　　雪花牛
栗子　　菜心
北京烤鸭
点心
水果
冰激凌
咖啡
茶
长城干红 2006(中国河北)
长城白干 2011(中国河北)

二、宴会食谱的设计要求

(1)用料要广泛,色彩多样。

(2)烹调方法多样,口味丰富。

(3)酸碱平衡,营养均衡。

(4)主食、菜品兼顾,力争做到三大产能营养素平衡。

(5)高档宴会营养食谱的设计要求是:理智消费,不能不切实际追求多品种、多数量,追求高档、奢华,应该按照美食、营养、隆重、节俭并重的原则进行设计,这是时代进步的重要体现。

三、宴会营养食谱的设计过程

宴会营养食谱的设计要以客人的就餐标准为依据,以科学合理的营养搭配为主要目标,要通过丰富的菜点品种、适宜的口味、合理的营养供给和多样的烹饪技法,使客人满意。

(一)宴会营养食谱的制定方法

首先要了解宴会人数及其性别、年龄和工作性质,然后根据参加人的基本情况计算能量供给量,最后再依据就餐标准制定出主副食谱。

(二)宴会能量和营养素的核定

宴会能量和营养素的核定是设计宴会菜单的工作重点,要依据宴会的时间、参加宴会人员构成等因素进行准确的计算。

高档宴会能量和营养素的核定,是营养配餐员需掌握的一项关键技术。不掌握能量和营养素的计算方法,就无法进行高档宴会营养食谱的设计工作。能量和营养素的核定,主要是应用营养配餐的专用软件,对每一种菜点的主料、副料、调料进行计算和累加,得出整个宴会菜点的营养数据。

(三)宴会食谱的营养分析与调整

首先要对食谱进行分析,可凭经验直观分析,也可利用计算机软件进行比较准确的定量分析。根据分析结果,调整食谱,直至符合膳食平衡要求。

虽然因多年的习惯,有些菜单已经形成定式,但菜肴搭配、能量及各类营养素的供给仍不尽合理。营养配餐员应与厨师等有关人员共同研究,调整主辅料比例,努力使膳食营养趋于平衡。

四、宴会食谱实例

下面分别列举10人量的便宴菜单和高档宴会菜单,并进行分析。

(一)便宴菜单

例 11-1

冷菜:	灯影牛肉	红油鸡片	葱油鱼条
	麻辣肚丝	糖醋菜卷	鱼香腰片
热菜:	干烧鲤鱼	香菇鸡丝	虫草鸭子
	烧元宝肉	清炒虾仁	烧二冬
	盐煎肉	番茄菜花	

汤菜:三鲜汤

主食:担担面　　扬州炒饭　　豆沙包

1.分析

菜肴品种比较丰富,注重主食和小吃的安排,但脂肪偏高,蛋白质偏高,膳食纤维偏少。

2.调整

通过分析,应对菜单做如下修改和调整。

(1)灯影牛肉改为五香牛肉,红油鸡片改为姜汁扁豆,干烧鲤鱼改为清蒸鱼,烧元宝肉改为麻婆豆腐。其重要的作用是减少脂肪。

(2)鱼香腰片改为蒜蓉蕃杏,香菇鸡丝改为银芽鸡丝,清炒虾仁改为瓜仁炒虾仁,番茄菜花改为清炒西蓝花。其重要的作用是增加膳食纤维。

(3)烧元宝肉改为麻婆豆腐,还从整体上改善了蛋白质的结构,补充了植物蛋白。

3.调整后的便宴菜单

冷菜:五香牛肉　　　姜汁扁豆　　　葱油鱼条

　　　麻辣肚丝　　　糖醋菜卷　　　蒜蓉蕃杏

热菜:清蒸鱼　　　　银芽鸡丝　　　虫草鸭子

　　　麻婆豆腐　　　瓜仁炒虾仁　　烧二冬

　　　盐煎肉　　　　清炒西蓝花

汤菜:三鲜汤

主食:担担面　　扬州炒饭　　豆沙包

(二)高档宴会菜单

例11-2

冷菜:四双拼　　火腿拼芦笋　　　白鸡拼烤鸭

　　　　　　　　美鲍拼胗肝　　　卤肚拼扎蹄

热菜:四热荤　　油爆响螺片　　　干煎明虾碌

　　　　　　　　大地鹌鹑脯　　　蒜子瑶柱脯

　　　六大菜　　蟹黄烧鱼翅　　　蚝油网鲍片

　　　　　　　　明炉烤乳猪　　　鳖肚炖元鱼

　　　　　　　　江南百花鸡　　　云腿科甲鳜

汤菜:甜汤　　　冰糖炖燕窝

面点:咸食　　　鸿图伊府面

　　　四美点　　莲蓉甘露酥　　　海南椰丝盏

　　　　　　　　鸡蓉鲜虾角　　　鱼蓉蒸烧卖

水果:四时果　　香蕉　　木瓜　　荔枝　　杨桃

1.分析

此菜单连同水果有 24 个品种之多,动物性原料过多,蔬菜类太少。

2.调整

通过分析,对 9 款冷热菜肴进行了调整:白鸡拼烤鸭改为白鸡拼龙豆,美鲍拼胗肝改为美鲍拼鲜蘑,卤肚拼扎蹄改为凉瓜拼扎蹄,干煎明虾碌改为菜远明虾碌,蚝油网鲍片改为竹荪扒鲍片,鳖肚炖元鱼改为淮山炖元鱼,江南白花鸡改为江南玉树鸡,云腿科甲鳜改为西芹鳜鱼球,大地鹌鹑脯改为水蛋滑豆腐。

通过调整,增加了大量的膳食纤维和植物蛋白,减少了过多的动物蛋白,使膳食的营养趋于平衡。

3.调整后的高档宴菜单

冷菜:四双拼	火腿拼芦笋	白鸡拼龙豆
	美鲍拼鲜蘑	凉瓜拼扎蹄
热菜:四热荤	油爆响螺片	菜远明虾碌
	水蛋滑豆腐	蒜子扣瑶柱
六大菜	蟹黄烧鱼翅	竹荪扒鲍片
	明炉烤乳猪	淮山炖元鱼
	江南玉树鸡	西芹鳜鱼球
汤菜:甜汤	冰糖炖燕窝	
面点:咸食	鸿图伊府面	
四美点	莲蓉甘露酥	海南椰丝盏
	鸡蓉鲜虾角	鱼蓉蒸烧卖
水果:四时果	香蕉　木瓜　荔枝　杨桃	

例 11 – 3

高档宴会(分餐制)菜单见表 11 – 2。

表 11 – 2　高档宴会(分餐制)菜单

六冷荤	松花鸭卷	芽姜鱼片	赛香瓜	
	核桃青笋	炝凉瓜	香辣蛰头	
热菜	干贝裙边	发丝百叶	红花茅台酒酿鱼丸	
	浓汤芦笋	素膳丝	清炖狮子头	
汤	三丝豆腐羹			
小吃	盘丝饼	驴打滚	萝卜丝饼	翡翠汤面
果盘	杧果	西瓜	提子	猕猴桃
饮品	凉瓜汁		草莓汁	

五、注意事项

(1)设计和调整菜单要征得宴会主人的同意。

(2)设计和调整后的菜单如影响到就餐标准,不管是超过还是低于就餐标准,均应告知宴会主人。

(3)修改和调整的菜单要及时通知餐厅、厨房等相关部门。

(4)餐饮企业要通过经营活动实现利润。在设计高档宴会时,为达到宴会预定餐费标准,容易出现凑菜品、凑餐标的现象,结果是菜点吃不完,能量超标,大量浪费,对人体机能也造成不良影响。因此设计高档宴会,必须力求达到营养和美味的协调统一,菜品既高档丰富又浪费少,配餐应向低盐、低脂、低糖和平衡膳食营养的方向努力。[11]

六、传统宴会与营养宴会的供能对比

传统宴会经常运用的 10 人量有四冷菜、八热菜、一汤、一主食、一果点的模式与食量。经过大量的统计和长期的实践考核,这相当于营养宴会 12 人量。传统宴会的动物性食物和用油量偏多,主食量偏少。传统宴会的三大供能比,通常蛋白质 20% 左右,脂肪 30% 左右,而碳水化合物只有 50% 左右。

人们都知道不合理的膳食是促使心脑血管疾病和代谢性疾病发生的罪魁祸首,膳食对这些疾病的形成有渐进或突进两种形式。营养宴会的特点是运用营养配餐的科学方法,在满足好吃的基础上确保人体健康不受负面影响。通常营养宴会或聚餐每人的能量为 1000kcal,根据营养宴会食谱中的就餐人数确定总能量。三大供能营养素的能量分配为:蛋白质 14%～19%,脂肪 24%～26%,碳水化合物 56%～61%。

七、传统宴会食谱向营养宴会食谱的过渡与衔接

(1)挑选、采用传统宴会食谱和习惯的制作方法。

(2)在宴会食物结构的编制中,适当增加大豆制品、壳果、种子制品、奶制品、健身减肥的食物和主食的量。

(3)在满足人体营养需求的情况下,减少菜点的数量。每人每餐 650g 左右的食量,能满足人体的营养需求,同时简化了烹饪操作。

(4)宴会中的胆固醇推荐量是 300mg,考虑到宴会食谱中选用的鱼虾贝类、肉禽蛋类、内脏较多,宴会中每人每餐的胆固醇供给量要控制在 300mg 以内。这相当于每人每天胆固醇的推荐量。

课后习题

一、选择题

1.(   )气候温和,膳食宜清淡可口,忌油腻、生冷、刺激性食物,可以高蛋白、高能量为主。

　　A.春季　　　　　　　　　　B.夏季

　　C.秋季　　　　　　　　　　D.冬季

2.水果是富含(   )的食物。

　　A.能量　　　　　　　　　　B.蛋白质

　　C.维生素　　　　　　　　　D.碳水化合物

3.低盐膳食限用的食物是(   )。

　　A.面包　　　　　　　　　　B.馒头

　　C.面条　　　　　　　　　　D.油饼

4.低蛋白膳食中,限用的食物有(   )。

　　A.蔬菜类　　　　　　　　　B.水果类

　　C.干果类　　　　　　　　　D.淀粉类

5.营养配餐员要不断调整、改进工作思路,在(   )方面下功夫。

　　A.开发创新菜　　　　　　　B.降低成本

　　C.库存管理　　　　　　　　D.财务管理

二、判断题

1.宴会菜单要根据本单位的利润需要设计。　　　　　　　　　　(   )

2.家宴的特点是标准不高,没有高档海鲜和工艺造型菜;气氛随意。　(   )

3.特殊膳食是在常规膳食的基础上,根据就餐者的特殊饮食需要而设计的膳食。

　　　　　　　　　　　　　　　　　　　　　　　　　　　　　(   )

4.婚宴大多就餐标准较高,要求菜点色彩绚丽,菜点名称喜庆吉利。　(   )

5.痛风患者在缓解期,可选用动物内脏、浓肉汤等菜品。　　　　　(   )

三、简答题

1.餐饮企业营养配餐的原则有哪些?

2.团体餐的菜点要包含哪些种类?

3.简述宴会的分类及其特点。

附　录

中国居民膳食营养素参考摄入量

表1　能量和蛋白质的推荐摄入量(RNIs)及脂肪供能比

年龄（岁）	能量（Energy#）				蛋白质（Protein）		脂肪（Fat）
	RNI（MJ）		RNI（kcal）		RNI（g）		占能量百分比（%）
	男	女	男	女	男	女	
0 ~	0.4MJ/kg		95kcal/kg*		1.5 ~ 3g/（kg·d）		45 ~ 50
0.5 ~							35 ~ 40
1 ~	4.60	4.40	1100	1050	35	35	
2 ~	5.02	4.81	1200	1150	40	40	30 ~ 35
3 ~	5.64	5.43	1350	1300	45	45	
4 ~	6.06	5.83	1450	1400	50	50	
5 ~	6.70	6.27	1600	1500	55	55	
6 ~	7.10	6.67	1700	1600	55	55	
7 ~	7.53	7.10	1800	1700	60	60	25 ~ 30
8 ~	7.94	7.53	1900	1800	65	65	
9 ~	8.36	7.94	2000	1900	65	65	
10 ~	8.80	8.36	2100	2000	70	65	
11 ~	10.04	9.20	2400	2200	75	75	
14 ~	12.00	9.62	2900	2400	85	80	25 ~ 30
18 ~							20 ~ 30

续表

年龄（岁）	能量（Energy[#]）				蛋白质（Protein）		脂肪（Fat）
	RNI（MJ）		RNI（kcal）		RNI（g）		占能量百分比（%）
	男	女	男	女	男	女	
体力活动 PAL^							
轻	10.03	8.80	2400	2100	75	65	
中	11.29	9.62	2700	2300	80	70	
重	13.38	11.30	3200	2700	90	80	
孕妇		+0.84		+200		+5，+15，+20	
乳母		+2.09		+500		+20	
50 ~							20 ~ 30
体力活动							
轻	9.62	8.00	2300	1900			
中	10.87	8.36	2600	2000			
重	13.00	9.20	3100	2200			
60 ~					75	65	20 ~ 30
体力活动 PAL^							
轻	7.94	7.53	1900	1800			
中	9.20	8.36	2200	2000			
70 ~					75	65	20 ~ 30
体力活动 PAL^							
轻	7.94	7.10	1900	1700			
中	8.80	8.00	2100	1900			
80 ~	7.74	7.10	1900	1700	75	65	20 ~ 30

注：#各年龄组的能量的 RNI 值与其 EAR 值相同。

＊为 AI 值，非母乳喂养应增加 20% 。

凡表中数字阙如之处表示未制定该参考值。

表 2　常量和微量元素的推荐摄入量（RNIs）或适宜摄入量（AIs）

年龄（岁）	钙 Ca AI (mg)	磷 P AI (mg)	钾 K AI (mg)	钠 Na AI (mg)	镁 Mg AI (mg)	铁 Fe AI (mg) 男	女	碘 I RNI (μg)	锌 Zn RNI (mg) 男	女	硒 Se RNI (μg)	铜 Cu AI (mg)	氟 F AI (μg)	铬 Cr AI (μg)	锰 Mn AI (mg)	钼 Mo AI (μg)
0 ~	300	150	500	200	30	0.3		50	1.5		15(AI)	0.4	0.1	10		
0.5 ~	400	300	700	500	70	10		50	8.0		20(AI)	0.6	0.4	15		
1 ~	600	450	1000	650	100	12		50	9.0		20	0.8	0.6	20		15
4 ~	800	500	1500	900	150	12		90	12.0		25	1.0	0.8	30		20
7 ~	800	700	1500	1000	250	12		90	13.5		35	1.2	1.0	30		30
11 ~	1000	1000	1500	1200	350	16	18	120	18.0	15.0	45	1.8	1.2	40		50
14 ~	1000	1000	2000	1800	350	20	25	150	19.0	15.5	50	2.0	1.4	40		50
18 ~	800	700	2000	2200	350	15	20	150	15.0	11.5	50	2.0	1.5	50	3.5	60
50 ~	1000	700	2000	2200	350	15		150	11.5		50	2.0	1.5	50	3.5	60
孕妇																
早期	800	700	2500	2200	400	15		200	11.5		50					
中期	1000	700	2500	2200	400	25		200	16.5		50					
晚期	1200	700	2500	2200	400	35		200	16.5		50					
乳母	1200	700	2500	2200	400	25		200	21.5		65					

注：凡表中数字缺如之处表示未制定该参考值。

表3 脂溶性和水溶性维生素的推荐摄入量（RNIs）或适宜摄入量（AIs）

年龄（岁）	维生素A RNI（μgRE）	维生素D RNI（μg）	维生素E AI（mgα-TE*）	维生素B₁ RNI（mg）	维生素B₂ RNI（mg）	维生素B₆ AI（mg）	维生素B₁₂ AI（μg）	维生素C RNI（mg）	泛酸 AI（mg）	叶酸 RNI（μgDFE）	烟酸 RNI（mgNE）	胆碱 AI（mg）	生物素 AI（μg）
0 ~	400（AI）	10	3	0.2（AI）	0.4（AI）	0.1	0.4	40	1.7	65（AI）	2（AI）	100	5
0.5 ~	400（AI）	10	3	0.3（AI）	0.5（AI）	0.3	0.5	50	1.8	80（AI）	3（AI）	150	6
1 ~	500	10	4	0.6	0.6	0.5	0.9	60	2.0	150	6	200	8
4 ~	600	10	5	0.7	0.7	0.6	1.2	70	3.0	200	7	250	12
7 ~	700	10	7	0.9	1.0	0.7	1.2	80	4.0	200	9	300	16
11 ~	700	5	10	1.2	1.2	0.9	1.8	90	5.0	300	12	350	20
	男 / 女			男 / 女	男 / 女						男 / 女		
14 ~	800 / 700	5	14	1.5 / 1.2	1.5 / 1.2	1.1	2.4	100	5.0	400	15 / 12	450	25
18 ~	800 / 700	5	14	1.4 / 1.3	1.4 / 1.2	1.2	2.4	100	5.0	400	14 / 13	450	30
50 ~	800 / 700	10	14	1.3	1.4	1.5	2.4	100	5.0	400	13	450	30
孕妇 早期	800	5	14	1.5	1.7	1.9	2.6	100	6.0	600	15	500	30
孕妇 中期	900	10	14	1.5	1.7	1.9	2.6	130	6.0	600	15	500	30
孕妇 晚期	900	10	14	1.5	1.7	1.9	2.6	130	6.0	600	15	500	30
乳母	1200	10	14	1.8	1.7	1.9	2.8	130	7.0	500	18	500	35

注：*TE＝α-生育酚当量。

凡表中数字画如之处如之处表示未制定该参考值。

表 4　某些微量营养素的最高摄入量（ULs）

年龄 （岁）	钙 Ca （mg）	磷 P （mg）	镁 Mg （mg）	铁 Fe （mg）	碘 I （μg）	锌 Zn（mg） 男	锌 Zn（mg） 女	硒 Se （μg）	铜 Cu （mg）	氟 F （mg）	铬 Cr （μg）	锰 Mn （mg）	钼 Mo （μg）	维生素 A （μgRE）	维生素 D （μg）	维生素 B_1 （mg）	维生素 C （mg）	叶酸 （μgDFE#）	烟酸 （mgNE*）	胆碱 （mg）
0 ~				10				55		0.4							400			600
0.5 ~			200	30		13	13	80		0.8							500			800
1 ~	2000	3000	300	30		23	23	120	1.5	1.2	200		80				600	300	10	1000
4 ~	2000	3000	300	30		23	23	180	2.0	1.6	300		110	2000	20	50	700	400	15	1500
14 ~	2000	3000	500	30	800	28	28	240	3.5	2.0	300		160	2000	20	50	800	400	20	2000
11 ~	2000	3500	700	50	800	37	34	300	5.0	2.4	400		280	2000	20	50	900	600	30	2500
14 ~	2000	3500	700	50	800	42	35	360	7.0	2.8	400		280	2000	20	50	1000	800	30	3000
18 ~	2000	3500	700	50	1000	45	37	400	8.0	3.0	500	10	350	3000	20	50	1000	1000	35	3500
50 ~	2000	3500▲	700	50	1000	37	37	400	8.0	3.0	500	10	350	3000	20	50	1000	1000	35	3500
孕妇	2000	3000	700	60	1000	35	35	400						2400	20		1000	1000		3500
乳母	2000	3500	700	50	1000	35	35	400							20		1000	1000		3500

注：* NE = 烟酸当量。

　　# DFE = 膳食叶酸当量。

　　▲60 岁以上磷的 UL 为 3000mg。

凡表中数字阙如之处表示未制定该参考值。

表5　蛋白质及某些微量营养素的平均需要量（EARs）

年龄（岁）	蛋白质 Protein（g/kg体重）	锌 Zn（mg）男	锌 Zn（mg）女	硒 Se（g）	维生素A（gRE#）	维生素D（g）	维生素B₁（mg）男	维生素B₁（mg）女	维生素B₂（mg）男	维生素B₂（mg）女	维生素C（mg）	叶酸（gDFE）
0～	2.25～1.25		1.5		375	8.88*						
0.5～	1.25～1.15		6.7		400	13.8*						
1～			7.4	17	300			0.4		0.5	13	320
4～			8.7	20				0.5		0.6	22	320
7～			9.7	26	700			0.5		0.8	39	320
11～		13.1	10.8	36	700			0.7		1	13	320
14～		13.9	11.2	40			1	0.9	1.3	1		320
18～	0.92	13.2	8.3	41			1.4	1.3	1.2	1	75	320
孕妇												
早期			8.3	50				1.3		1.45	66	520
中期			＋5	50								
晚期			＋10	50								
乳母	＋0.18		＋10	65				1.3		1.4	96	450
50～	0.92										75	320

注：*0～2.9岁南方8.88μg，北方地区为13.8μg。

#RE为视黄醇当量。

凡表中数字阙如之处表示未制定该参考值。

参考文献

[1]苏爱梅,孙健乐.食品营养与健康[M].北京:中国质检出版社,中国标准出版社,2013.

[2]李铎.食品营养学[M].北京:化学工业出版社,2011.

[3]石瑞.食品营养学[M].北京:化学工业出版社,2012.

[4]孙远明.食品营养学[M].北京:科学出版社,2006.

[5]周才琼.食品营养学[M].北京:高等教育出版社,2011.

[6]邓泽元,乐国伟.食品营养学[M].南京:东南大学出版社,2007.

[7]北京知录国际营养医学研究院.科学营养配餐[M].北京:化学工业出版社,2008.

[8]刘方成.配餐应用[M].北京:中国轻工业出版社,2011.

[9]张滨.营养配餐与设计[M].北京:中国环境科学出版社,2009.

[10]张首玉.营养配餐与设计[M].北京:中国科学技术出版社,2013.

[11]劳动和社会保障部中国就业培训技术指导中心,劳动和社会保障部教育培训中心组织.营养配餐员[M].北京:中国劳动社会保障出版社,2003.

[12]周才琼,周玉林.食品营养学[M].北京:中国质检出版社,中国标准出版社,2012.

[13]卢亚萍.现代酒店营养配餐[M].哈尔滨:哈尔滨工业大学出版社,2009.

[14]劳动和社会保障部,职业技能鉴定中心组织.营养配餐员(高级)[M].北京:中国财政经济出版社,2006.

[15]蔡智军.食品营养与配餐[M].北京:化学工业出版社,2011.

[16]曾柱.中华饮食营养指南[M].成都:成都时代出版社,2009.

[17]孙耀军.营养师速查手册[M].北京:化学工业出版社,2013.

[18]圣才学习网.公共营养师(基础知识)过关必做习题集[M].北京:中国石化出版社,2010.

[19]胡敏.营养师应试习题集[M].北京:化学工业出版社,2010.

[20]葛可佑.中国营养科学全书[M].北京:人民卫生出版社,2004.

[21]何一成.健康饮食事典[M].北京:中国纺织出版社,2011.

[22]赵霖,鲍善芬,傅红.油脂营养健康[M].北京:人民卫生出版社,2011.

[23]张首玉.营养配膳基础[M].北京:机械工业出版社,2011.

[24]周俭.中国传统营养学的起源和发展[J].营养学报,2008,30(4):341-344.

[25]刘伟彬.营养强化政策概述[J].营养学报,2005,27(4):265-267.

[26]南海娟,高愿军,郝亚琴.食品加工高新技术对食品营养素的影响[J].中国食物与营养,2005,12:28-30.

[27]胥晶,张涛,江波.国内外膳食纤维的研究进展[J].食品工业科技,2009(6):360-362.

[28]刘汴生.营养与衰老[J].中国自然医学,2000,2(4):248-250.

[29]李皖生.烹调方式与蔬菜营养[J].食品与生活,2009,8:39.

[30]顾勤.健力源探索团餐营养配餐[J].餐饮世界,2012,2:68－69.

[31]崔京进.餐饮业中的营养配餐[J].中国食品,2004,2:30－31.

[32]臧明伍,王宇,杨君娜.对我国营养配餐研究思路的探析[J].肉类研究,2010,11:16－18.

[33]宋子刚.科技部"十一五"大城市营养配餐产业化标准——大型团餐连锁企业服务与出品的督导[J].中国食品,2012,7:64－67.

[34]陈合.营养膳食食谱的计算机设计[J].食品科学,1996,9:42－46.

[35]张培茵.应用微机进行营养配餐和菜肴营养评价的探讨[J].食品科学,2001,6:79－81.

[36]张国治,蒋小静.中式营养配餐的工业化开发[J].河南工业大学,2008,6:76－80.

[37]中国营养学会.中国居民膳食营养素参考摄入量[M].北京:中国轻工业出版社,2008.

课后习题答案①

第一章

一、填空题

1. 食品营养学主要研究食物、营养与人体生长发育和健康的关系。

2. 自 1982 年始,全国营养调查每 10 年进行一次。

第二章

一、填空题

1. 国际上通常以焦耳为能量的计量单位,但一些专业或领域仍然使用卡路里为能量计量单位。

2. 碳水化合物、蛋白质和脂肪是三大产能营养素,普遍存在于各种食物中。

3. 年龄越小,基础代谢率越高。

第三章

一、填空题

1. 根据食物蛋白质所含氨基酸的种类和数量分类,蛋白质可以分为完全蛋白质、半完全蛋白质、不完全蛋白质。

2. 碳水化合物由碳、氢和氧三种元素组成。

3. 自然界最常见的双糖是蔗糖及乳糖。

4. 脂肪是由甘油和脂肪酸组成的三酰甘油酯。

5. 维生素的种类很多,一般按其溶解性质分为水溶性和脂溶性两大类。

二、选择题

1. A   2. B   3. B   4. C   5. B

第四章

一、选择题

1. A   2. B   3. C   4. A   5. D

---

① 本答案不含简答题。

二、判断题

1.谷类是中国居民膳食中维生素 B₁的主要来源。(√)

2.谷类的维生素主要存在于<u>胚乳</u>中。(×)糊粉层和谷胚层

3.由于大豆富含<u>饱和脂肪酸</u>,所以是高血压、动脉粥样硬化等疾病患者的理想食物。(×)不饱和脂肪酸

4.大豆发芽前几乎不含维生素 C。(√)

5.水果中的碳水化合物主要以<u>多糖</u>的形式存在,食之甘甜。(×)双糖或单糖

第五章

一、选择题

1. A   2. B

二、判断题

1.冷冻保藏能<u>杀灭微生物</u>。(×)抑制微生物的生长繁殖

2.制作酸奶用的是<u>酶处理技术</u>。(×)发酵处理技术

3.牛奶经巴氏杀菌后蛋白质和脂肪几乎不受损害。(√)

第六章

一、选择题

1. C   2. C   3. A   4. D   5. C

二、判断题

1.营养缺乏病的病因可分为原发性和继发性两种。(√)

2.维生素 A 缺乏病是以眼、皮肤改变为主的全身性疾病。(√)

3.标准体重(kg)= 身高(cm)− 105。(√)

4.<u>维生素 D</u> 严重缺乏可引起坏血病。(×)维生素 C

5.欧洲国家中患乳糖不耐症的人数<u>高于</u>亚洲。(×)低于

第七章

一、选择题

1. D   2. D   3. C   4. D   5. B

二、判断题

1.DRIs 是<u>应用于健康人的膳食营养标准,也是</u>为患有营养缺乏病的人设计的营养补充标准。(×)不是

2.平衡膳食宝塔建议的各类食物的摄入量一般是指食物的<u>熟重</u>。(×)生重

3.成人每天摄入蔬菜 300 ~ 500g 是适宜的。(√)

4.对许多营养素来说,没有 UL 值意味着过多摄入这些营养素没有潜在的危险。(×)并不意味着

5.烹调油也应多样化,应经常更换种类,食用多种植物油。(√)

第八章

一、选择题

1. A   2. C   3. B   4. D   5. A

二、判断题

1.一天所吃的食物品种所属的种属越远越好。(√)

2.吃起来酸酸的食物就是酸性的。(×)不一定

3.食物中的颜色主要由其所含的色素决定。(√)

4.华南地区的人们以面食为主,喜吃馒头、面条、烙饼、饺子、馅饼等。(×)华北

四、计算题

1.大肠成品菜肴每份销售价格 50 元,需要原料 400g,大肠的进价为每千克 40 元,初步处理后,净料率为 80%,即每千克处理完刚好剩下 800g。求本菜品的毛利率。

解:净料率为 80%,则 400g 的菜肴需要 400g÷80% =500g 未加工原料。

500g 未加工原料的成本为 500g×40 元/kg =20 元

用销售价格 50 元减去成本 20 元,30 元就是这个菜的毛利。

用 30 元除以销售价格 50 元,30÷50 =60%,就是这个菜肴的内扣毛利率。

第九章

一、选择题

1. C   2. A

二、判断题

1.市品的食部是固定不变的。(×)不是

2.应参照食物成分表初步核算食谱提供的能量和各种营养素的含量,与 DRIs 比较,相差在 10% 以下,可认为符合要求。(√)

三、计算题

1.某就餐者 40 岁,身高 172cm,体重 68kg,从事中等体力活动,求其每日所需能量。

解:标准体重 =172 −105 =67(kg)

体质指数 =68÷1.72² =23.0(kg/m²),属正常体重

查表知正常体重、中体力活动者单位标准体重能量供给量为35kcal/kg,因此总能量$=67 \times 35 = 2345(\text{kcal})$。

第十章

一、选择题

1. A   2. C   3. D   4. D   5. B

二、判断题

1.为了保证能量摄入量达到推荐摄入量标准,孕妇应<u>尽可能进食能量密度高的食物</u>。(×)易引起体重过多增长

2.考虑产褥期妇女的身体状况,膳食应以动物性食物为主,<u>限制蔬菜水果的摄入</u>。(×)适量摄入蔬菜水果

3.人乳中乳糖的含量比牛乳高。(√)

4.学龄前儿童每天最基本的食物是<u>奶类及其制品</u>。(×)谷类

第十一章

一、选择题

1. A   2. C   3. D   4. C   5. A

二、判断题

1.宴会菜单<u>要</u>根据本单位的利润需要设计。(×)不能

2.<u>家宴</u>的特点是标准不高,没有高档海鲜和工艺造型菜;气氛随意。(×)便宴

3.特殊膳食是在常规膳食的基础上,根据就餐者的特殊饮食需要而设计的膳食。(√)

4.婚宴大多就餐标准较高,要求菜点色彩绚丽,菜点名称喜庆吉利。(√)

5.痛风患者在缓解期,<u>可选用动物内脏、浓肉汤等菜品</u>。(×)不可

责任编辑：郭珍宏

图书在版编目（CIP）数据

食品营养与配餐知识／尹玉芳主编. —北京 ：旅
游教育出版社，2016.1（2025.1 重印）

酒店餐饮经营管理服务系列教材

ISBN 978-7-5637-3294-4

Ⅰ. ①食… Ⅱ. ①尹… Ⅲ. ①食品营养—教材②膳食
营养—教材 Ⅳ. ①R151.3

中国版本图书馆 CIP 数据核字（2015）第 288664 号

酒店餐饮经营管理服务系列教材

食品营养与配餐知识

尹玉芳　　主编

出版单位	旅游教育出版社
地　　址	北京市朝阳区定福庄南里 1 号
邮　　编	100024
发行电话	（010）65778403 65728372 65767462（传真）
本社网址	www.tepcb.com
E-mail	tepfx@163.com
排版单位	北京旅教文化传播有限公司
印刷单位	唐山玺诚印务有限公司
经销单位	新华书店
开　　本	710 毫米×1000 毫米　1/16
印　　张	20.75
字　　数	326 千字
版　　次	2016 年 1 月第 1 版
印　　次	2025 年 1 月第 5 次印刷
定　　价	35.00 元

（图书如有装订差错请与发行部联系）